Série Terapias de Suporte em Oncologia
Um Cuidado Centrado no Paciente

Oncogeriatria

Especificidades no Cuidado Onco-Hematológico

STSO

Série Terapias de Suporte em Oncologia
Um Cuidado Centrado no Paciente

Organizadores da Série

Marcus Vinícius Rezende Fagundes Netto
Denise Tiemi Noguchi

- Nutrição Clínica na Oncologia
- Nutrologia na Oncologia
- Odontologia na Oncologia
- Psicologia na Oncologia
- Cuidados Paliativos na Oncologia
- Introdução à Oncogeriatria

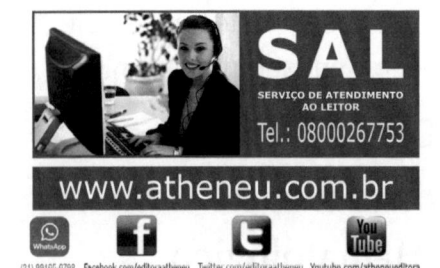

STSO
STSO
STSO
STSO
STSO
STSO
STSO
STSO
STSO
STSO
STSO
STSO
STSO
STSO
STSO
STSO

Série Terapias de Suporte em Oncologia
Um Cuidado Centrado no Paciente

Organizadores da Série
Marcus Vinícius Rezende Fagundes Netto
Denise Tiemi Noguchi

Oncogeriatria
Especificidades no Cuidado Onco-Hematológico

Editores do Volume
Ludmila de Oliveira Muniz Koch
Morgani Rodrigues
Polianna Mara Rodrigues de Souza

Atheneu
Rio de Janeiro • São Paulo
2021

EDITORA ATHENEU

São Paulo —	Rua Avanhandava, 126 – 8º andar Tel.: (11) 2858-8750 E-mail: atheneu@atheneu.com.br
Rio de Janeiro —	Rua Bambina, 74 Tel.: (21) 3094-1295 E-mail: atheneu@atheneu.com.br

CAPA: Equipe Atheneu
PRODUÇÃO EDITORIAL: Adielson Anselme

CIP-BRASIL. CATALOGAÇÃO NA PUBLICAÇÃO
SINDICATO NACIONAL DOS EDITORES DE LIVROS, RJ

E73

Oncogeriatria – Especificidades no Cuidado Onco-Hematológico/editores do volume Ludmila de Oliveira Muniz Koch, Morgani Rodrigues, Polianna Mara Rodrigues de Souza; organizadores da série Marcus Vinícius Rezende Fagundes Netto, Denise Tiemi Noguchi. – 1. ed. – Rio de Janeiro: Atheneu, 2021.

Inclui bibliografia e índice
ISBN 978-65-5586-154-9

1. Sangue – Câncer. 2. Sangue – Doenças. 3. Câncer – Tratamento. 4. Qualidade de vida. I. Koch, Ludmila de Oliveira Muniz. II. Rodrigues, Morgani. III. Souza, Polianna Mara Rodrigues de. IV. Netto, Marcus Vinícius Rezende Fagundes. V. Noguchi, Denise Tiemi. VI. Série.

21-69051 CDD: 616.9941
CDU: 616-006:616.15

Camila Donis Hartmann - Bibliotecária - CRB-7/6472

01/02/2021 01/02/2021

NETTO, M.V.R.F.; NOGUCHI, D.T.
Série Terapias de Suporte em Oncologia – Um Cuidado Centrado no Paciente – Volume Oncogeriatria – Especificidades no Cuidado Onco-Hematológico

Organizadores da Série

Marcus Vinícius Rezende Fagundes Netto

Psicanalista. Psicólogo do Centro de Hematologia e Oncologia do Hospital Israelita Albert Einstein (HIAE). Pós-Graduado em Psicanálise, Subjetividade e Cultura pela Universidade Federal de Juiz de Fora (UFJF). Especialista em Psicologia Hospitalar pela Faculdade de Medicina da Universidade de São Paulo (FMUSP). Especialista em Cuidados Paliativos e Psico-Oncologia pelo Instituto Pallium Latinoamérica, Buenos Aires, Argentina. Mestre em Psicanálise: Clínica e Pesquisa pela Universidade do Estado do Rio de Janeiro (UERJ). Doutorando do Programa de Pós-Graduação em Psicologia Clínica pela Universidade de São Paulo (USP).

Denise Tiemi Noguchi

Médica da Saúde Populacional e da Equipe de Medicina Integrativa do Hospital Israelita Albert Einstein (HIAE). Coordenadora da Pós-Graduação em Bases de Saúde Integrativa e Bem-Estar do Instituto Israelita de Ensino e Pesquisa Albert Einstein (IIEPAE). Especialista em Cancerologia Pediátrica pela Sociedade Brasileira de Cancerologia (SBC). Especialização em Medicina Paliativa pelo Instituto Paliar e Centro Universitário São Camilo. Especialista em Psico-Oncologia pelo Hospital Pérola Byington. Capacitação em Hatha Yoga pelo Instituto de Ensino e Pesquisa em Yoga do Professor Marcos Rojo Rodrigues. Formação em Coaching Ontológico pelo Instituto Appana.

Editores do Volume

Ludmila de Oliveira Muniz Koch

Médica Oncologista Clínica do Centro de Hematologia e Oncologia do Hospital Israelita Albert Einstein (HIAE). *Research Fellow* em Oncogeriatria pelo Thomas Jefferson Hospital, Filadélfia, EUA.

Morgani Rodrigues

Médica Hematologista e de Transplante de Medula do Hospital Israelita Albert Einstein (HIAE).

Polianna Mara Rodrigues de Souza

Médica Geriatra pela Escola Paulista de Medicina da Universidade Federal de São Paulo (EPM/Unifesp). Especialização em Cuidados Paliativos pela Instituto Pallium Latinoamérica, Buenos Aires, Argentina, com certificação de Oxford International Center for Palliative Care, formação pelo Curso Avançado em Oncologia Geriátrica pela Sociedade Internacional de Oncologia Geriátrica (SIOG) e Università Cattolica del Sacro Cuore, Roma, Itália. Área de Atuação em Dor pela Associação Médica Brasileira (AMB). Membro do Comitê de Dor no Idoso da Sociedade Brasileira do Estudo da Dor (SBED). Membro do Comitê de Bioética do Hospital Israelita Albert Einstein (HIAE). Médica Responsável pelas Áreas de Cuidados Paliativos e Oncogeriatria da Clínica de Suporte ao Paciente Oncológico do Centro Oncológico e Hematologia do HIAE.

Colaboradores

Alyne Lury Hada

Graduada pela Universidade Federal do Amazonas (UFAM). Residência de Clínica Médica pelo Hospital de Clínicas da Universidade Federal do Paraná (UFPR). Residência de Oncologia Clínica pelo Hospital Israelita Albert Einstein (HIAE). Médica Oncologista Clínica no HIAE.

Ana Carolina Anacleto Falcão

Graduação em Medicina pela Universidade Anhanguera (Uniderp). Especialização em Cirurgia Geral – Associação Beneficente de Campo Grande – Hospital Santa Casa de Campo Grande. Especialização em Cirurgia Oncológica – Fundação Antonio Prudente – A.C. Camargo Cancer Center. Especialização em Oncologia Ginecologica IEO (Istituto Europeo di Oncologia). Médica Cancerologista Cirúrgica do Hospital Israelita Albert Einstein (HIAE).

Ana Carolina Pires Rezende

Médica Rádio-Oncologista do Serviço de Radioterapia do Hospital Israelita Albert Einstein (HIAE), tendo realizado sua formação no Hospital das Clínicas da Faculdade de Medicina da Universidade de São Paulo (HC-FMUSP).

Ana Paula Garcia Cardoso

Médica Oncologista do Hospital Israelita Albert Einstein (HIAE).

Andrey Soares

Oncologista Clínico do Centro de Oncologia do Hospital Israelita Albert Einstein (HIAE) e do Centro Paulista de Oncologia – Oncoclínicas. Diretor Científico do Latin American Cooperative Oncology Group Genitourinary (LACOG-GU). Sócio Fundador da Brazilian Information Oncology (BIO).

Audrey Tsunoda

Graduação em Medicina pela Universidade Federal do Paraná (UFPR). Residência em Cirurgia Geral na Irmandade da Santa Casa de Misericórdia de Curitiba – Pontifícia Universidade Católica do Paraná (PUCPR). Residência em Cancerologia Cirúrgica no Instituto Nacional do Câncer (INCA). Doutorado pela Faculdade de Medicina da Universidade de São Paulo (FMUSP). Atua no Hospital Erasto Gaertner, no Instituto de Oncologia do Paraná e no IRCAD Latin America.

Cicilia Marques Rodrigues

Oncologista Clínica do Instituto Brasileiro de Controle do Câncer (IBCC Oncologia).

Donato Callegaro Filho

Médico Oncologista Clínico do Centro de Oncologia do Hospital Israelita Albert Einstein (HIAE).

Fabio Pires Souza Santos

Médico Hematologista graduado pela Faculdade de Medicina da Universidade de São Paulo (FMUSP). Doutor em Ciências Oncológicas pela FMUSP. *Ex-Clinical Fellow* do Leukemia Department, M.D. Anderson Cancer Center, University of Texas, EUA. Membro do Corpo Clínico do Hospital Israelita Albert Einstein (HIAE) e do Hospital Beneficência Portuguesa de São Paulo (BP).

Fabio Rodrigues Kerbauy

Professor Adjunto da Disciplina de Hematologia da Escola Paulista de Medicina da Universidade Federal de São Paulo (EPM/Unifesp). Médico Hematologista e de Transplante de Medula Óssea do Hospital Beneficência Portuguesa (BP).

Felipe Melo Cruz

Doutorado em Ciências da Saúde pela Faculdade de Medicina do ABC (FMAC). Coordenador do Departamento de Oncologia Clínica e do Centro de Pesquisa Clínica do Instituto Brasileiro de Controle do Câncer (IBCC Oncologia). Professor Titular de Oncologia do Centro Universitário São Camilo. Orientador do Programa de Pós-Graduação *stricto sensu* da FMABC. Oncologista Clínico do Grupo Oncologia D'Or.

Gianlucca Correia Mansani

Residência em Radioterapia pela Escola Paulista de Medicina da Universidade Federal de São Paulo (EPM/Unifesp). Aprimoramento em Radioterapia de Alta Tecnologia pelo Hospital Israelita Albert Einstein (HIAE). Médico Rádio-Oncologista e Coordenador do Centro de Estudos do Complexo Instituto Sul Paranaense de Oncologia (ISPON), Ponta Grossa, PR. Médico Rádio-Oncologista da CLINIRAD, Curitiba, PR.

Heloisa Veasey Rodrigues

Médica Oncologista do Hospital Israelita Albert Einstein (HIAE), Hospital São Camilo – Santana e Hospital Municipal da Vila Santa Catarina.

Icaro Thiago de Carvalho

Graduação Médica pela Faculdade de Medicina da Universidade de São Paulo (FMUSP). Residência Médica em Cirurgia Geral e Radioterapia pelo Hospital das Clínicas da FMUSP. Médico Rádio-Oncologista do Departamento de Radioterapia do Centro de Oncologia e Hematologia do Hospital Israelita Albert Einstein (HIAE).

Janaina Pontes Batista

Oncologista Clínica do Hospital Israelita Albert Einstein (HIAE).

Janine Capobiango Martins

Oncologia Clínica pela Faculdade de Medicina do ABC (FMABC). Mestrado pela FMABC. Oncogeriatria pela Sociedade Internacional de Oncologia Geriátrica (SIOG). Membro da SIOG. Membro da Sociedade Brasileira de Oncologia Clínica (SBOC).

Juliana Todaro Pupo

Médica Hematologista do Centro de Oncologia e Hematologia do Hospital Israelita Albert Einstein (HIAE). Graduada em Medicina pela Faculdade de Medicina do ABC (FMABC). Especialização em Clínica Médica e Hematologia pela FMABC.

Kira Bucci

Médica Hematologista do Hospital Israelita Albert Einstein (HIAE).

Larissa Lane Cardoso Teixeira

Graduação em Medicina pela Universidade do Estado do Pará (UEPA). Residência Médica em Clínica Médica pela Universidade Federal de São Paulo (Unifesp). Residência em Hematologia e Hemoterapia pela Universidade de São Paulo (USP). Residência em Transplante de Medula Óssea pelo Hospital Israelita Albert Einstein (HIAE). Preceptora do Programa de Residência Médica em Hematologia e Hemoterapia do HIAE.

Ludmila de Oliveira Muniz Koch

Médica Oncologista Clínica do Centro de Hematologia e Oncologia do Hospital Israelita Albert Einstein (HIAE). Research Fellow em Oncogeriatria, Thomas Jefferson Hospital, Filadélfia, EUA.

Luís Jorge Santos Matos Filho

Residência Médica em Clínica Médica pelo Hospital do Servidor Estadual de São Paulo – IAMSPE. Residência Médica em Hematologia e Hemoterapia pelo Hospital Israelita Albert Einstein (HIAE). Título de Especialista em Hematologia e Hemoterapia pela Associação Brasileira de Hematologia, Hemoterapia e Terapia Celular (ABHH).

Mariana Nassif Kerbauy

Graduada em Medicina pela Faculdade de Medicina de Marília (FAMEMA). Residência Médica em Clínica Médica pela Escola Paulista de Medicina da Universidade Federal de São Paulo (EPM-Unifesp). Hematologia e Hemoterapia pela Universidade de São Paulo (USP) e Transplante de Medula Óssea pelo Hospital Israelita Albert Einstein (HIAE). Hematologista e Preceptora de Residência de Transplante de Medula Óssea do HIAE.

Morgani Rodrigues

Médica Hematologista e de Transplante de Medula do Hospital Israelita Albert Einstein (HIAE).

Patrícia Xavier Santi

Médica Oncologista com Título de Especialista em Oncologia pela Sociedade Brasileira de Oncologia Clínica (SBOC). Médica Oncologista Assistente da Disciplina de Oncologia da Faculdade de Medicina do ABC (FMABC). Médica Oncologista Investigadora do Centro de Estudos e Pesquisas em Hematologia e Oncologia da Faculdade de Medicina do ABC (FMABC).

Pedro Henrique Zavarize de Moraes

Oncologista Clínico do Hospital Israelita Albert Einstein (HIAE). Oncologista Clínico do Centro Paulista de Oncologia (CPO-SP).

Pedro Luiz Serrano Usón Junior

Graduação em Medicina e Residência em Medicina Interna pela Faculdade de Medicina do ABC (FMABC). Residência em Oncologia Clínica pelo Hospital Israelita Albert Einstein (HIAE). *Research Fellowship* na Mayo Clinic, Phoenix, EUA, na área de Tumores Gastrointestinais.

Renato Moretti Marques

Cirurgião Ginecológico, Titular da Sociedade Beneficente Israelita Brasileira Albert Eisntein – SBIBAE (Centro de Oncologia do Hospital Israelita Albert Einstein e Hospital Municipal Vila Santa Catarina). Doutorado em Ciências pela Disciplina de Ginecologia Oncológica da Escola Paulista de Medicina da Universidade Federal de São Paulo (EPM-Unifesp). Pós-Doutorado do Departamento de Ginecologia da EPM-Unifesp.

Apresentação

Os avanços técnico-científicos no campo da medicina têm possibilitado o aumento das chances de cura de neoplasias antes fatais e, ao mesmo tempo, proporcionado um controle de sintomas mais eficaz e consequente melhora na qualidade de vida dos pacientes acometidos por uma doença oncológica ainda incurável.

Todavia, independentemente disso, o diagnóstico de câncer representa um marco na vida do paciente e de seus familiares e pode levar a questões antes nunca consideradas.

Com isso, antes, a percepção era de que se tinha um corpo sadio, agora é de um "corpo que se trai, que prega uma peça de mau gosto em si mesmo"*. Além disso, antes, a expectativa era de uma vida promissora e cheia de planos, agora há muitas incertezas e "uma maior consciência da própria finitude". Finalmente, antes, havia a identificação com certos papéis e funções sociais que conferiam um lugar subjetivo ao paciente – pai, mãe, marido, namorada, médico, arquiteto, artista – agora, em alguns casos, a sensação é de ser "somente um paciente oncológico".

Assim, independentemente do sentido atribuído ao câncer, que pode ser entendido, por exemplo, como um alerta para se viver melhor e "parar de reclamar à toa", ou visto como uma ameaça ou "sentença de morte", fato é que a vida do paciente e de sua família nunca mais será vivida da mesma forma, mesmo quando há cura.

Ou seja, ao estar frente a frente com alguém cuja existência foi atravessada por uma doença oncológica, é importante estarmos avisados de que seu sofrimento extrapola a esfera física. Ora, o corpo não se resume ao organismo. O corpo é também invólucro de uma história singular, permeada por crenças e relações.

Tendo isso em vista, o Centro de Oncologia e Hematologia do Hospital Israelita Albert Einstein (HIAE) oferece a seus pacientes as chamadas "Terapias de Suporte", que compõem o tratamento oncológico por meio da atuação de profissionais da Enfermagem, Psicologia, Nutrologia, Nutrição, Oncogeriatria, Cuidados Paliativos, Odontologia, Medicina Integrativa e Fisioterapia, com vistas a prestar uma assistência coordenada e individualizada ao paciente oncológico e familiares, levando em consideração suas necessidades físicas, psíquicas, espirituais e sociais.

---

* As passagens entre aspas fazem referência a falas de pacientes comumente escutadas pelos mais diversos profissionais da equipe de saúde na oncologia.

Assim, o leitor tem em mãos o testemunho de anos de trabalho de profissionais das mais diversas áreas, que decidiram dividir suas experiências e conhecimentos para compor aqui a Série *Terapias de Suporte em Oncologia – Um Cuidado Centrado no Paciente*. Nosso objetivo principal é, portanto, instrumentalizar e sensibilizar estudantes e profissionais da saúde com relação à importância do trabalho interdisciplinar, naquilo que se refere ao cuidado integrado ao paciente e sua família.

O conteúdo técnico-científico dos textos presentes na Série *Terapias de Suporte em Oncologia – Um Cuidado Centrado no Paciente* é de responsabilidade dos autores, bem como dos organizadores de cada um dos volumes.

Marcus Vinícius Rezende Fagundes Netto
Denise Tiemi Noguchi
Organizadores da Série

Wilson Leite Pedreira Junior
Presidente do Grupo Cura/Merya. Ex-Diretor Executivo de Oncologia e Hematologia do Hospital Israelita Albert Einstein (HIAE). Doutor em Pneumologia pela Faculdade de Medicina da Universidade de São Paulo (FMUSP). MBA pela Fundação Dom Cabral (FDC). Pós-MBA pela Northwestern University – Kellogg School of Management

Prefácio

O envelhecimento populacional é uma realidade inegável. Entre 2015 e 2030, prevê-se que o grupo de pessoas com 60 anos ou mais irá praticamente dobrar e, em 2050, poderá alcançar 2,1 bilhões de pessoas no mundo. O aumento da expectativa de vida é considerado uma importante conquista da humanidade, que nos obriga, porém, a lançar um novo olhar sobre o tema, nos despindo de antigos preconceitos e paradigmas.

O Brasil também está envelhecendo, e de forma muito mais acelerada do que os países desenvolvidos. Hoje, um em cada dez brasileiros tem 60 anos ou mais; o que se espera para 2060 é que os idosos representem um em cada três brasileiros. Se considerarmos a alta prevalência do câncer na população idosa, não é difícil imaginar que teremos também um número cada vez maior de pessoas diagnosticadas com câncer nessa população e precisaremos estar aptos a lidar com esse cenário.

E aqui reside o nosso imenso interesse em fazer crescer o conhecimento sobre a Oncogeriatria em nosso país. A Oncogeriatria é o campo da medicina que estuda o comportamento das neoplasias associado à fisiologia e as características próprias do processo de envelhecimento saudável ou patológico, com o objetivo de identificar precocemente riscos e vulnerabilidades para estabelecer as melhores estratégias terapêuticas individualizadas para cada idoso, considerando que há uma significativa diferença entre idade cronológica e idade funcional e que os idosos compreendem uma população bastante heterogênea, com amplas variações em suas condições funcional, cognitiva, nutricional e no perfil de comorbidades e no uso de medicações.

Acreditamos no poder transformador da educação para mudar paradigmas, possibilitando que compreendamos o envelhecimento de forma natural, valorizando as suas particularidades. É imperativo que os profissionais de saúde aprendam a lidar com essa nova realidade, reconhecendo as especificidades biopsicossociais do processo de envelhecimento e suas implicações nos cuidados de saúde para um planejamento adequado desses cuidados, incluindo a valorização da autonomia e da independência. A observância do grau de robustez ou fragilidade de cada paciente é uma oportunidade para aperfeiçoar o conhecimento técnico-científico dos elementos constitutivos do cuidado para a edificação de uma Oncologia voltada para a qualidade de vida, com foco na prevenção do câncer e das toxicidades do tratamento, agregada ao êxito de aumento de sobrevida.

Para tal, urge a necessidade de aprimoramento e capacitação das equipes médica e multiprofissional para lidarmos com essa nova realidade na nossa prática clínica, com o objetivo principal de atrelar sobrevida à qualidade de vida.

Janine Capobiango Martins
Luciola Pontes Leite de Barros
Ludmila de Oliveira Muniz Koch
Morgani Rodrigues
Polianna Mara Rodrigues de Souza

Sumário

Parte I
Especificidades no Manejo dos Tumores Sólidos em Idosos

Parte II
Especificidades no Manejo das Neoplasias Hematológicas

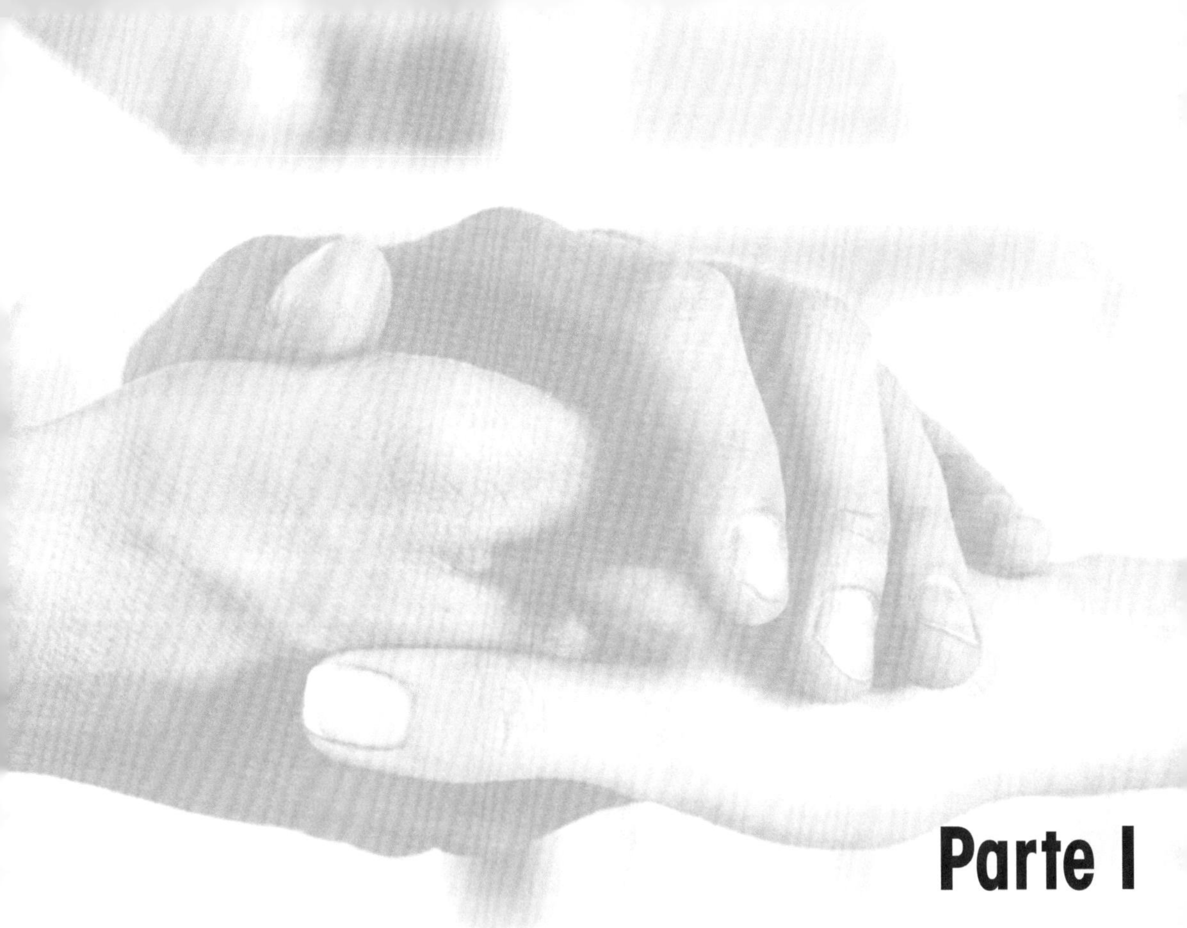

Parte I

Especificidades no Manejo dos Tumores Sólidos em Idosos

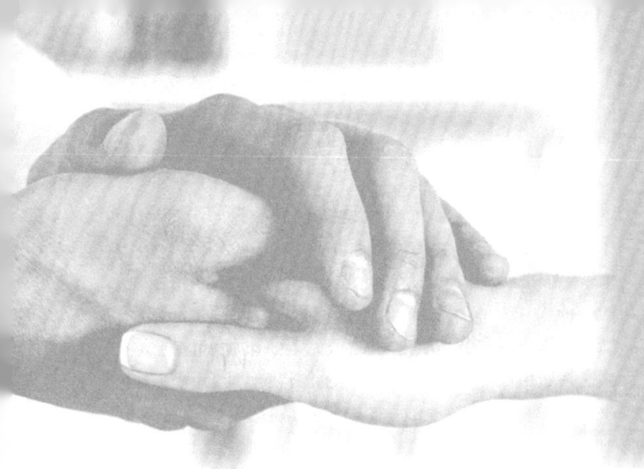

Capítulo 1

Cicilia Marques Rodrigues
Felipe Melo Cruz

Câncer de Mama em Idosos

A incidência do câncer de mama aumenta com a idade e a biologia tumoral também se altera na população mais idosa. Os tumores costumam apresentar-se com comportamento mais indolente, com menor taxa de crescimento, maior expressão de receptores de estrogênio e progesterona, baixas taxas de expressão e amplificação do *human epidermal growth factor receptor 2* (HER-2) e maior proporção de histologias de baixo risco (carcinoma papilífero e mucinoso).

O rastreamento do câncer de mama no Brasil e na maioria dos países desenvolvidos é realizado por mamografia e se estende até os 69 anos de idade. Porém, ainda que mulheres idosas sejam atingidas por tumores mais indolentes, quando são diagnosticadas, em geral o são por tumores em estágios clínicos mais avançados.

Em 2017, em uma tentativa de avaliar a redução de mortalidade por câncer de mama em mulheres mais idosas, foi publicado um estudo australiano que manteve o rastreamento mamográfico em mulheres de 70 a 74 anos. Quando comparado com a interrupção da mamografia aos 69 anos, é provável que o rastreamento de 1.000 mulheres de até 74 anos seja capaz de evitar uma morte a mais por câncer de mama. Em contrapartida, 78 mulheres receberiam resultado falso-positivo, e das 28 mulheres que seriam tratadas com câncer de mama, oito seriam superdiagnosticadas e supertratadas. O risco de manter rastreamento mamográfico para além dos 70 anos se sobrepõe ao benefício e a tomada de decisão deve levar em consideração esses aspectos.

O câncer de mama na população geriátrica tem algumas peculiaridades no tocante ao tratamento, que devem ser consideradas ao se assistir esse perfil de pacientes. Vale ressaltar que a idade (tipicamente $\geq$ 65 anos) não é o único fator que merece destaque.

A avaliação clínica do paciente idoso compreende a identificação de comorbidades preexistentes, a estimativa da expectativa de vida, além de elencar fatores de risco para desfechos desfavoráveis quanto ao tratamento oncológico. Assim, a presença de comorbidades (doença cardiovascular, insuficiência renal, diabetes *mellitus*, neuropatia, anemia, osteoporose), síndromes geriátricas (dependência funcional, *delirium*, demência, polifarmácia, depressão, dificuldade de mobilidade) e questões socioeconômicas estão entre os principais aspectos a serem analisados.

Deve-se ter em mente também que nem todo idoso é frágil, e que a avaliação clínica também deve considerar a presença de critérios de fragilidade, a qual, por sua vez, pode ser caracterizada pela redução da reserva e da resistência aos estressores, que resulta do declínio cumulativo entre os diversos sistemas fisiológicos e que podem levar a maior suscetibilidade a desfechos adversos. Perda de peso > 5% no último ano, velocidade para deambular (maior que 6-7 segundos para andar 15 passos) e baixa atividade física (< 383 kcal em homens e > 270 kcal em mulheres gastos em uma semana) são três critérios para fragilidade, adotados pelo índice do *Cardiovascular Health Study*.

Há alguns instrumentos validados para a estimativa da expectativa de vida, como o Índice de Comorbidade de Charlson (*Charlson Comorbidity Index*), que mensura a expectativa de vida em dez anos em pacientes com doenças crônicas (doença cardiovascular, hepática, renal, pulmonar e do tecido conjuntivo; diabetes, demência, infecção pelo HIV e neoplasia).

O tratamento para câncer de mama é multimodal. Envolve a abordagem cirúrgica, radioterapia e tratamento sistêmico.

Quanto à segurança do tratamento cirúrgico, a idade não é a primeira consideração para avaliação de risco cirúrgico em si, porém é fator de risco para *delirium*, o qual é, por sua vez, fator de risco para o declínio funcional e cognitivo. O tratamento cirúrgico tem taxas de mortalidades relativamente baixas em pacientes acima de 70 anos, correspondendo a 0,2% e 0,7% em 30 e 90 dias, respectivamente. A mortalidade é decorrente de complicações não cirúrgicas.

Mulheres que não são submetidas a linfadenectomia axilar, biópsia de linfonodo-sentinela ou radioterapia axilar podem estar associadas a um risco maior de recorrência local, principalmente se essas pacientes não realizaram tratamento sistêmico adjuvante.

Tendo em vista a ausência de dados demonstrando sobrevida superior para aquelas que realizam dissecção linfonodal, em pacientes com ≥ 65 anos, sem linfonodo axilar palpável, a abordagem cirúrgica linfonodal axilar pode ser opcional para pacientes com tumores com histologia favorável, pacientes para as quais a seleção do tratamento adjuvante sistêmico não será modificado, ou ainda mulheres mais idosas ou com graves comorbidades.

Caso o perfil imuno-histoquímico do tumor permita, hormonoterapia pode ser tratamento primário alternativo ao tratamento cirúrgico para pacientes não elegíveis, sobretudo para as que têm expectativa de vida inferior a cinco anos.

Em geral, o tratamento com radioterapia adjuvante é bem tolerado em pacientes idosas e com bom resultado estético. Entretanto, em mulheres com ≥ 70 anos, a omissão de radioterapia pode ser considerada para pacientes com câncer de mama em estágio inicial, com receptores de estrogênio positivo, que foi submetida a lumpectomia com margens negativas e em que é provável completar cinco anos de hormonoterapia.

Essa opção está mais associada ao aumento do risco de recorrência local, sem, contudo, repercutir em termos de sobrevida global e doença metastática a distância.

Com relação ao tratamento sistêmico, mulheres com ≥ 65 anos podem se beneficiar em termos de sobrevida livre de doença e sobrevida global tanto quanto pacientes mais jovens, porém têm risco mais elevado de toxicidades e mortalidade relacionada com o tratamento.

Para quimioterapia com regimes embasados em antraciclinas, e por causa do aumento do risco de cardiotoxicidade, deve-se avaliar fatores de risco sobrepostos para insuficiência cardíaca, como hipertensão, diabetes e doença arterial coronariana. É possível que a epirrubicina seja menos tóxica que a doxorrubicina e pode-se lançar mão dessa alternativa. Caso a paciente não seja candidata a antraciclinas, há a opção de docetaxel com ciclofosfamida. Em situações em que nem antraciclinas nem taxanos sejam possíveis, o regime com ciclofosfamida, metotrexato e fluorouracil é uma alternativa razoável.

Para tumores com expressão do HER-2 em idosas acima de 60 anos com boa *performance*, o trastuzumabe deve ser considerado em associação ao tratamento quimioterápico no cenário adjuvante. Em contrapartida, ainda permanecem incertos dados sobre segurança cardíaca nessa população.

Sobre a hormonoterapia adjuvante, a recomendação inicial é para tumores > 0,5 cm com receptores de estrogênio positivo, independentemente da idade. Para a população geriátrica, sugere-se a utilização de inibidores de aromatase em relação ao tamoxifeno por cinco anos. Em situações, como complicações cardiovasculares, perda da densidade mineral óssea ou toxicidade, o tamoxifeno passa a ser a primeira escolha.

No cenário de doença metastática, a hormonoterapia ou a quimioterapia como o único agente para a redução do risco de toxicidade relacionada com o tratamento faz parte da boa prática médica.

O tratamento de câncer de mama em pacientes idosas é desafiador. Alinhar as múltiplas modalidades terapêuticas com as características das pacientes, sobretudo no tocante à sua funcionalidade e expectativa de vida, requer dos profissionais que as assistem a capacidade de discernir a melhor opção que não lhes subtraia a chance de tratamento curativo nem, tampouco, lhes acrescente morbimortalidade. Idealmente, as decisões devem ser compartilhadas com a paciente e tomadas em um ambiente multidisciplinar.

Referências

Brollo J, Curigliano G, Disalvatore D, Marrone BF, Criscitiello C, Bagnardi V, et al. Adjuvant trastuzumab in elderly with HER-2 positive breast cancer: a systematic review of randomizes controlled trials. Cancer Treat Rev. 2013;44-50.

Deutsch M. Radiotherapy after lumpectomy for breast cancer in very old women. Am J Clin Oncol. 2002;48.

Ferrucci L, Gurannik JM, Studenski S, Fried LP, Cutler GB Jr, Walston JD. Designin randomized, controlled trials aimed at prevention or delaying functional decline and disability in frail, older persons: a consensus report. J Am Geriat Soc. 2004;625.

Gennari R, Curigliano G, Rotmensz N, Robertson C, Colleoni M, Zurrida S, et al. Breats carcinoma in elderly women: features of disease presentation, choice of local and systemic treatments compared with younger and systemic postmenopausal patients. Cancer. 2004;1302.

Giuliano A, Hunt K, Ballman K, et al. Axillary dissection vs no dissection in women with invasive breast cancer and sentinel node metastasis: a randomized clinical trial. JAMA. 2011;369-575.

Hughes KS, Schanaper LA, Bellon JR, et al. Lumpectomia plus tamoxifeno with or without irradiation in women age 70 or older with early breast-cancer: Long-term follow-up of CALGB 9343. J Clin Oncol. 2013;2382-87.

Inouye SK, Westendorp R, Saczynski J. Delirium in elderly people. JAMA, pp. 911-22, 2014.

Jacklyn G, Howard K, Irwig L, Houssami N, Hersch J, Barratt A. Impact of extending screening mammography to older women Information to support informed choices. Int J Cancer. 2017;1540-50.

Jones S, Holmes FA, O'Shaughnessy J, Blum JL, Vu-Kelja SJ, McIntyre KJ, et al. Docetaxel with cyclophosphamide is associated with an overall survival benefit compared with doxorrubicin and cyclophosphamide: 7-year follow-up of US Oncology Research Trial 9735. J Clin Oncol. 2009;1177.

Marcontonio E, Goldman L, Mangione C, et al. A clinical prediction rule for delirium after elective non--cardiac surgery. JAMA. 1994;134-9.

Martelli G, Miceli R, Daidone M, et al. Axillary dissection versus no axillary dissection in elderly patients with breast cancer and no palpable axillary nodes: results after 15 years of follow-up. Ann Surg Oncol. 2011;125-33.

Morgan JL, Reed MW, Wyld L. Primary endocrine therapy as a treatment for older women with operable breast cancer - a comparison of randomised controlled trial and cohort study findings. European Journal of Surgical Oncology. 2014;676-84.

Muss HB, Berry DA, Cirrincione CT, et al. Adjuvant chemotherapy in older women with early-stagy breast cancer. N Eng J Med. 2009;2055-65.

Perrone F, Nuzzo F, Di Rella F, et al. Weekly docetaxel versus CMF as adjuvant chemotherapy for older women with breast cancer: final results of the randomised phase III ELDA trial. Ann Oncol. 2015; 675-82.

Pinder MC, Duan Z, Goodwin JS, Hortobagyi GN, Giodano SH. Congestive heart failure in older women treated with adjuvant anthracycline chemotherapy for breast cancer. J Clin Oncol. 2007;3808.

Quan H, Li B, Couris CM, Fushimi K, Graham P, Hider P, et al. Updating and validating the Charlson comorbidity index and score for risk in hospital discharge abstracts using data from 6 countries. Am J Epidemiol. 2011;676-82.

Rothman M, Leo-Summers L, Gill TM. Prognostic significance of potential frailty criteria. J Am Geriatr Soc. 2008;2211.

Van de Water W, Makopoulos C, Van de Velde C, et al. Association between age at diagnosis and disease-specific mortality among postmenopausal women with hormone receptor-positive breast cancer. JAMA. 2012;590-7.

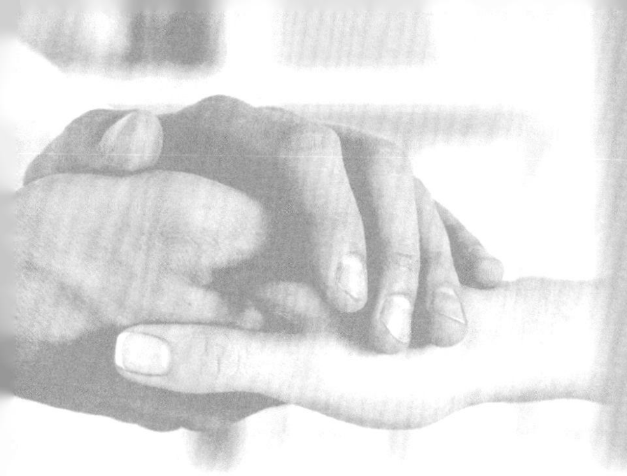

Capítulo 2

Ana Paula Garcia Cardoso
Janaina Pontes Batista
Patrícia Xavier Santi

Câncer de Próstata em Idosos

Introdução

O câncer de próstata em pacientes idosos merece nossa atenção devido à alta incidência e prevalência. Cerca de 1 a cada 7 homens será diagnosticado com câncer de próstata durante a vida, com média de idade ao diagnóstico de 66 anos.

A incidência dessa neoplasia está fortemente relacionada com a idade e com o aumento significativo ao redor dos 50 anos de idade, alcançando o maior índice entre os pacientes com 65 a 79 anos de idade.

A escolha do tratamento inicial desses pacientes é difícil devido ao comportamento clínico variável dessa neoplasia, que pode se comportar de maneira ora indolente, sendo o tumor bem diferenciado que pode não chegar a se tornar clinicamente significativo, ora agressivo. Nesse caso, o tumor é indiferenciado, de alto grau, e pode disseminar-se via linfática e hematogênica causando metástases, morbidade e morte. Além disso, os pacientes idosos são frequentemente excluídos de estudos clínicos.

Epidemiologia

No mundo, o câncer de próstata é a terceira neoplasia mais prevalente na população masculina, atrás do câncer de pele não melanoma e do câncer de pulmão. Nos Estados Unidos, foram estimados 161.000 casos e 26.700 mortes em 2017. Segundo dados norte-americanos sobre mortalidade causada pelo câncer, 90% das mortes ocorrem em homens acima de 65 anos e 71,2% com idade acima de 75 anos.

No Brasil, é a terceira causa de morte por câncer em homens, sendo superado apenas pelo câncer de pulmão e colorretal.

A estimativa do INCA para 2018, no nosso país, revela um aumento de 10,29% na incidência do câncer de próstata em relação ao biênio anterior. Esses dados podem estar relacionados com o aumento da obesidade, do tabagismo e da piora do estilo de vida do brasileiro também observado nos últimos anos.

Rastreamento

O papel do rastreamento para câncer de próstata é controverso em todas as faixas etárias. A ampla divulgação e utilização da dosagem do nível sérico do antígeno prostático específico (PSA) associado ao aumento da expectativa de vida global acarretaram um aumento da incidência e da prevalência do câncer de próstata, sobretudo na população idosa.

No entanto, grandes estudos clínicos prospectivos randomizados evidenciaram resultados conflitantes quanto à redução significativa da mortalidade por câncer de próstata com a utilização de rastreamento. Os números mostram que muitos homens precisam ser submetidos a rastreamento, outros muitos diagnosticados com câncer de próstata para que ocorra uma única prevenção de morte por câncer de próstata em mais de 10 anos. Em virtude da história natural longa dessa neoplasia e de seu comportamento, por muitas vezes, indolente, o impacto na mortalidade é pequeno e as complicações inerentes ao excesso de diagnóstico são muito discutidas, principalmente nos pacientes idosos.

As diretrizes internacionais não recomendam rastreamento em pacientes assintomáticos com expectativa de vida inferior a 10 anos, sugerindo uma discussão dos prós e contras do rastreamento com o paciente. Caso seja vontade do paciente a opção pelo rastreamento, este deve ser realizado durante a faixa etária de 55 a 69 anos de idade.

Particularidades no idoso

A expectativa de vida de um paciente idoso é fator decisivo para a escolha do tratamento do câncer de próstata. Uma expectativa de vida superior a 10 anos é utilizada como referência na indicação de tratamento curativo definitivo. E para essa estimativa diversos fatores devem ser avaliados, como comorbidades e número de medicações associadas, independência funcional, *status* cognitivo e nutricional. Outro ponto importante para que um tratamento oncológico seja oferecido a um paciente idoso é a existência de suporte social/familiar consistente.

A Sociedade Internacional de Oncogeriatria (SIOG) divide os pacientes idosos em quatro grandes grupos para auxiliar na decisão do tratamento da doença localizada ou avançada:

- *Grupo 1:* pacientes saudáveis: sem comorbidades graves, sem desnutrição e funcionalmente independentes. Devem ser tratados como um paciente jovem.
- *Grupo 2:* pacientes vulneráveis: dependentes em uma ou mais atividades da vida diária ou risco de desnutrição ou uma comorbidade não controlada. Podem ser tratados como um paciente jovem após sofrerem uma intervenção para compensação dos problemas geriátricos.
- *Grupo 3:* pacientes frágeis: dependentes em uma ou mais atividades da vida diária ou desnutrição grave ou uma ou mais comorbidades não controladas. Devem receber intervenção geriátrica e o tratamento oncológico deve ser individualizado/adaptado ao *status* clínico do paciente.
- *Grupo 4:* pacientes graves/terminais: apresentam múltiplas comorbidades, déficit cognitivo, passam grande parte do tempo deitados e são dependentes para os cuidados de vida diários. Devem receber somente cuidados paliativos.

Tratamento do câncer de próstata localizado

As opções de tratamento para a doença localizada em pacientes de todas as idades têm como objetivo a cura e incluem braquiterapia, radioterapia externa e prostatectomia radical. O bloqueio androgênico faz parte do tratamento associado a radioterapia em grande parte dos pacientes e em alguns casos pós-cirúrgicos também. Esse bloqueio pode ser de 6 a 36 meses de duração, de acordo com o estadiamento e o risco da doença do paciente, assim como pode ser dado o bloqueio por tempo indeterminado, variando de acordo com as mudanças no estadiamento da doença.

O paciente, idoso ou não, deverá ser submetido ao estadiamento clínico da doença e avaliado quanto ao nível de PSA e o Escore de Gleason (avaliação microscópica da biópsia prostática) (Tabela 2.1). A informação sobre esses três fatores irá determinar o grupo de risco a qual o paciente pertence: muito baixo, baixo, intermediário, alto ou muito alto. Esses grupos mantêm correlação prognóstica câncer-específica, permitindo estimarmos a probabilidade de o paciente estar livre de recidiva de PSA em cinco anos após tratamento cirúrgico ou radioterápico. Por exemplo, a probabilidade de recidiva de PSA após cinco anos de uma prostatectomia radical é inferior a 5% nos pacientes com risco muito baixo e ao redor de 74% no pacientes com risco muito alto.

Após a estratificação de risco, a decisão de indicar ou não o tratamento oncológico no paciente idoso e qual será a melhor terapêutica deve ser discutida. O organismo senil tem particularidades quanto aos efeitos adversos atribuídos ao tratamento e não devem ser negligenciados. Como dito antes, a maioria dos casos de neoplasia de próstata são de muito baixo risco, indolentes, e a sobrevida do paciente acaba sendo definida pelas outras comorbidades que não o câncer. Assim, a indicação de um tratamento oncológico, na maioria das vezes, merece ser questionada.

Estimar a expectativa de vida e analisar as comorbidades são fundamentais para a tomada de decisão. Ferramentas facilitadoras de cálculo de estimativa de expectativa de vida podem ser acessados *online* em banco de dados da Organização Mundial de Saúde, assim como no site "The United States Social Security Administration".

Em pacientes assintomáticos com doença de muito baixo risco, baixo risco e até mesmo risco intermediário e com expectativa de vida inferior a cinco anos, o *guideline* da NCCN preconiza estratégias, como o *watchful waiting*, que significa não realizar nenhuma intervenção até o surgimento dos sintomas. Já no paciente de alto risco ou com doença metastática e baixa expectativa de vida, o tratamento deve ser individualizado, visando à preservação da qualidade de vida do paciente.

A vigilância ativa é uma estratégia comumente adotada no paciente de muito baixo risco e baixo risco e particularmente no paciente idoso. Nesses casos, recomendamos PSA a cada 3-6 meses; exame de toque retal a cada 12 meses e biópsia prostática a cada 12 meses. Avaliação do tempo de duplicação do PSA

Tabela 2.1
Estadiamento do câncer de próstata

T	N	M	PSA	Grupo	Estágio
cT1a-c, cT2a	N0	M0	< 10	1	I
pT2	N0	M0	< 10	1	I
cT1a-c, cT2a, pT2	N0	M0	10-20	1	IIA
cT2b-c	N0	M0	< 20	1	IIA
T1-2	N0	M0	< 20	2	IIB
T1-2	N0	M0	< 20	3	IIC
T1-2	N0	M0	<20	4	IIC
T1-2	N0	M0	>20	1-4	IIIA
T3-4	N0	M0	Qualquer	1-4	IIIB
T qualquer	N0	M0	Qualquer	5	IIIC
T qualquer	N1	M0	Qualquer	Qualquer	IVA
T qualquer	N qualquer	M1	Qualquer	Qualquer	IVB

AJCC: American Joint Committee on Cancer; UICC: Union for International Control.

pode ser informativa e complementar à investigação e ao seguimento.

A prostatectomia radical é o tratamento curativo padrão para homens jovens com doença localizada. No entanto, para doentes idosos, a cirurgia é controversa, sobretudo porque estudos randomizados acabam excluindo pacientes acima dos 70 anos de idade. Devido à potencial morbidade perioperatória, a prostatectomia radical deve ser reservada para os pacientes com expectativa de vida maior de dez anos de acordo com os principais *guidelines* de Oncologia e Urologia. Um estudo escandinavo randomizou 695 homens com câncer de próstata localizado (maioria estadiamento T2) para prostatectomia radical ou seguimento ativo e encontrou confirmação de redução de mortalidade de 11% a favor da cirurgia após 23 anos de seguimento, demonstrando que a estimativa de expectativa de vida do paciente idoso é importante na condução dos casos de neoplasia de próstata a fim de evitarmos tratamentos fúteis.

A radioterapia é outra opção de tratamento curativo, sendo dividida em radioterapia externa, ou teleterapia, e braquiterapia. A radioterapia externa pode ser indicada para pacientes com tumores de baixo, intermediário e alto risco, com expectativa de vida superior a dez anos. A braquiterapia, por sua vez, é tradicionalmente indicada para o tratamento de tumores de baixo risco e pode ser associada à radioterapia externa.

Com relação ao tratamento sistêmico, este baseia-se no bloqueio da produção de testosterona, ou seja, castração. A testosterona é responsável pela ativação de uma das vias de sinalização de maior importância na carcinogênese do câncer de próstata, a via do receptor androgênico. Assim, contribui para a proliferação celular. Tal castração pode ser obtida por meio de cirurgia (orquiectomia), procedimento invasivo e definitivo, ou químico, pelo uso de antagonista ou análogos de LH e FSH. A associação ou não de bloqueio hormonal periférico é uma opção considerada em alguns protocolos para se conseguir maior eficácia do bloqueio, chamado bloqueio hormonal completo. No entanto, a redução da testosterona traz efeitos adversos indesejáveis no organismo masculino. Os principais efeitos adversos da castração incluem: sarcopenia, fadiga, adinamia, fogachos, depressão, déficit cognitivo, perda de massa óssea e aumento do risco cardiovascular, efeitos que impactam diretamente a qualidade de vida e, muitas vezes, são deletérios no idoso.

A indicação de castração é ampla. A associação do bloqueio hormonal por seis meses à radioterapia na doença de risco intermediário e por 18 a 36 meses na doença de alto risco demonstrou redução da mortalidade na maioria dos estudos. No cenário metastático, o bloqueio hormonal contínuo aumentou a sobrevida e o seu uso intermitente deve ser considerado nos casos de intolerância com benefício clínico.

Tratamento da doença avançada e ou metastática

O câncer de próstata apresenta polimorfismo e heterogeneidade. Na doença metastática, algumas células podem tornar-se resistentes à deprivação androgênica, definindo a doença resistente à castração: progressão de doença ou elevação dos níveis séricos de PSA, apesar de níveis castrativos de testosterona (progressão de doença bioquímica, clínica ou radiológica). Diante desse fato, dividimos o contexto de doença metastática em doença sensível à castração e doença resistente à castração.

O tratamento da doença sensível à castração com qualquer tipo de tratamento sistêmico além de castração é recente e surpreendente. O tratamento pode ser feito com quimioterapia (docetaxel) ou com novos agentes hormonais (abiraterona), pois ambos aumentaram o benefício desses pacientes em termos de aumento de sobrevida global, mediana de 17 meses, sem prejudicar a qualidade de vida. A abiraterona é um tratamento oral, bem tolerado, podendo ser aplicado, em média, até dois anos. O docetaxel, apesar dos efeitos bastante conhecidos de uma quimioterapia, é um tratamento mais rápido, com duração de 4,5 meses e custo/efetividade interessante.

Recentemente, foi aprovado pelo FDA, a apalutamida, um inibidor do receptor de andrógênio, avaliado em pacientes com doença sensível à castração com ganho em sobrevida livre de doença metastática e ganho de sobrevida livre de sintomas.

A escolha da terapêutica nesse cenário de doença sensível à castração cabe ao médico e ao paciente, escolhendo a droga que melhor se adapte ao perfil do paciente e da doença, além do acesso.

No contexto de doença resistente à castração, as opções são inúmeras, todas com benefício de ganho de sobrevida global. As opções são docetaxel (TAX 327), cabazitaxel (TROPIC), abiraterona pré e pós-docetaxel (COU AA 301 e 302), enzalutamida pré e pós-docetaxel (PREVAIL, AFFIRM), radium-223 (Alsymca) e sipuleucel-T. Cada terapêutica possui suas particularidades bem como um perfil de toxicidade variável. A população idosa é pouco representada nos estudos, por isso a escolha terapêutica deve ser sempre individualizada levando-se em conta a expectativa de vida, agressividade da neoplasia e *performance status*.

Existem ainda terapêuticas que visam ao tratamento das metástases ósseas (principal sítio de metástases no câncer de próstata). O uso de ácido zoledrônico ou denosumabe, os quais atuam na regulação da atividade osteoclástica, tem perfil de toxicidade tolerável e reduz eventos adversos ósseos, como fratura patológica. São terapêuticas importantes a se utilizar no idoso, reduzindo a morbidade e mortalidade. Recentemente, foi aprovado no Brasil o uso de Radium 223, trata-se de um radioisótopo que melhora o controle da doença óssea com ganho também na sobrevida global.

Conclusão

O câncer de próstata é uma doença heterogênea, que engloba desde doença não clinicamente relevante até doença metastática de alto volume, que cursa com morbidade e morte.

Conhecer o cenário da doença e o paciente é fundamental para a melhor decisão clínica. No indivíduo idoso, a discussão é mandatória para evitar medidas fúteis ou resultados deletérios no organismo senil.

Referências

Albertsen PC, Hanley JA, Gleason DF et al. Competing risk analysis of men aged 55 to 74 years at diagnosis managed conservatively for clinically localized prostate cancer. JAMA 1998; 280:975-80.

Andriole GL, Crawford ED, Grubb RL et al. Mortality results from a randomized prostate-cancer screening trial. N Engl J Med. 2009;360(13):1310. Epub 2009 Mar 18.

Beer TM, Armstrong AJ, Rathkopf DE, Loriot Y, Sternberg CN, Higano CS et al. Enzalutamide in metastatic prostate cancer before chemotherapy. N Engl J Med. 2014;371:424-33.

Bill-Axelson A, Holmberg L, Filen F et al. For the Scandinavian Prostate Cancer Group 4. Radical prostatectomy versus watchful waiting in localized prostate cancer: the Scandinavian Prostate Cancer Group 4 randomized trial. J Nat Cancer Inst. 2008; 100:1144-54.

Bill-Axelson A, Holmberg L, Garmo H et al. Radical prostatectomy or watchful waiting in early prostate cancer. N Engl J Med 2014; 370:932.

Bolla M, Gonzalez D, Warde P, Dubois JB, Mirimanoff RO, Storme G et al. Improved survival in patients with locally advanced prostate cancer treated with radiotherapy and goserelin. N Engl J Med. 1997 Jul 31;337(5):295-300.

Buyyounouski MK, Choyke PL, Kattan MW et al. Prostate. In: AJCC Cancer Staging Manual, 8th, Amin MB (ed.), Springer, New York, 2017. p. 715.

Canadian Task Force on Preventive Health Care, Bell N, Connor GS, Shane A et al. Recommendations of screening for prostate cancer with the prostate-specific antigen test. CMAJ. 2014;186(16):1225. Epub 2014 Oct 27.

Comprehensive Cancer Network. NCCN clinical practice guidelines in oncology: prostate cancer version 2.2018- March 8, 2018. Disponível em: http://www.nccn.org/professionals/physician_gls/PDF/prostate.pdf

D'Amico AV, Whittington R, Malkowicz SB et al. Biochemical outcome after radical prostatectomy or external beam radiation therapy for patients with clinically localized prostate carcinoma in the prostate specific antigen era. Cancer 2002;95:281-6.

D'Amico AV, Whittington R, Malkowicz SB et al. Pretreatment nomogram for prostate-specific antigen recurrence after radical prostatectomy or external--beam radiation therapy for clinically localized prostate cancer. J ClinOncol. 1999;17:168-72.

de Bono JS, Loghotetis CJ, Molina A, Fizazi K, North S, Chu L et al. Abiraterone and increased survival in metastatic prostate cancer. N Engl J Med. 2011;364: 1995-2005.

de Bono JS, Oudard S, Ozguroglu M, Hansen S, Machiels JP, Kocak I et al. Prednisone plus cabazitaxel or mitoxantrone for metastatic castration-resistant prostate cancer progressing after docetaxel treatment: a randomised open-label trial. The Lancet, Oct 2;376(9747):1147-54.

Disponível em http://www.ssa.gov/OACT/STATS/table4c6.html

Disponível em: http://apps.who.int/gho/data/view.main.60000?lang=en)

Droz JP, Aapro M, Balducci L et al. Management of prostate cancer in older patients: updated recommendations of a working group of the International Society of Geriatric Oncology. Lancet Oncol. 2014;15(9):e404.

Droz JP, Albrand G, Gillessen S et al. Management of prostate cancer in elderly patients: Recommendations of a task force of the International Society of Geriatric Oncology. Eur Urol. 2017;Oct;72(4):512-31.

Epstein JI, Egevad L, Amin MB et al. The 2014 International Society of Urological Pathology (ISUP) consensus conference on Gleason grading of prostatic carcinoma: definition of grading patterns and proposal for a new grading system. Am J Surg Pathol. 2016;40:244- 252.

Estimativa 2018: incidência de câncer no Brasil/Instituto Nacional de Câncer José Alencar Gomes da Silva. Rio de Janeiro: INCA; 2018.

Feldman BJ, Feldman D. The development of androgen-independent prostate cancer. Nat Rev Cancer. 2001;1(1):34-45.

Fizazi K, Tran NP, Fein L, Matsubara N, Rodriguez-Antolin A, Alekseev BY et al. Abiraterone plus prednisone in metastatic, castration-sensitive prostate cancer. N Engl J Med 2017; 377:352-60.

Graff JN, Beer TM. Reducing skeletal-related events in metastatic castration-resistant prostate cancer. Oncology (Williston Park). 2015 Jun;29(6):416-23.

Gravis G, Fizazi K, Joly F, Oudard S, Priou F, Esterni B et al. Androgen-deprivation therapy alone or with docetaxel in non-castrate metastatic prostate cancer (GETUG-AFU 15): a randomised, open-label, phase 3 trial. Lancet Oncol. 2013 Feb;14(2):149-58.

Ham WS, Chalfin HJ, Feng Z et al. New prostate cancer grading system predicts long-term survival following surgery for Gleason score 8-10 prostate cancer. EurUrol 2016.

Heidenreich A, Aus G, Bolla M et al. EAU guidelines on prostate cancer. EurUrol 2008; 53:68-80.

Horan AH, McGehee M. Mean time to cancer-specific death of apparently clinically localized prostate cancer: policy implications for threshold ages in prostate-specific antigen screening and ablative therapy. BJU Int. 2000;85:1063-6.

Horner M, Ries L, Krapcho M et al. SEER Cancer Statistics Review, 1975-2006, based on November 2008 SEER data submission. In: National Cancer Institute; 2009.

Hoskin P, Sartor O, O'Sullivan JM, Johannessen DG, Helle SI, Logue J et al. Efficacy and safety of radium-223 dichloride in patients with castration-resistant prostate cancer and symptomatic bone metastases, with or without previous docetaxel use: a prespecified subgroup analysis from the randomised, double-blind, phase 3 ALSYMPCA trial. The Lancet Oncology 2014; 15(12)1397-406.

http://www.uspreventiveservicestaskforce.org/prostatecancerscreening/prostatefinalrs.htm. Acessado em: fevereiro de 2018.

Hugosson J, Carlsson S, Aus G et al. Mortality results from the Goteborg randomized population-based prostate-cancer screening trial. Lancet Oncol. 2010;11(8):725. Epub 2010 Jul 2.

James ND, Sydes MR, Clarke NW, Mason MD, Dearnaley DP, Spears MP et al. Addition of docetaxel, zoledronic acid, or both to first-line long-term hormone therapy in prostate cancer (STAMPEDE): survival results from an adaptive, multiarm, multistage, platform randomised controlled trial. Lancet 2016; 387:1163-77.

Jones CU, Hunt D, McGowan DG, Amin MB, Chetner MP, Bruner DW et al. Radiotherapy and short-term androgen deprivation for localized prostate cancer. N Engl J Med. July 14, 2011; 365:107-18.

Kantoff PW, Higano CS, Shore ND, Berger ER, Small EJ, Penson DF et al. Sipuleucel-T immunotherapy for castration-resistant prostate cancer. N Engl J Med 2010; 363:411-22.

Kyriakopoulos CE, Chen YH, Carducci MA, Liu G, Jarrard DF, Hahn NM et al. Chemohormonal Therapy in Metastatic Hormone-Sensitive Prostate Cancer: Long-Term Survival Analysis of the Randomized Phase III E3805 CHAARTED Trial. J Clin Oncol. 2018 Apr 10;36(11):1080-7.

Mucci LA et al. The epidemiology of prostate cancer; Cold Spring Harb Perspect Med. 2018 Dec 3;8(12): a030361.

Pal SK, Katheria V, Hurria A et al. Evaluating the older patient with cancer: understanding frailty and the geriatric assessment. Cancer J Clin. 2010;60(2):120. Epub 2010 Feb 19.

Paller CJ et al. Management of bone metastases in refractory prostate cancer--role of denosumab. Clin Interv Aging. 2012;7:363-72.

Ries LAG, Melbert D, Krapcho M et al. (eds). SEER cancer statistics review, 1975-2005. Bethesda, MD: NationalCancerInstitute; 2008. Disponível em: http://seer.cancer.gov/csr/1975 2005/.

Rinsho N. Evaluation and diagnosis for castration resistant prostate cancer: CRPC2014 Dec;72(12): 2103-7.

Ryan CJ, Smith MR, de Bono JS, Molina A, Logothetis CJ, de Souza P et al. Abiraterone in metastatic prostate cancer without previous chemotherapy. N Engl J Med 2013;368;2, January 10, 2013.

Sanda MG, Cadeddu JA, Kirkby E et al. Clinically Localized Prostate Cancer: AUA/ASTRO/SUO Guideline. Part I: Risk Stratification, Shared Decision Making, and Care Options.J Urol. 2017 Dec 15. pii: S0022-5347(17)78003-2.

Scher HI, Fizazi K, Saad F, Taplin ME, Sternberg CN, Miller K et al. Increased survival with enzalutamide in prostate cancer after chemotherapy. N Engl J Med 2012;367:1187-119.

Schroder FH, Hugosson J, Roobol MJ et al. Screening and prostate-cancer mortality in a randomized European study. N Engl J Med. 2009;360(13):1320. Epub 2009 Mar 18.

Siegel RL, Miller KD, Jemal A. Cancer statistics, 2017. CA Cancer J Clin. 2017;67(1):7.

Smith et al. Apalutamide treatment and metastasis-free survival in prostate cancer. N Engl J Med. 2018; 378: 1408-18.

Sung YY, Cheung E. Androgen receptor co-regulatory networks in castration-resistant prostate cancer. Endocrine-Related Cancer. 2013;21(1):R1-R11.

Sweat SD, Bergstralh EJ, Slezak J et al. Competing risk analysis after radical prostatectomy for clinically nonmetastatic prostate adenocarcinoma according to clinical Gleason score and patient age. J Urol. 2002;168:525-9.

Tannock IF, de Wit R, Berry HR, Horti J, Pluzanska A, Chi KN et al. Docetaxel plus prednisone or mitoxantrone plus prednisone for advanced prostate cancer. N Engl J Med. 2004;351:1502-12.

UICC – Union for International Cancer Control. Disponível em: https://www.uicc.org/

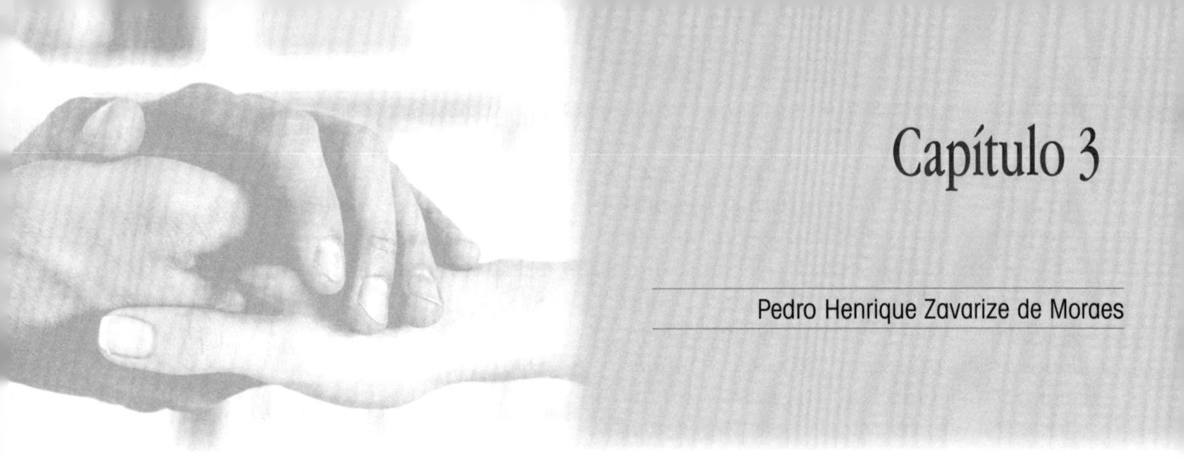

Capítulo 3

Pedro Henrique Zavarize de Moraes

Câncer de Pulmão

Introdução

O câncer de pulmão é muito prevalente e tem alta taxa de letalidade. Na atualidade, é a primeira causa de óbito por câncer no mundo, tanto em homens quanto em mulheres. Em 2012, foram evidenciados 1,8 milhão de casos no mundo todo, com 1,6 milhão de óbitos. A denominação câncer de pulmão faz referência à neoplasia maligna originada das vias respiratórias e do parênquima pulmonar.

A maioria dos casos (85%) tem por tipo histológico o câncer de pulmão não pequenas células. Quase a totalidade dos 15% restantes é composta pelos tumores de pulmão de pequenas células. Mas existem outros tipos mais raros de câncer de pulmão.

Atualmente, a maioria dos casos é diagnosticada com pacientes sintomáticos e/ou com achado incidental em um exame de imagem por outra indicação. A idade mediana do diagnóstico em países desenvolvidos é de 68 anos e 40% dos pacientes têm mais de 70 anos. Cerca de 30 a 40% dos pacientes com câncer de pulmão não pequenas células têm *performance* reduzida (EGOC > 1 ou Karnofsky Performance Status < 80%). Muitas vezes, essa população é excluída dos estudos clínicos que norteiam as decisões terapêuticas.

Quadro clínico

A maioria dos pacientes tem o diagnóstico de câncer de pulmão com doença avançada. Isso se deve à agressividade da doença em associação aos poucos sintomas da doença inicial.

Os sintomas mais comuns são:

- *Tosse*: mais comum em tumores centrais, como carcinoma espinocelular ou pequenas células.
- *Hemoptise*: este sintoma com mais frequência está relacionado com bronquiectasia, porém pode ser sintoma de neoplasia.
- *Dor torácica*: mais comum em pacientes jovens. Em geral, a dor ocorre no mesmo lado do tumor primário. Pode estar relacionada com tromboembolismo associado ao tumor de pulmão.
- *Dispneia*: falta de ar e respiração encurtada podem ser encontrados em até 40% dos casos. Pode haver múltiplas etiologias para dispneia, incluindo comorbidades correlacionadas com os fatores de risco, como doença pulmonar crônica obstrutiva.
- *Rouquidão*: o envolvimento tumoral do nervo laríngeo recorrente pode causar piora da função da prega vocal esquerda, levando à rouquidão.

- *Envolvimento pleural*: o câncer de pulmão pode acometer a pleura, com ou sem derrame pleural associado. É muito importante ressaltar que nem todo derrame em paciente com câncer é maligno. O paciente pode apresentar derrame secundário a outras complicações. Essa diferenciação é muito relevante, pois a presença de um derrame pleural maligno afasta o tratamento curativo como uma opção.
- *Síndrome da veia cava superior*: pode ser uma emergência oncológica. Seu diagnóstico está relacionado com um pior prognóstico. Em geral, se manifesta com pletora, circulação colateral cervical e torácica exuberante, podendo estar acompanhado de falta de ar e até mesmo de sintomas neurológicos.
- *Síndrome de Pancoast*: dor no ombro, atrofia da mão ipsilateral, destruição óssea e síndrome de Horner (miose, ptose e anidrose) são os componentes da Síndrome de Pancoast. Em geral, é causada por tumor da fissura pleural superior, com mais frequência tumores não pequenas células de pulmão.
- *Sintomas de doença metastática:* os principais locais de doença metastática são: ossos, fígado, suprarrenal e sistema nervoso central. Sendo assim, os pacientes podem apresentar-se com sintomas de disseminação para um desses locais.

Os tumores de pulmão apresentam, muitas vezes, síndromes paraneoplásicas em associação. As mais comuns são:

- *Hipercalcemia:* normalmente mediada pelo PTHrP, proteína semelhante ao PTH e que exerce sua função hormonal.
- *Síndrome da secreção inapropriada do hormônio antidiurético* (SIADH): quase sempre está associada ao tumor de pulmão de pequenas células.
- *Alterações neurológicas*: em geral, estão relacionadas com eventos autoimunes. Em alguns casos, pode-se identificar autoanticorpos específicos no líquor. Há diversas alterações neurológicas que podem fazer parte desse tipo de paraneoplasia.

SCREENING

A baixa taxa de *screening* em países em desenvolvimento, como o Brasil, reforça a baixa taxa de diagnóstico com doença inicial. O *screening* recomendado pelo National Comprehensive Cancer Network é realizado com tomografia de baixa dose em pacientes com alto risco. O alto risco será definido por pacientes entre 55 e 74 anos, com carga tabágica superior a 30 anos/maço. Se o paciente estiver abstinente há mais de 15 anos, ele não fará mais parte do grupo de alto risco.

Antes de solicitar algum exame de *screening*, sempre deve ser discutido com o paciente sobre os riscos e benefícios de realizar o exame. Não há sentido em fazer exames de *screening* em pacientes com contraindicação ao tratamento da referida doença, caso o *screening* seja positivo. Sempre que se fala em *screening*, se faz uma referência a uma população assintomática. Caso haja algum sintoma, o exame será útil para a investigação de um quadro clínico existente.

Diagnóstico

Nenhum caso deve ser diagnosticado sem que seja executada amostra anatomopatológica. O melhor modo de executar esse procedimento deve ser avaliado caso a caso. Pode-se obter células por uma biópsia tipo *core* do pulmão, linfonodo, algum local de doença metastática, ou pode-se coletar um aspirado para fazer a análise citológica de derrames cavitários, aspiração de linfonodo, escarro e aspirado endobrônquico. Preconiza-se estabelecer o diagnóstico por biópsias com maior volume de material para estudo, em especial, para realizar os estudos pertinentes de mutações cabíveis aos adenocarcinomas.

Patologia

O câncer de pulmão é subdividido em diversos tipos de doenças, com base em suas características histopatológicas. Essa divisão foi estabelecida em 2015 pela Organização Mundial de Saúde. Atualmente, essa subdivisão já não é mais capaz de definir com exatidão o melhor tratamento. Para alguns subtipos de câncer de pulmão, pode ser necessário uma análise genética para definir a presença de uma *driver mutation*. Esse tema será mais bem detalhado no item a seguir.

Adenocarcinoma

Este é o tipo de câncer de pulmão mais comum, chegando à quase metade de todos os casos. Fato importante sobre esse tipo de câncer de pulmão, é que deve ser estudado sob o ponto vista genético para a existência de uma mutação de grande importância na carcinogênese (*driver mutation*). Existem remédios que bloqueiam especificamente algumas dessas mutações, e que, na existência de mutação de sensibilidade a esse tratamento, devem ser utilizados.

Os adenocarcinomas são subdivididos em diversos subtipos, de acordo com suas características histopatológicas predominantes. Em alguns casos, um mesmo tumor pode apresentar mais de um subtipo e isso deve ser descrito pelo patologista.

Carcinoma adenoescamoso

Esse tumor apresenta ao menos 10% do tumor com componente glandular (adenocarcinoma) e, ao menos, 10% com componente escamoso. Essa é uma representação da heterogeneidade do câncer de pulmão. Tendo um componente de adenocarcinoma, esse tipo de tumor deve ser avaliado quanto à presença de uma mutação de potencial alvo terapêutico. Além disso, esse tipo de tumor tem um prognóstico pior do que o do adenocarcinoma ou o do carcinoma espinocelular, quando isolados.

Carcinoma espinocelular

Esse era o tipo histológico mais comum até os anos 80. Atualmente, o adenocarcinoma tomou esse lugar. Esse tipo de tumor é mais comum na região central dos pulmões, quase sempre acometendo vias aéreas de calibre maior (ou mais proximais). Assim como o adenocarcinoma, o carcinoma espinocelular tem seus subtipos. Na caracterização atual, está mais centrado em queratinizado ou não queratinizado, mas há, também, o de células basaloides.

Tumores neuroendócrinos

Estes tumores são subdivididos em tumor carcinoide típico, tumor carcinoide atípico, carcinoma neuroendócrino de pequenas células e carcinoma neuroendócrino de grandes células.

Em geral, os tumores carcinoides são mais diferenciados e não tão agressivos quanto os carcinomas neuroendócrinos de pequenas células ou de grandes células. Os tumores carcinoides típicos são bem diferenciados e têm uma evolução mais lenta do que os outros tipos de tumores neuroendócrinos. Esse tumor tem um prognóstico mais favorável do que os outros desse grupo. O carcinoide atípico tem alguns sinais de indiferenciação, como um número maior de mitoses, evidenciado à microscopia óptica.

Os carcinomas neuroendócrinos apresentam grande indiferenciação, maior taxa mitótica e, normalmente, alta taxa de positividade do Ki67. Essas características conferem a esses tumores um pior prognóstico e grande agressividade.

Estadiamento

Segundo o National Comprehensive Cancer Network (NNCN), importante *guideline* norte-americano, os exames de estadiamento dependem um pouco do estádio inicial suspeito. Essa avaliação deve ser iniciada por exames laboratoriais, como hemograma, função renal, eletrólitos, função e lesão hepática, tomografia computadorizada de tórax, abdome superior, incluindo suprarrenais, e prova de função pulmonar. O estadiamento radiológico pode ser completado com PET-TC, que avalia melhor todo o corpo e apresenta maior sensibilidade do que a tomografia computadorizada com contraste. O PET-TC não substitui a ressonância magnética de crânio.

Tumor de pulmão não pequenas células

Sempre que o paciente tiver um estadiamento inicial e o tratamento tiver intenção curativa, deve-se preconizar o estadiamento com biópsia de linfonodos mediastinais, mesmo na ausência de suspeita clínica-radiológica. Esse estadiamento pode ser realizado com ultrassonografia endobrônquica, ultrassonografia endoscópica, mediastinotomia, mediastinoscopia e biópsia guiada por tomografia computadorizada.

Se o tumor for classificado como estádio IIA ou superior, a ressonância nuclear magnética de crânio com contraste deve ser realizada. Caso seja um estadiamento IB, esse exame passa a ter um certo caráter opcional. Para os tumores muito iniciais, estadiamento IA, pode ser dispensável a realização de tal exame.

Tumor de pulmão de pequenas células

Independentemente do estadiamento suspeito, os exames preconizados são: PET-TC e ressonância magnética de crânio com contraste, além dos previamente sugeridos. Nos pacientes com doença limitada, se houver citopenia ou suspeita de infiltração medular, deve-se fazer biópsia de medula óssea unilateral para averiguar infiltração e realizar um aumento do estadiamento. Para o melhor tratamento, deve-se utilizar concomitantemente o estadiamento em doença limitada ou extensa com o TNM.

Tratamento

O tratamento é dividido de acordo com a patologia, principalmente separando pequenas células de não pequenas células, e, claro, de acordo com o estadiamento.

Não pequenas células

Doença com estadiamento radiológico suspeito máximo de IIIA (cT1-3 e cN0-1), pode ser avaliada para ressecção do primário. A avaliação patológica do mediastino é sempre recomendada. Se após essa avaliação patológica o estadiamento for mantido, pode-se seguir com tratamento cirúrgico. Posterior tratamento adjuvante com quimioterapia pode ser avaliado. Pensando na população idosa, em especial, sempre devemos fazer uma avaliação geriátrica ampla para avaliar a condição cirúrgica do paciente. Depois do tratamento cirúrgico, se o paciente mantiver a *performance*, pode ser indicada quimioterapia adjuvante, de acordo com os mesmos protocolos da população jovem. Se durante o estadiamento mediastinal o estadiamento for incrementado, usualmente o tratamento cirúrgico é suspenso. Esse paciente pode ser candidato à radioquimioterapia definitiva. Sempre levando-se em conta a *performance* e as comorbidades. Na indicação da radioterapia, atentar para a condição do parênquima pulmonar de base. Vale lembrar que muitos pacientes com neoplasia maligna de pulmão são pneumopatas de base.

Nos pacientes com doença metastática e nos idosos, deve-se ter especial atenção para a tolerância ao tratamento proposto. É importante ressaltar que a avaliação apenas pela idade é ineficaz para prever toxicidades; além disso, em alguns pacientes o tratamento oncológico pode ser extremamente deletério. Sempre que um paciente tiver um adenocarcinoma de pulmão metastático, devem ser pesquisadas as mutações que têm potencial terapêutico. Na presença de mutações sensibilizadoras de tratamento, deve-se utilizar os tratamentos com base em inibidores de tirosina-quinase como primeira opção. Essas medicações têm eficácia superior à da quimioterapia com menor taxa de eventos adversos. Especificamente para a população idosa, há um estudo japonês com o uso de Iressa® (geftinibe) em 30 pacientes. Destes, 22 tinham ECOG 3 ou maior e com o tratamento 15 deles (68%) retomaram ECOG 1 ou menor e 66% (19 pacientes) tiveram resposta parcial ou completa, comprovando a eficácia do controle oncológico com melhora na qualidade de vida. Na ausência dessas mutações, ou sendo outro tipo de não pequenas células (não adenocarcinoma), o tratamento indicado é a quimioterapia. O tratamento padrão seria o uso de *dublet* (duas quimioterapias em associação), com uma das medicações sendo um agente platinante (ciplatina ou carboplatina). Alguns estudos randomizaram pacientes com mais de 70 anos para *dublet* de platina *vs.* tratamento com apenas um quimioterápico. O estudo IFCT-0501 foi um estudo randomizado, fase 3, com pacientes entre 70 e 89 anos. Os pacientes foram divididos para monoterapia com gencitabina ou vinorelbina (256 pacientes) ou carboplatina e paclitaxel (257 pacientes). O grupo do *doublet* teve benefício de sobrevida global, tempo livre de progressão e taxa de sobrevida em 1 ano, todos com ganho significativo do ponto de vista estatístico. As principais toxicidades que foram incrementadas pelo regime duplo de tratamento foram neutropenia (48% *vs.* 12%) e astenia (10% *vs.* 6%). Para alguns pacientes com câncer de pulmão não pequenas células não escamoso, uma opção terapêutica é a associação da quimioterapia com bevacizumabe. O estudo E4599 avaliou a associação ou não de bevacizumabe com a quimioterapia carboplatina e paclitaxel em pacientes com mais de 70 anos e boa *performance*. A associação apresentou uma taxa de resposta e sobrevida livre de progressão numericamente superiores, sem ganho estatístico, porém à custa de maior toxicidade, incluindo eventos fatais.

O uso de imunoterapia tem sido cada vez mais reforçado por estudos clínicos. Atualmente, há indicação como primeira linha metastática, segunda linha metastática e manutenção após radioquimioterapia para estadiamento III. Apesar de não dispormos de grandes estudos com imunoterapia exclusivamente com pacientes idosos, esses pacientes estão representados em alguns dos estudos que embasaram a indicação de inibidores de *check point*. O estudo Keynote 407 que randomizou 616 pacientes para platina com pemetrexede associado com pembrolizumabe ou placebo tinha em torno de 50% dos pacientes com mais de 65 anos. A idade mediana dos pacientes era de 65 anos no grupo experimental, 63,5 anos no grupo-controle, e o paciente mais com mais idade tinha 84 anos em ambos os grupos. Vale ressaltar que praticamente todos os pacientes tinham *performance* 0 ou 1 nesse estudo. O estudo Pacific, que avaliou o durvalumabe ou placebo após a radioquimioterapia para estadiamento IIIA ou IIIB tinha 45% dos pacientes acima de 65 anos no braço experimental (durvalumabe) e a mesma proporção no braço controle (placebo). Vale ressaltar que nesse estudo os pacientes com mais de 65 anos têm benefício numérico sem ganho estatístico da manutenção com durvalumabe, mas possivelmente se essa amostra fosse maior ou em uma atualização futura, esse benefício alcançaria significância estatística. O resultado numérico tem um *hazard ratio* de 0,74, com intervalo de confiança 95% de 0,54 a 1,01. O estudo Keynote 024, responsável pela aprovação de pembrolizumabe em primeira linha para pacientes com câncer de pulmão não pequenas células com PD-L1 maior que 50%, tinha 54% dos pacientes com mais de 65 anos.

■ Câncer de pulmão de pequenas células

Este grupo faz referência a todos os tumores neuroendócrinos indiferenciados primários de pulmão, mesmo que seja de grandes células. É notório que esse é um dos poucos *guidelines* do NCCN em que o *performance status* está incorporado para a decisão terapêutica.

Os poucos pacientes diagnosticados com doença inicial (cT1-2 pN0 cM0) e com capacidade funcional para procedimento cirúrgico podem seguir para esse tratamento. Todos os pacientes têm indicação de quimioterapia adjuvante, podendo ou não estar associado à radioterapia de acordo com *status* linfonodal final. Pacientes com doença limitada não candidatos à cirurgia, seja por falta de condição clínica ou por estadiamento maior do que o anteriormente citado, devem ser estratificados por *performance* para definição terapêutica. Um dado muito importante é que, além da verificação da *performance*, o motivo da queda da *performance* deve ser averiguado. Pacientes com ECOG 3 ou 4 devido à doença maligna podem ser tratados agressivamente. Esse tipo de tumor tem uma rápida resposta à quimioterapia, dando chance de recuperação da *performance* com o tratamento adequado. Porém, os pacientes com pior *performance* por outras condições devem ter o tratamento muito individualizado.

No caso de doença extensa, o primeiro passo deve ser analisar se o paciente tem algum sintoma por doença local (síndrome de veia cava, compressão medular, metástase sintomática em sistema nervoso central). Em caso positivo, o tratamento deve ter como foco esse local, de preferência com radioterapia, podendo, ou não, estar associado à quimioterapia. Essa associação deve ser reforçada quando a doença sistêmica oferecer riscos ao paciente; caso contrário, prefere-se focar no ponto sintomático, sobretudo se a *performance* do paciente não for ótimo.

Os principais esquemas quimioterápicos têm como base platina associada à etoposide ou irinotecano. Não se tem uma clara superioridade de um sobre o outro. Em geral, o primeiro tratamento tem boa taxa de resposta com alta taxa de recaída. Se a recidiva acontecer com mais de seis meses do primeiro tratamento, preconiza-se repetir o mesmo esquema. Se o intervalo temporal for menor, pode-se utilizar outros esquemas terapêuticos. Recentemente, o "Food and Drug Administration" (FDA), órgão norte-americano que regula as mediações, aprovou o nivolumabe para uso em segunda linha em tumores de pulmão de pequenas células, com base no estudo Checkmate 032. Nesse estudo, temos poucas informações sobre a idade dos participantes, mas a idade mediana é inferior a dos estudos de imunoterapia previamente citados, com 63 anos no braço do tratamento aprovado. Apenas 9% desse braço era representado por pacientes com 75 anos ou mais, totalizando nove pacientes, e a idade mais elevada era de 68 anos. Sendo assim, para o tratamento de tumores de pequenas células, deve-se, ainda, focar na avaliação da funcionalidade do paciente com a avaliação geriátrica ampla.

Os tumores neuroendócrinos de baixo grau (carcinoide) têm tratamento distinto desse. Esse é um tipo de tumor indolente, com baixo índice de replicação celular (Ki67) e baixo índice mitótico. Esses tumores têm o tratamento embasado em inibidores de receptores de somatostatina.

Referências

Antonia SJ, López-Martin JA, Bendell J, Ott PA, Taylor M, Eder JP et al. Nivolumab alone and nivolumab plus ipilimumab in recurrent small-cell lung cancer (CheckMate 032): a multicentre, open-label, phase 1/2 trial. Lancet Oncol. 2016;17(7):883-95.

Antonia SJ, Villegas A, Daniel D, Vicente D, Murakami S, Hui R et al. Durvalumab after chemoradiotherapy in stage iii non-small-cell lung cancer. N Engl J Med [Internet]. 2017; Available from: http://www.ncbi.nlm.nih.gov/pubmed/28885881

Ettinger DS, Aisner DL, Wood DE, Akerley W, Bauman J, Chang JY et al. NCCN Guidelines Insights: Non-Small Cell Lung Cancer, Version 5.2018. J Natl Compr Cancer Netw [Internet]. 2018 Jul 1;16(7):807-21. Available from: http://www.jnccn.org/content/16/7/ 807.abstract

Gandhi L, Rodríguez-Abreu D, Gadgeel S, Esteban E, Felip E, De Angelis F et al. Pembrolizumab plus chemotherapy in metastatic non-small-cell lung cancer. N Engl J Med. 2018;378(22):2078-92.

Kalemkerian GP, Akerley W, Bogner P, Borghaei H, Chow LQ, Downey RJ, et al. Small cell lung cancer: Clinical practice guidelines in oncology. JNCCN - J Natl Compr Cancer Netw NCCN – Clin Pract Guidel Oncol. 2017;15(4):504-33.

Langer CJ. The "Lazarus response" in treatment-naïve, poor performance status patients with non – small-cell lung cancer and epidermal growth factor receptor mutation. J Clin Oncol [Internet]. 2009 Mar 20;27(9):1350-4. Available from: https://doi.org/ 10.1200/ JCO.2008.20.4859

Paz-Ares LG, Luft A, Tafreshi A, Gumus M, Mazieres J, Hermes B et al. Phase 3 study of carboplatin-paclitaxel/nab-paclitaxel (Chemo) with or without pembrolizumab (Pembro) for patients (Pts) with metastatic squamous (Sq) non-small cell lung cancer (NSCLC). J Clin Oncol [Internet]. 2018;36(15_suppl):105. Available from: http:// ascopubs.org/doi/abs/10.1200/JCO.2018.36.15_suppl.105

Quoix E, Zalcman G, Oster JP, Westeel V, Pichon E, Lavolé A et al. Carboplatin and weekly paclitaxel doublet chemotherapy compared with monotherapy in elderly patients with advanced non-small-cell lung cancer: IFCT-0501 randomised, phase 3 trial. Vol. 378, The Lancet. 2011. p. 1079-88.

Reck M, Rodríguez-Abreu D, Robinson AG, Hui R, Cs szi T, Fülöp A et al. keynote 024. N Engl J Med [Internet]. 2016;375(19):1823–33. Available from: http://www. nejm.org/doi/10.1056/NEJMoa1606774

Wood DE, Kazerooni EA, Baum SL, Eapen GA, Ettinger DS, Hou L et al. Lung Cancer Screening, Version 3.2018, NCCN Clinical Practice Guidelines in Oncology. J Natl Compr Cancer Netw [Internet]. 2018 Apr 1;16(4):412–41. Available from: http://www.jnccn.org/ content/16/4/412.abstract

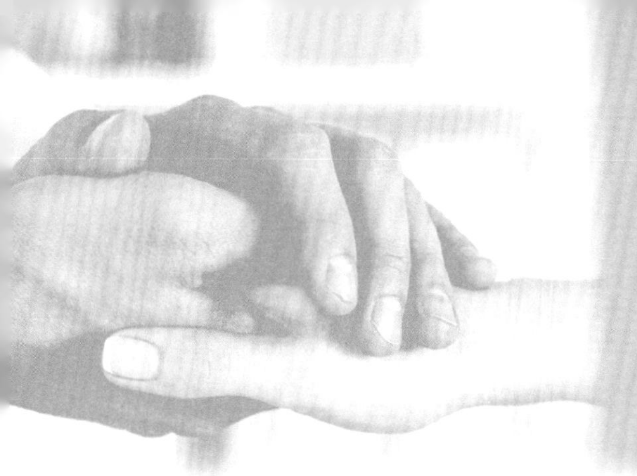

Capítulo 4

Janine Capobiango Martins
Ludmila de Oliveira Muniz Koch

Câncer Colorretal

Introdução

A neoplasia de cólon pode ser considerada uma doença de idosos, sendo a neoplasia mais diagnosticada na população de 65-74 anos, com a mediana de idade ao diagnóstico de 67 anos. É a segunda neoplasia de maior incidência em ambos os sexos, segundo os dados norte-americanos (SEER).

No Brasil, estimam-se 17.380 casos novos de câncer de cólon e reto em homens e 18.980 em mulheres para cada ano do biênio 2018-2019. Esses valores correspondem a um risco estimado de 16,83 casos novos a cada 100 mil homens e 17,90 para cada 100 mil mulheres. É o terceiro mais frequente em homens e o segundo entre as mulheres.

Os estudos em câncer colorretal metastático demonstraram um incremento de sobrevida de seis meses para 20 meses, sobretudo em pacientes jovens, levantando preocupações sobre a nossa capacidade de adaptar as opções de tratamento disponíveis aos pacientes idosos.

Os pacientes devem receber o tratamento mais intensivo e apropriado para ser seguro e efetivo de acordo com a idade funcional. O alvo deve ser maximizar a sobrevida global enquanto se minimiza a toxicidade para alcançar o melhor benefício para o paciente. Há uma necessidade de identificar o paciente certo para o tratamento certo.

Entender que a população está envelhecendo e que a neoplasia de cólon é um diagnóstico de pacientes idosos é antecipar que a incidência de câncer colorretal aumentará nos próximos anos. Em 2030, é estimado que 72% de todos os novos cânceres sejam diagnosticados em pessoas com 65 anos ou mais e o total de número de casos aumentará de 136.830 para 255 mil.

O desafio de se preparar para o envelhecimento é que os pacientes idosos são sub-representados nos estudos clínicos, com um estudo mostrando que os idosos constituíam apenas 40% dos registros em estudos de tratamento do câncer colorretal, enquanto essa população representava 72% do número total de casos de câncer colorretal nos EUA. Há evidências de que pacientes idosos se beneficiam de quimioterapia adjuvante para o câncer colorretal. Contudo, os dados são limitados em qual quimioterapia é usada nessa população, como a quimioterapia pode afetar os resultados e como as tendências de tratamento têm mudado ao longo do tempo. Em particular, há uma escassez acentuada de informações sobre os idosos mais velhos.

A seleção dos pacientes deve ser embasada em termos de *status* funcional, comorbidades e função orgânica.

Estadiamento

A partir do momento do diagnóstico do câncer colorretal (CCR) no idoso, é de suma importância um exame clínico, exames laboratoriais e de imagem para estadiamento adequado e, assim, detectar ou excluir metástases. Concomitantemente, uma avaliação geriátrica adequada deve ser realizada. A princípio, pode-se utilizar uma ferramenta de triagem, como o G8 e em casos de resultados inferiores a 14, e devemos seguir com uma avaliação geriátrica ampla. No caso dos pacientes com indicação de quimioterapia, é prudente que se aplique o escore de Hurria, assim é possível estratificar a toxicidade da quimioterapia para esse idoso com a escolha de um tratamento mais adequado.

No exame clínico do paciente com câncer colorretal, podemos detectar visceromegalias (hepatomegalia ou linfonodonomegalias), ascite e/ou tumores sincrônicos (como em mulheres com tumores ovarianos, endometriais e de mama). Alterações em enzimas hepáticas podem sugerir comprometimento metastático do fígado e das vias biliares.

Para o estadiamento adequado, recomenda-se a realização de tomografia computadorizada de abdome total, por causa da maior acurácia para detecção de metástases hepáticas e/ou complicações intestinais associadas a presença do tumor no cólon, assim como perfuração, fístula e obstrução. Em casos de tumores avançados, a ressonância magnética é mais indicada devido à maior sensibilidade para detecção de implantes e é o padrão para estadiamento de lesões hepáticas metastáticas, sobretudo nos pacientes virgens de tratamento com possibilidade de ressecção cirúrgica.

O benefício clínico da tomografia computadorizada de tórax de rotina do estadiamento ainda é discutível. Assim, o uso rotineiro de tomografia por emissão de pósitrons (Pet Scan) não é recomendado para o estadiamento no diagnóstico inicial no câncer colorretal, pois não modifica a abordagem do tratamento na maioria dos pacientes.

O marcador antígeno carcinoembrionário (CEA) é útil para o seguimento pós-operatório de pacientes com câncer colorretal ou como acompanhamento no tratamento de pacientes metastáticos. Apresenta baixa sensibilidade e especificidade no diagnóstico de paciente, sobretudo nos assintomáticos. No cenário pré-operatório, valores superiores a 5 ng/dL sugerem um pior prognóstico, assim como valores persistentes altos após um mês de ressecção cirúrgica indicam a presença de doença persistente.

O estadiamento cirúrgico deve incluir avaliação de metástases hepáticas, doença linfonodal e extensão tumoral para o intestino e áreas adjacentes. O uso da ultrassonografia intraoperatória aumenta a sensibilidade de detecção de doença metastática hepática, que pode estar oculta em cerca de 15% dos pacientes. Para um adequado estadiamento patológico linfonodal, devem ser avaliados, no mínimo, 12 linfonodos, pois se sabe que os pacientes que têm mais de 14 linfonodos ressecados livres de doença apresentam melhor prognóstico. Essa avaliação linfonodal é de suma importância para a definição do estádio oncológico e posterior definição de conduta adjuvante.

Avaliação de risco

Antes da definição do tratamento oncológico, é importante que esse paciente seja avaliado não apenas em relação ao risco de recorrência e metástases, mas por uma equipe multiprofissional a fim de identificarmos os riscos de expor esse idoso ao tratamento oncológico.

Sabemos que o envelhecimento é um processo individual e heterogêneo. Além disso, os idosos frágeis e vulneráveis apresentam uma sub-representatividade em estudos clínicos, impossibilitando tratamentos com segurança nessa população.

Mediante a heterogeneidade dos idosos, é de suma importância que ao diagnóstico, esse paciente seja submetido a ferramenta de triagem de G8 que conseguirá auxiliar questões importantes, além da idade, como percepção de saúde, *status* nutricional, mobilidade, presença de polifarmácia e em casos de valores acima de 15 nesse teste, o paciente deve ser submetido a uma avaliação geriátrica ampla. Assim, conseguiremos definir o estado funcional desse idoso para definir o tratamento mais adequado com segurança, sem riscos de supertratamento ou subtratamento.

Apesar de as taxas de recorrência local serem baixas no câncer de cólon inicial, as taxas de recorrência sistêmica são um pouco mais elevadas e associadas a um considerável número de mortes.

Alguns fatores estão diretamente associados ao prognóstico, como tamanho do tumor pela classificação TNM, grau de penetração do tumor na parede intestinal e presença ou ausência de envolvimento linfonodal. Outros fatores que apresentam importante impacto para prognóstico são: o grau tumoral, a invasão linfática, a invasão venosa e/ou perineural, a resposta inflamatória linfocitária e o envolvimento de margens cirúrgicas, parâmetros que são utilizados na Classificação de Dukes e TNM.

Ainda em avaliação, se utilizamos como fator isolado ou combinado para alto risco, temos a mutação p53, o K- RAS e a expressão bcl-2, o TGF-alfa, o EGFR, o índice de proliferação e a presença de aneuploidia.

Considerados como fatores associados a pior prognóstico, temos pacientes diagnosticados com obstrução intestinal e perfuração intestinal, assim como valores elevados de CEA e CA19-9.

Nos pacientes com mais de 70 anos, a idade cronológica não deve ser considerada impeditiva ao tratamento, o paciente deve ser submetido a uma avaliação oncogeriátrica adequada associada à análise da expectativa de vida perante a morbimortalidade do câncer de cólon e o respectivo tratamento oncológico.

A avaliação de risco para a decisão de tratamento adjuvante deve ser individual. Como sabemos, o tratamento adjuvante é realizado após a ressecção do tumor primário com o objetivo de reduzir o risco de recorrência e morte. Conforme estudos clínicos é estabelecido que a terapia adjuvante no câncer de cólon reduz o risco de morte absoluta em:

- 3-5% no estágio II com agente único fluopirimidinas (5-FU).
- 10-15% no estágio III com 5 Fu isolado com acréscimo de 4-5% com oxaliplatina e combinações [I, A].

A decisão do tratamento, incluindo observação isolada, deve ser discutida com o paciente levando em consideração os aspectos prognósticos, como as características do tumor, as características não associadas à doença como o *performance status*, a idade, as comorbidades e, sobretudo, às preferências individuais.

Não há um marcador preditivo para a indicação do tratamento adjuvante do câncer de cólon em estágios iniciais. Em geral, o tratamento adjuvante é recomendado para estágio III, e estágio II, para pacientes de alto risco mediante os critérios já citados.

A sobrevida mediana em cinco anos após a ressecção isolada é:

- Estágio I: 85-95%.
- Estágio II: 60%–80%.
- Estágio III: 30%–60%.

Recentemente, diversos preditores de prognóstico foram discutidos, como a instabilidade microssatélite (MSI)/*mismatch repair* (MMR), a deleção do 18q, as mutações do K-ras, o TP53, TGFBR2, o DCC e o gene de expressão da timidilato sintetase. Dentre esses, os mais promissores são a deleção do 18 q associada ao pior prognóstico e o MSI/MMR associada a melhor prognóstico. Em alguns estudos, foi evidenciado que os pacientes em estágio II que apresentam MSI/MMR têm um risco baixo de recorrência e os benefícios da quimioterapia são improváveis. No estágio III, os dados são conflitantes quando há indicação do uso de 5-FU isolado ou concomitante com oxaliplatina. O consenso geral é que os pacientes a partir do estágio II, na presença de um dos seguintes fatores, é considerado alto risco, sendo indicado tratamento adjuvante:

- Amostra linfonodal abaixo 12.
- Tumor pouco diferenciado.
- Invasão linfática e/ou vascular e/ou perineural.
- Apresentação inicial com obstrução ou perfuração.
- Estágio pT4.

A mediana de idade dos pacientes ao diagnóstico com CCR é 67 anos, mas a mediana de idade dos pacientes em estudos clínicos é 63 anos e, em sua maioria, são idosos saudáveis que não refletem a heterogeneidade e a complexidade dos idosos na nossa prática clínica. Portanto, mediante um idoso com CCR em planejamento de tratamento oncológico, tenha em mente:

- A expectativa de vida mediana de um indivíduo de 70 anos saudável é cerca de 78 anos para homens e 84 anos para mulheres.
- A toxicidade à quimioterapia em idosos saudáveis é similar a de indivíduos mais jovens.
- A eficácia do tratamento adjuvante é similar em idosos quando comparada com indivíduos mais jovens.
- Em alguns estudos, foi comprovado que indivíduos com mais de 70 anos podem não se beneficiar com a adição de oxaliplatina, mas eles se beneficiam com o uso de 5-FU, demonstrado no subgrupo do estudo MOSAIC.

Tratamento

Para uma abordagem cirúrgica ser considerada adequada no câncer de cólon, é necessária uma obtenção de margens proximal, distal e circunferencial livres e a ressecção dos linfonodos regionais. A amostra só pode ser considerada representativa se conter, no mínimo, 12 linfonodos.

A coloração por hematoxocilina-eosina (H&E) ou imuno-histoquímica em linfonodos isoladamente não possui valor prognóstico definido e não deve ser considerada como valor prognóstico para a decisão de tratamento adjuvante. Mas em áreas de drenagem linfonodal próximas ao tumor primário, como gordura pericólica ou mesentérica, a presença de depósitos tumorais classifica esse tumor como estádio III, conforme estabelecido pela AJCC.

Tratamento segundo o estadiamento

Estádio I

Em casos de tumores invasivos restritos ao terço superficial da camada muscular a da mucosa, considerado pT1, pode-se pensar na polipectomia colonoscópica, desde que a sua retirada seja por completo, ou seja, sem que ocorra fragmentação, associada a margens livres e à ausência de características histológicas desfavoráveis, como o grau de diferenciação, a invasão angiolinfática e perineural.

O tratamento cirúrgico exclusivo está associado a uma sobrevida global de cerca de 95% em cinco anos. Nesse cenário, o tratamento adjuvante não se faz necessário, devido à ausência de benefício clínico.

Estádio II

O tratamento padrão consiste na ressecção cirúrgica completa do tumor (em bloco com excisão do mesocólon). Em casos de doença de alto risco, há a recomendação do tratamento adjuvante. Nos casos de baixo risco, recomenda-se o acompanhamento clínico oncológico.

Em alguns estudos, foi evidenciado que os pacientes em estádio II que apresentam MSI/MMR têm um risco baixo de recorrência e os benefícios da quimioterapia são improváveis, não sendo indicada a adjuvância nesse grupo de pacientes. O consenso geral é que pacientes a partir do estádio II, na presença de um dos seguintes fatores, é considerado de alto risco e, portanto, indicado tratamento adjuvante:

- Amostra linfonodal abaixo 12.
- Tumor pouco diferenciado.
- Invasão linfática e/ou vascular e/ou perineural.
- Apresentação inicial com obstrução ou perfuração.
- Estágio pT4.

As drogas indicadas nesse cenário são as fluorpirimidinas: 5-FU/leucovorin ou capecitabina por seis meses. A adição de oxaliplatina é realizada em casos muito selecionados, sobretudo em pacientes com amostra linfonodal abaixo de 12 e/ou na presença de múltiplos fatores de risco. Em pacientes com mais de 70 anos, a recomendação é omitir a oxaliplatina.

Nesse estágio, o benefício absoluto em sobrevida é cerca de 3,6%. A recomendação é que seja realizado, no máximo, em até três meses de pós-operatório, após esse período o benefício é duvidoso.

Estádio III

O tratamento padrão é a ressecção cirúrgica em bloco, com excisão de mesorreto associada à linfadenectomia com amostra acima de 12 linfonodos.

Nesse estágio, a quimioterapia adjuvante torna-se necessária, os esquemas de escolha são embasados em oxaliplatina e fluorpirimidinas: Folfox, Xelox ou Flox.

Em indivíduos com menos de 70 anos com doença estádio III em tratamento adjuvante com a adição de oxaliplatina, o benefício desse esquema é bem definido com redução de 15% na taxa de recorrência e 16% na taxa de mortalidade quando comparado com o esquema com 5-Fu/Leucovorin, apresentando taxas de sobrevida global em cinco anos em torno de 85%.

Entretanto, no grupo de indivíduos com mais de 70 anos com doença estádio III, análises de subgrupos demonstram que a adição de oxaliplatina não gera aumento em sobrevida, mas sim maior toxicidade sem benefício clínico. Portanto, em idosos com doença estádio III devem ser ponderados os fatores de risco, a *performance status* e a expectativa de vida desse indivíduo para proporcionar o melhor tratamento visando ao aumento de sobrevida atrelada à manutenção da qualidade de vida.

Estádio IV

Para o tratamento do câncer de cólon metastático, as recomendações iniciais são a pesquisa genética do *status* das mutações Kras, que pode ser realizado tanto no tumor primário quanto nas metástases. Esse exame é de extrema importância para o planejamento de tratamento. As mutações nos códons 12 e 13 e no éxon 2 do gene Ras são preditores de uma resposta frustra ou ausência de resposta a drogas anti-EGFR (anticorpos contra receptor do fator de crescimento epidérmico), como cetuximabe e panitumumabe.

Em cerca de 9% dos pacientes sem a mutação do gene Ras, considerado Ras selvagem, pesquisa-se a mutação do gene BRAF, que é um preditor de ausência de resposta com os anti-EGFR. Seu uso ainda não é indicado de rotina.

A ressecção cirúrgica paliativa em tumores metastáticos é indicada apenas em casos de obstrução intestinal e sangramentos ativos. Nesses casos, a quimioterapia sistêmica é o tratamento de escolha.

Em casos selecionados de metástases hepáticas e/ou pulmonares isoladas ressecáveis, pode ser indicado a metastasectomia com intenção curativa associada a tratamento sistêmico perioperatório com Folfox, Xelox ou Flox.

Quando se discute as metástases hepáticas ressecáveis, é importante ter em mente que são aquelas que podem ser completamente ressecadas com margem de segurança sem provocar comprometimento de cerca de 30% da função hepática. O comprometimento de linfonodos celíacos e para-aórticos limita a ressecção; entretanto, os linfonodos hilares (porta-hepáticos) não são limitantes.

Nas metástases hepáticas pequenas submetidas à quimioterapia neoadjuvante com resposta completa, recomenda-se a ressecção do segmento hepático acometido devido ao risco elevado de recorrência em um ano por causa das lesões residuais viáveis.

Nos casos selecionados para metastasectomia, é indicado um tratamento pré-operatório com o objetivo de transformar o paciente potencialmente ressecável em ressecável, denominado quimioterapia de conversão. Os esquemas de tratamento devem ponderar as toxicidades associadas à resposta desejada e à posterior morbidade cirúrgica. Aqueles pacientes que apresentam resposta à quimioterapia de conversão são os indicados para metastasectomia.

Como esquemas de tratamento para quimioterapia de conversão, temos o Folfox, Flox, Folfiri e, em casos de pacientes Ras selvagem e desejo de alta resposta, recomenda-se o uso de cetuximabe e panitumumabe. Para pacientes Ras mutado e com bom *performance status*, pode ser utilizado o Folfoxiri, com taxas de resposta de cerca de 66%, se possível com a adição de bevacizumabe aos esquemas, sobretudo com base no irinotecano, o que possibilita aumento na taxa de resposta e sobrevida. É essencial atentar para que se cumpra o prazo de quatro a seis semanas da última dose do bevacizumabe para a hepatectomia, por causa do risco elevado de perfuração intestinal e sangramentos.

Para os pacientes cuja a metastasectomia não é possível, o tratamento é a quimioterapia paliativa exclusiva de primeira linha com Folfox, Xelox ou Folfiri, concomitantes ou não, ao uso de anticorpos monoclonais, como cetuximabe, panitumumabe ou bevacizumabe. Esses esquemas estão associados ao aumento de sobrevida global e à cura, portanto, deve ser organizado um sequenciamento de esquemas terapêuticos de modo que eles sejam utilizados conforme a progressão da doença. Deve-se sempre ponderar as toxicidades, sobretudo nos idosos. Naqueles cuja doença apresenta crescimento rápido e comportamento mais agressivo, deve ser optado por esquemas mais agressivos.

Pode ocorrer a exposição a todos agentes, inclusive reexposição em caso de uso prévio superior a seis meses. A associação de anticorpos monoclonais não é indicada devido ao aumento de toxicidade sem benefício clínico.

Em alguns casos, o câncer de cólon se apresentará com uma doença metastática de baixo volume, com pacientes assintomáticos e com progressão de características indolentes, que não comprometem a qualidade de vida. Nesses pacientes, recomenda-se o uso exclusivo de fluorpirimidinas associadas ou não ao anticorpo monoclonal, de preferência o bevacizumabe. Em decorrência do perfil de toxicidade e comodidade posológica, o uso de fluorpirimidina oral (capecitabina) é preferida.

Nos pacientes que apresentarem doença estável após seis ciclos de tratamento, com baixo volume tumoral e marcadores séricos baixos existe a possibilidade de omissão da oxaliplatina, droga associada a incidência de neuropatia limitante. Nesses casos a suspensão da oxaliplatina não gera prejuízo na sobrevida global se ocorrer a manutenção das outras drogas, como 5-FU/leucovorin.

Na vigência de progressão, a decisão de linhas subsequentes é individualizada e de acordo com a *performance* dos pacientes. Se forem utilizados em primeira linha esquemas como Folfox/Xelox, recomenda-se o uso do irinotecano em segunda linha associado ao cetuximabe/panitumimube ou bevacizumabe. No caso contrário, se o irinotecano tiver sido utilizado em primeira linha, recomenda-se o uso da oxaliplatina em segunda linha.

O uso de inibidores de EGFR (panitumumabe, cetuximabe) em segunda linha é permitido desde que não tenham sido utilizados em primeira linha. Não há evidências de benefício clínico do uso em terceira linha.

Principais recomendações em relação às toxicidades

Inibidores de EGFR

Para pacientes que não toleram quimioterapia o uso de cetuximabe/panitumumabe isolado pode ser uma opção com benefício clínico. Mas, sempre que possível, deve ser utilizado concomitantemente com o irinotecano.

A principal toxicidade associada aos inibidores de EGFR é a cutânea, sendo a mais comum a erupção acneiforme na face e nos membros. Alguns dados sugerem que uma toxicidade cutânea mais intensa nas três primeiras semanas do tratamento pode estar associada a uma maior taxa de resposta.

Nos casos de toxicidade cutânea graus 3 e 4, os pacientes devem ser tratados com antibiótico oral (doxiciclina ou minociclina 100 mg, 12/12 horas) concomitante ao tratamento tópico nas lesões pustulosas com clindamicina a 1%. O uso de corticoide tópico deve ser evitado. O uso dos inibidores de EGFR deve ser suspenso até a recuperação em graus 1 e 2.

Fluoropirimidinas

Para pacientes que apresentem toxicidade exacerbada ao uso de fluorpirimidinas, como mielossupressão, toxicidade pulmonar e alopecia, deve-se atentar para a presença da síndrome farmacogenética da deficiência da enzima DPD (di-hidropirimidina desidrogenase), em geral com predisposição à toxicidade grave e alto risco de mortalidade; portanto, não devem ser reexpostos ao uso da droga. O teste para confirmação dessa deficiência enzimática deve ser realizado se houver suspeita da presença da síndrome.

Oxaliplatina

Uma das principais e mais limitantes toxicidades da oxaliplatina é a neuropatia. O paciente deve ser bem orientado e, na presença dos sintomas de acordo com a gravidade, é preciso avaliar a redução ou a descontinuidade da droga.

Há algumas recomendações, como o uso do gluconato de cálcio e sulfato de magnésio pré-infusão da oxaliplatina, assim como o uso de venlafaxina profilática; contudo, os dados são controversos e sem força de evidência científica.

Acompanhamento oncológico

Nos primeiros dois anos

- Anamnese e exame físico e marcadores (CEA) a cada 3 meses.
- Exames de imagem: tomografia de tórax, abdome e pelve a cada seis meses e na urgência em caso de sintomas sugestivos de progressão, nos pacientes metastáticos sem evidência de doença a cada 3 meses.

No terceiro ao quinto ano

- Anamnese e exame físico e marcadores (CEA) a cada seis meses.
- Exames de imagem: tomografia de tórax, abdome e pelve anuais, na urgência em

caso de sintomas sugestivos de progressão, nos pacientes metastáticos sem evidência de doença a cada 6 meses.

■ Colonoscopia

A recomendação é que seja realizada um ano após a cirurgia. Repetir no terceiro ano de acompanhamento; se normal, repetir no quinto ano de seguimento. Em casos de adenomas, a colonoscopia deve ser repetida anualmente até a obtenção de um exame com resultado normal.

≡ Referências

Abdelbari B, Fraeyenhove FV, Vandebroek A, et al. Evaluation of the Groningen Frailty Indicator and the G8 questionnaire as screening tools for frailty in older patients with cancer. Journal of Geriatric Oncology. 2013;32-8.

Andre T, Boni C, Mounedji-Boudiaf L et al. Oxaliplatin, fluorouracil, and leucovorin as adjuvant treatment for colon cancer. N Engl J Med 2004;350:2343-51.

Andre T, Tournigand C, Achille E et al. Adjuvant treatment of colon cancer MOSAIC study's main results. Bull Cancer 2006;93(Suppl 1):S5-S9.

Aparicio T, Jouve JL, Teillet L. Geriatric factors predict chemotherapy feasibility: ancillary results of FFCD 2001-02 phase III study in first-line chemotherapy for metastatic colorectal cancer in elderly patients. J Clin Oncol. 2013 Apr 10;31(11):1464-70.

Cunningham D, Lang I, Marcuello E. Bevacizumab plus capecitabine versus capecitabine alone in elderly patients with previously untreated metastatic colorectal cancer (AVEX): an open-label, randomised phase 3 trial. Lancet Oncol. 2013 Oct;14(11):1077-85.

Green SL, Dawe DE, Nugent Z et al. The use of chemotherapy in older patients with stage II and III colon cancer: Variation by age and era of diagnosis. JGO-00592; No. of pages: 6; 4C: article in press.

https://seer.cancer.gov/statfacts/html/colorect.html

https://www.inca.gov.br/

Hurria A, Mohile S, Gajra A et al. Validation of a prediction tool for chemotherapy toxicity in older adults with cancer. J Clin Oncol. 2016 Jul 10;34(20): 2366-71.

McCleary NJ, Meyerhardt JA, Green E. Impact of age on the efficacy of newer adjuvant therapies in patients with stage II/III colon cancer: findings from the ACCENT database. J Clin Oncol. 2013 Jul 10;31(20): 2600-6.

Merchant SJ, Nanji S, Brennan K, Karim S, Patel SV, Biagi JJ, Booth CM. Management of stage III colon cancer in the elderly: Practice patterns and outcomes in the general population. Cancer. 2017 Aug 1;123(15):2840-9.

Simmonds PD, Best L, George SL et al. Surgery for colorectal cancer in elderly patients: a systematic review. Colorectal Cancer Collaborative Group. Lancet. 2000 Sep 16;356(9234):968-74.

Schmoll H, Van Cutsem. E, Stein A, Papamichael D, Audisio RA et al. Treatment of colorectal cancer in older patients: International Society of Geriatric Oncology (SIOG) consensus recommendations 2013. Annals of Oncology 2015;26:463-76.

Schmoll HJ, Van Cutsem E, Stein A et al. ESMO Consensus guidelines for management of patients with colon and rectal cancer. A personalized approach to clinical decision making. Ann Oncol. 2012;23:2479-2516.

Seymour MT, Thompson LC, Wasan HS. Chemotherapy options in elderly and frail patients with metastatic colorectal cancer (MRC FOCUS2): an open-label, randomised factorial trial. Lancet. 2011 May 21;377 (9779):1749-59.

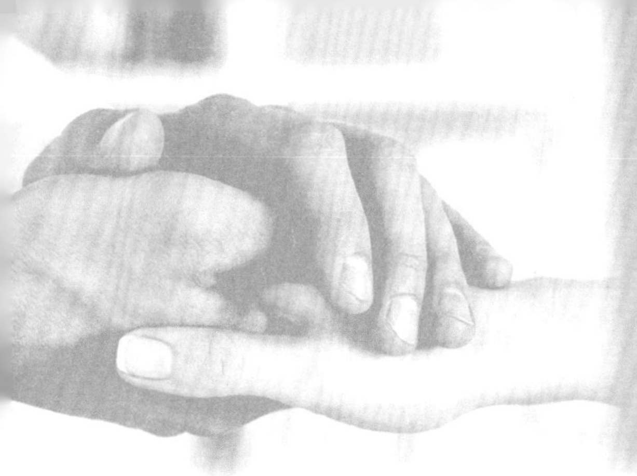

Capítulo 5

Pedro Luiz Serrano Usón Junior

Outras Neoplasias do Trato Gastrointestinal

≡ Introdução

Os tumores do trato gastrointestinal não colorretal, compreendendo os tumores gastroesofágicos e os tumores hepatobiliopancreáticos, em sua maioria, apresentam-se com doença avançada ao diagnóstico e alta letalidade. Ao se deparar com um paciente em idade avançada e a presença de um câncer do aparelho digestivo não colorretal, existe a necessidade de estratificar esse doente frente ao estádio da doença para ser adotada a melhor abordagem.

Uma estratégia inicial de avaliação pode ser definida inicialmente pela mortalidade da doença e a possibilidade de causar sofrimento ao paciente. Essa relação pode ser realizada por métodos de cálculo de expectativa de vida e vários calculadores são disponibilizados em diversos meios de comunicação para essa finalidade. A utilização dessas ferramentas, aliadas ao julgamento clínico do oncologista, definirá a necessidade de tratamento em cada caso. Além disso, informações importantes do paciente, como a capacidade de tomada de decisões, discernimento sobre quimioterapia, prognóstico e expectativas frente ao tratamento, serão fundamentais na estratégia a ser utilizada.

A avaliação cautelosa das comorbidades deve ser realizada na tentativa de prevenção de complicações futuras. Algumas plataformas de classificação de risco frente a tratamentos específicos também podem ser utilizadas como adjunto à abordagem terapêutica indicada. Compreendem calculadores de risco para cirurgia e quimioterapia como alguns exemplos.

Todo esse painel inicial de avaliação deve ser realizado de modo geral em todos os casos de tumores gastrointestinais não colorretal inicialmente para a escolha de tomada de decisões.

≡ Câncer de esôfago

No Brasil, em 2016, foram estimados mais de 7.900 novos casos de câncer de esôfago em homens, um número em torno de três vezes maior de incidência que em mulheres. Dados norte-americanos apontam para uma estimativa de mais de 15.000 mortes pela doença no ano de 2017, sendo a sexta causa mais comum de morte por câncer no mundo.

Os tipos histológicos mais frequentes são o subtipo escamoso e o adenocarcinoma. O carcinoma escamoso de esôfago é associado a tabaco e alcoolismo, com predominância em esôfago médio e proximal. O adenocarcinoma prevalece em esôfago distal e, além de tabagismo, está associado à obesidade, doença do refluxo gastroesofágico e esôfago de Barret.

Nos últimos anos, houve uma inversão da prevalência dos subtipos histológicos e o adenocarcinoma é o subtipo mais prevalente em países desenvolvidos. A displasia de alto grau associada a refluxo, um fator de risco bem estabelecido, é mais prevalente em idosos, com um risco aproximado de desenvolvimento de 3% ao ano, correlacionando-se com o desenvolvimento da doença na 5ª-6ª década de vida.

Ao avaliarmos os estudos de tratamento em câncer de esôfago, nota-se a inclusão de pacientes de todas as idades. De acordo com a avaliação oncogeriátrica, o paciente pode se beneficiar das mesmas estratégias oferecidas para pacientes mais jovens.

■ Doença localizada

Já está bem estabelecida por uma série de estudos a superioridade de tratamento neoadjuvante em câncer de esôfago. Os tratamentos combinados de quimioterapia e radioterapia apresentaram desfechos mais interessantes em ambos os subtipos histológicos (escamoso ou adenocarcinoma). Em casos de doença localmente avançada, sobretudo no subtipo escamoso localizado no esôfago médio e proximal, a quimioterapia associada à radioterapia em caráter definitivo oferece bom controle locorregional e deve ser considerada. Ressalvas devem ser feitas quanto à combinação de quimioterapia e radioterapia, como também há o risco de efeitos adversos cumulativos. Nesses casos, um acompanhamento mais próximo da equipe multiprofissional é imperativo.

Os esquemas à base de platina, associados à radioterapia em cenário neoadjuvante, são os recomendados, com uma predileção a esquemas sem cisplatina devido à toxicidade. Favorecemos os esquemas de quimioterapia com carboplatina e paclitaxel ou fluorouracil e oxaliplatina, conforme estudos referenciados. O ajuste com redução de dose deve ser realizado conforme a necessidade. Considerações cirúrgicas podem ser acessadas em capítulo direcionado.

■ Doença metastática

O câncer de esôfago metastático está pouco representado em estudos randomizados e o benefício de quimioterapia frente a cuidados de suporte ainda não está totalmente esclarecido. A indicação de tratamento sistêmico deve ser individualizada.

Com base em estudos fase III, que envolvem tumores de estômago, e no fato de uma fração dos pacientes apresentar tumores de transição gastroesofágica, é que os esquemas foram estabelecidos. Esquema à base de agentes platinantes, como cisplatina ou oxaliplatina, são as escolhas de tratamento de primeira linha, ou o esquema à base de fluorpirimidina e irinotecano.

Para tratamento de segunda linha, em um paciente com bom *performance status*, o uso de ramucirumabe, associado ou não ao paclitaxel, é uma opção. A adição de trastuzumabe, com base no estudo ToGA trial, é indicada para pacientes com o subtipo adenocarcinoma de transição gastroesofágica e positividade HER-2 por imuno-histoquímica ou FISH. Antraciclinas não devem ser utilizadas, em decorrência das atuais evidências do pouco benefício da droga e aumento de toxicidade.

≡ Câncer de estômago

No Brasil, em 2016, foram estimados mais de 12.000 novos casos de câncer de estômago em homens, quase o dobro da incidência que em mulheres. O câncer de estômago é o quinto mais frequente e é a terceira maior causa de morte por câncer no mundo. A tendência em países ocidentais é a maior prevalência de tumores proximais, como cárdia e transição gastroesofágica, mas essa prevalência não ocorre em países orientais, como o Japão. A causa dessa diferença ainda não é bem elucidada e é provável que seja multifatorial.

O tipo histológico mais frequente é o adenocarcinoma, os tratamentos para doença localizada compreendem tratamento multifocal, com base em quimioterapia, cirurgia e radioterapia, quando indicadas. Em casos de doença metastática, a quimioterapia é o pilar do tratamento. Ao avaliarmos os estudos de tratamento em câncer de estômago, nota-se igualmente o esôfago, o que ocorre com a inclusão de pacientes de todas as idades. De acordo com a avaliação oncogeriátrica, o paciente pode se beneficiar das mesmas estratégias oferecidas para pacientes mais jovens.

■ Doença localizada

Durante muito tempo, o câncer de estômago inicialmente era tratado com cirurgia, e o tratamento com quimioterapia adjuvante era realizado depois. Dados mais atuais demonstram um papel importante do tratamento perioperatório no manejo desses tumores. Estudos de quimioterapia perioperatória com esquemas de fluorpirimidina e platina são considerados padrão nesse cenário. Em 2017, o estudo com base no esquema FLOT mostrou-se ser superior ao esquema padrão anterior, embasado na epirrubicina. Essa superioridade foi confirmada em desfechos, incluindo taxa de resposta, sobrevida livre de progressão e sobrevida global. As análises posteriores também demonstraram que esse esquema obteve melhores desfechos em tumores iniciais, incluindo T1/2, linfonodos negativos e em pacientes com mais de 70 anos. Se o paciente idoso apresenta boa *performance* e o esquema de três drogas é aventado, esse regime é o padrão. Nesse caso, o uso de antraciclinas deve ser descontinuado, pela inferioridade do esquema frente a regimes com taxanos e toxicidade. Caso a cirurgia tenha sido a escolha inicial, o tratamento adjuvante pode ser direcionado de acordo com o procedimento cirúrgico e amostra linfonodal. De modo geral, se o paciente é submetido à cirurgia com ressecção completa, margens negativas e linfadenectomia com extensão D2, esse paciente pode ser tratado com quimioterapia adjuvante com base na platina. Em casos de margens positivas ou linfadenectomia D1 ou menos que D1, ou em casos de linfonodos positivos com taxa linfonodal elevada, a quimioterapia associada a radioterapia pode ainda ser considerada. O papel da radioterapia em cenário adjuvante, sobretudo em casos de linfadenectomia estendida e em pacientes com linfonodos negativos na peça cirúrgica, ainda é tema de estudos.

■ Doença metastática

Com base em estudos fase III, que envolvem tumores de estômago e no fato de uma fração dos pacientes apresentar tumores de transição gastroesofágica, os esquemas à base de fluorpirimidina associada a agentes platinantes, como cisplatina ou oxaliplatina, são as escolhas de tratamento de primeira linha, ou o regime à base de fluorpirimidina e irinotecano, aparentemente regimes com base em oxaliplatina são superiores quando comparados com a cisplatina em pacientes idosos. O uso de antraciclinas em quimioterapia de primeira linha em cenário de doença metastática deve ser descontinuado, em decorrência das evidências atuais de benefício questionável da adição da terceira droga.

Para tratamento de segunda linha se paciente com bom *performance status* o uso de drogas ativas em primeira linha que não foram utilizadas é uma opção. O ramucirumabe associado ou não a paclitaxel também é uma opção. A adição de trastuzumabe, com base no estudo ToGA trial, é indicada para pacientes com positividade HER-2 por imuno-histoquímica ou FISH.

Estudos apontam a imunoterapia, com resultados promissores em doença gástrica avançada.

Câncer de pâncreas

O câncer de pâncreas é um dos cânceres mais letais, ocupando o quarto lugar no número total de mortes por câncer. Sua incidência tem aumentado, possivelmente relacionada com obesidade, atividade física insuficiente e envelhecimento da população. A maioria dos pacientes apresenta doença avançada no diagnóstico e houve ganhos mínimos na sobrevivência nas últimas décadas.

O tipo histológico mais frequente é o adenocarcinoma, e o tratamento mais efetivo para essa doença compreende cirurgia e quimioterapia. O tratamento do câncer de pâncreas, desde o diagnóstico, estadiamento, cirurgia e quimioterapia, deve sempre ser realizado em avaliação multidisciplinar, de preferência em locais com alto volume de tratamento dessa doença, dado que há evidências da obtenção de melhores resultados oncológicos em pacientes tratados em centros especializados.

Doença localizada

Em casos de doença ressecável, compreendendo casos de tumor que não envolve ou invade vasos (artérias e veias) ou estruturas adjacentes, como outros órgãos, o tratamento inicial é a cirurgia de ressecção do tumor primário, seguida de quimioterapia adjuvante. O estudo ESPAC-4 demonstrou superioridade do esquema combinado de capecitabina e gemcitabina nesse contexto.

A ressecção cirúrgica inicial (*upfront*) em casos de tumores que envolvem veias e/ou artérias não é recomendada devido a resultados deletérios. Nesses casos (*borderline*), ou casos em que o tumor inicialmente é irressecável, o tratamento neoadjuvante/sistêmico é o mais indicado. Em casos que a ressecção cirúrgica não será completa ou terá margens positivas, o tratamento neoadjuvante também deve ser avaliado, visto também o pior prognóstico nessas situações.

Esquemas de quimioterapia neoadjuvante diferem de acordo com a escolha dos efeitos colaterais e clínica do paciente. Os esquemas mais aceitos são embasados em gemcitabina ou FOLFIRINOX. A radioterapia pode ser utilizada em cenário neoadjuvante para aumentar as chances de ressecção completa da lesão primária. O uso de radioterapia definitiva ou adjuvante não apresentou ganhos na sobrevida global.

Doença metastática

O tratamento do câncer de pâncreas metastático envolve quimioterapia, e os esquemas à base de gemcitabina e/ou fluorpirimidinas são os mais utilizados. O esquema FOLFIRINOX mostrou-se ser superior à gemcitabina em estudo fase III randomizado, porém não apresentava fração considerável de pacientes idosos randomizados no estudo. Se esse esquema for o de escolha, deve ser feito após uma avaliação geriátrica cuidadosa e considerar ainda redução de dose e/ou modificação de regime. Outro esquema considerado de primeira linha, com base em gemcitabina e nab-paclitaxel, também foi superior a gemcitabina isolada. Já nesse estudo, foram incluídos uma boa fração de pacientes com idade acima de 70 anos; assim, poderia ser um esquema a ser considerado. A terapia com uma única droga também pode ser uma opção, com base na avaliação de possíveis toxicidades. A quimioterapia em câncer de pâncreas em idosos apresenta benefícios comparáveis a pacientes mais jovens, caso seja ajustada adequadamente para o perfil do paciente. A quimioterapia em linhas de tratamento subsequentes para câncer de pâncreas metastático não costuma apresentar bons resultados, e esquemas de tratamento, incluindo fluorouracil ou gemcitabina, podem ser utilizados.

Tumores hepatobiliares

O grupo de tumores hepatobiliares compreendem os tumores das vias biliares (carcinoma de vias biliares intra e extra-hepáticas e carcinoma de vesícula biliar) e o carcinoma hepatocelular, e ambas as doenças apresentam incidência elevada em pacientes idosos. O carcinoma hepatocelular está associado a infecções virais crônicas por vírus da hepatite B e C, além de ser relacionado com condições de saúde, como obesidade, alcoolismo e esteatose hepática. Os tumores das vias biliares apresentam associação a inflamação crônica, como colecistite e colangites, além de obesidade, tabagismo, infecções virais, diabetes e bebidas alcoólicas. Com base em diversas análises retrospectivas de grandes centros de tratamento de pacientes, aparentemente pacientes idosos podem se beneficiar das mesmas estratégias oferecidas para pacientes mais jovens, após uma avaliação oncogeriátrica minuciosa.

■ Doença localizada

Vias biliares

O carcinoma de vesícula biliar e de vias biliares, em um contexto de doença localizada, deve ser tratado com ressecção cirúrgica. Depois do resultados do estudo BILCAP, a capecitabina é uma alternativa de tratamento adjuvante.

Carcinoma hepatocelular

O tratamento do carcinoma hepatocelular localizado envolve a ressecção cirúrgica da lesão, que sempre deve ser aventada em situações de função hepática preservada. A avaliação de ressecabilidade pode ser realizada por critérios bem definidos, e é indicada a todas as idades.

Em situações especiais, a ressecabilidade da lesão em pacientes que não apresentam critérios clássicos de indicação pode ser realizada e aparentemente pode ser mais eficaz que outras estratégias ablativas. O transplante hepático é outra estratégia atrativa para tumores pequenos com critérios internacionais de indicação; porém, em casos de pacientes idosos, essa recomendação deve ser realizada após uma avaliação multidisciplinar.

Para pacientes não candidatos à ressecabilidade, as estratégias de tratamento locorregional são eficientes, com aparente resultado comparáveis na literatura. Não há dados positivos de terapia adjuvante com antiangiogênicos após ressecção.

■ Doença metastática

Vias biliares

O tratamento de carcinoma de vias biliares metastático envolve esquemas de quimioterapia com base em agentes platinantes. Esquema de eleição envolve a combinação de cisplatina e gemcitabina, porém os resultados são modestos. Nesse estudo, foram incluídos pacientes idosos, inclusive alguns com mais de 80 anos.

Carcinoma hepatocelular

O tratamento sistêmico do carcinoma hepatocelular envolve o tratamento com medicações antiangiogênicas. O sorafenibe pode ser considerado o tratamento de primeira linha nesse cenário. Em pacientes idosos, os ajustes de dose e acompanhamento próximo devem ser aconselhados. No estudo SHARP, a média de idade era em torno de 65 anos, com pacientes até 75 anos de idade incluídos. Outra opção de terapia sistêmica em primeira linha é o lenvatinibe.

Como opção após progressão em primeira linha, a medicação regorafenibe está aprovada para esse cenário. Estudos recentes demonstram estratégias para redução de toxicidade dessa droga, como o escalonamento de dose.

As drogas anti-PD-1 e anti-PD-L1 estão demonstrando resultados promissores e potencialmente são medicações ativas nessa patologia.

≡ Conclusão

Atualmente, os tratamentos dos tumores do aparelho digestivo apresentam uma evolução evidente. Do ponto de vista geral, os pacientes idosos irão se beneficiar das terapias sistêmicas e locais, assim como os pacientes mais jovens, sempre ponderando as estratégias e avaliando ajustes de doses de medicamentos. Infelizmente, a literatura ainda carece de estudos randomizados com análises pré-planejadas em pacientes idosos para termos definições mais exatas sobre essas patologias nesta faixa etária.

≡ Referências

Al-Batran SE, Homann N, Schmalenberg H, Kopp HG, Haag GM, Luley KB et al. Perioperative chemotherapy with docetaxel, oxaliplatin, and fluorouracil/leucovorin (FLOT) versus epirubicin, cisplatin, and fluorouracil or capecitabine (ECF/ECX) for resectable gastric or gastroesophageal junction (GEJ) adenocarcinoma (FLOT4-AIO): A multicenter, randomized phase 3 trial. The Lancet 2019;393(10184):1948-57.

Ando N, Kato H, Igaki H, Shinoda M, Ozawa S, Shimizu H et al. A randomized trial comparing postoperative adjuvant chemotherapy with cisplatin and 5-fluorouracil versus preoperative chemotherapy for localized advanced squamous cell carcinoma of the thoracic esophagus (JCOG9907). Annals of Surgical Oncology 2012;19(1):68-74.

Bang YJ, Kim YW, Yang HK, Chung HC, Park YK, Lee KH et al. Adjuvant capecitabine and oxaliplatin for gastric cancer after D2 gastrectomy (CLASSIC): a phase 3 open-label, randomised controlled trial. The Lancet 2012;379(9813):315-21.

Bang YJ, Van Cutsem E, Feyereislova A, Chung HC, Shen L, Sawaki A et al. Trastuzumab in combination with chemotherapy versus chemotherapy alone for treatment of HER2-positive advanced gastric or gastro-oesophageal junction cancer (ToGA): a phase 3, open-label, randomised controlled trial. The Lancet 2010;376(9742):687-97.

Bekaii-Saab TS, Ou FS, Ciombor KK, Farhat MI, Kirshner J, Knost JA et al. Regorafenib dose optimization study (ReDOS): A phase II randomized study of lower starting dose regorafenib compared to standard dose regorafenib in patients with refractory metastatic colorectal cancer (mCRC). Journal of Clinical Oncology 2016;34(no. 15 supply): TPS3630

Borzio M, Dionigi E, Parisi G, Raguzzi I, Sacco R. Management of hepatocellular carcinoma in the elderly. World Journal of Hepatology 2015;7(11):1521.

Bruix J, Qin S, Merle P, Granito A, Huang YH, Bodoky G et al. Regorafenib for patients with hepatocellular carcinoma who progressed on sorafenib treatment (RESORCE): a randomised, double-blind, placebo-controlled, phase 3 trial. The Lancet 2017;389 (10064):56-66.

Bruix J, Takayama T, Mazzaferro V, Chau GY, Yang J, Kudo M et al. Adjuvant sorafenib for hepatocellular carcinoma after resection or ablation (STORM): a phase 3, randomised, double-blind, placebo-controlled trial. The Lancet Oncology 2015;16(13):1344-54.

Cheng AL, Finn RS, Qin S, Han K, Ikeda K, Piscaglia F et al. Phase III trial of lenvatinib (LEN) vs sorafenib (SOR) in first-line treatment of patients (pts) with unresectable hepatocellular carcinoma (uHCC). Journal of Clinical Oncology 2017;35(no. 15 supply):4001-4001.

Chow WB, Rosenthal RA, Merkow RP, Ko CY, Esnaola NF. Optimal preoperative assessment of the geriatric surgical patient: a best practices guideline from the American College of Surgeons National Surgical Quality Improvement Program and the American Geriatrics Society. Journal of the American College of Surgeons 2012;215(4):453-66.

Christians KK, Tsai S, Mahmoud A, Ritch P, Thomas JP, Wiebe L et al. Neoadjuvant FOLFIRINOX for borderline resectable pancreas cancer: a new treatment paradigm?. The Oncologist 2014;19(3):266-74.

Conroy T, Desseigne F, Ychou M, Bouché O, Guimbaud R, Bécouarn Y et al. FOLFIRINOX versus gemcitabine for metastatic pancreatic cancer. New England Journal of Medicine 2011;364(19):1817-25.

Conroy T, Galais MP, Raoul JL, Bouché O, Gourgou-Bourgade S, Douillard JY et al. Definitive chemoradiotherapy with FOLFOX versus fluorouracil and cisplatin in patients with oesophageal cancer (PRODIGE5/ACCORD17): final results of a randomised, phase 2/3 trial. The Lancet Oncology 2014;15(3):305-14.

Cunningham D, Allum WH, Stenning SP, Thompson JN, Van de Velde CJ, Nicolson M et al. Perioperative chemotherapy versus surgery alone for resectable gastroesophageal cancer. New England Journal of Medicine 2006;355(1):11-20.

Cunningham D, Starling N, Rao S, Iveson T, Nicolson M, Coxon F et al. Capecitabine and oxaliplatin for advanced esophagogastric cancer. New England Journal of Medicine 2008;358(1): 36-46.

Eheman C, Henley SJ, Ballard Barbash R, Jacobs EJ, Schymura MJ, Noone AM et al. Annual report to the nation on the status of cancer, 1975 2008, featuring cancers associated with excess weight and lack of sufficient physical activity. Cancer 2012; 118(9), 2338-2366.

El-Khoueiry A, Sangro B, Yau T, Crocenzi T, Kudo M, Hsu C et al. Nivolumab in patients with advanced hepatocellular carcinoma (CheckMate 040): an open-label, non-comparative, phase 1/2 dose escalation and expansion trial. The Lancet. 2017;389(10088): 2492-2502.

Enzinger PC, Burtness BA, Niedzwiecki D, Ye X, Douglas K, Ilson DH et al. CALGB 80403 (Alliance)/E1206: a randomized phase II study of three chemotherapy regimens plus cetuximab in metastatic esophageal and gastroesophageal junction cancers. Journal of Clinical Oncology 2016;34(23):2736-42.

Fuchs CS, Tomasek J, Yong CJ, Dumitru F, Passalacqua R, Goswami C et al. Ramucirumab monotherapy for previously treated advanced gastric or gastro-oesophageal junction adenocarcinoma (REGARD): an international, randomised, multicentre, placebo-controlled, phase 3 trial. The Lancet 2014;383(9911):31-9.

Gill S, Ko YJ, Cripps C, Beaudoin A, Dhesy-Thind S, Zulfiqar M et al. PANCREOX: a randomized phase III study of Fluorouracil/Leucovorin with or without oxaliplatin for second-line advanced pancreatic cancer in patients who have received gemcitabine--based chemotherapy. Journal of Clinical Oncology 2016;34(32):3914-20.

Gopal DV, Lieberman DA, Magaret N, Fennerty MB, Sampliner RE, Garewal HS et al. Risk factors for dysplasia in patients with Barrett's esophagus (BE): results from a multicenter consortium. Digestive diseases and sciences 2003;48(8):1537-41.

Guimbaud R, Louvet C, Ries P, Ychou M, Maillard E, André T et al. Prospective, randomized, multicenter, phase III study of fluorouracil, leucovorin, and irinotecan versus epirubicin, cisplatin, and capecitabine in advanced gastric adenocarcinoma: a French intergroup (Federation Francophone de Cancerologie Digestive, Federation Nationale des Centres de Lutte Contre le Cancer, and Groupe Cooperateur Multidisciplinaire en Oncologie) study. Journal of Clinical Oncology 2014;32(31):3520-6.

Guo H, Wu T, Lu Q, Dong J, Ren YF, Nan KJ et al. Hepatocellular carcinoma in elderly: Clinical characteristics, treatments and outcomes compared with younger adults. PloS one 2017, 12(9), e0184160.

Hammel P, Huguet F, van Laethem JL, Goldstein D, Glimelius B, Artru P et al. Effect of chemoradiotherapy vs chemotherapy on survival in patients with locally advanced pancreatic cancer controlled after 4 months of gemcitabine with or without erlotinib: the LAP07 randomized clinical trial. JAMA 2016;315(17):1844-53.

Harrington SE, Smith TJ. The role of chemotherapy at the end of life: when is enough, enough? JAMA 2008; 299(22):2667-78.

Homs MY, van der Gaast A, Siersema PD, Steyerberg EW, Kuipers EJ. Chemotherapy for metastatic carcinoma of the esophagus and gastro-esophageal junction. The Cochrane Library 2010.

Horgan A, Knox J, Aneja P, Le L, McKeever E, McNamara M. Patterns of care and treatment outcomes in older patients with biliary tract cancer. Oncotarget 2015;6(42):44995-5004.

http://eprognosis.ucsf.edu/ (acessado em 22/09/2017 as 14:22)

http://www.inca.gov.br/estimativa/2016/sintese-de-resultados-comentarios.asp (acessado em 22/09/2017 as 14:22)

https://www.nccn.org/ (acessado em 22/09/2017 as 14:22)

Hurria A, Mohile S, Gajra A, Klepin H, Muss H, Chapman A et al. Validation of a prediction tool for chemotherapy toxicity in older adults with cancer. Journal of Clinical Oncology 2016; 34(20): 2366-71.

Jatoi A, Foster NR, Egner JR, Burch PA, Stella PJ, Rubin J et al. Older versus younger patients with metastatic adenocarcinoma of the esophagus, gastroesophageal junction, and stomach: a pooled analysis of eight consecutive North Central Cancer Treatment Group (NCCTG) trials. International journal of oncology 2010;36(3):601-6.

Kang YK, Boku N, Satoh T, Ryu MH, Chao Y, Kato K et al. Nivolumab in patients with advanced gastric or gastro-oesophageal junction cancer refractory to, or intolerant of, at least two previous chemotherapy regimens (ONO-4538-12, ATTRACTION-2): a randomised, double-blind, placebo-controlled, phase 3 trial. The Lancet 2017;390(10111):2461-71.

Katz MH, Shi Q, Ahmad SA, Herman JM, Marsh RDW, Collisson E et al. Preoperative modified FOLFIRINOX treatment followed by capecitabine-based chemoradiation for borderline resectable pancreatic cancer: alliance for clinical trials in oncology trial A021101. JAMA surgery 2016;151(8), e161137-e161137.

Klinkenbijl JH, Jeekel J, Sahmoud T, van Pel R, Couvreur ML, Veenhof CH et al. Adjuvant radiotherapy and 5-fluorouracil after curative resection of cancer of the pancreas and periampullary region: phase III trial of the EORTC gastrointestinal tract cancer cooperative group. Annals of Surgery 1999;230(6):776.

Kuroda T, Kumagi T, Yokota T, Azemoto N, Hasebe A, Seike H et al. Efficacy of chemotherapy in elderly patients with unresectable pancreatic cancer: a multicenter review of 895 patients. BMC Gastroenterology 2017;17(1):66.

Lee J, Lim DH, Kim S, Park SH, Park JO, Park YS et al. Phase III trial comparing capecitabine plus cisplatin versus capecitabine plus cisplatin with concurrent capecitabine radiotherapy in completely resected gastric cancer with D2 lymph node dissection: the ARTIST trial. Journal of Clinical Oncology 2011;30(3):268-73.

Llovet JM, Ricci S, Mazzaferro V, Hilgard P, Gane E, Blanc JF et al. Sorafenib in advanced hepatocellular carcinoma. New England Journal of Medicine 2008; 359(4):378-90.

Mahaseth H, Brutcher E, Kauh J, Hawk N, Kim S, Chen Z et al. Modified FOLFIRINOX regimen with improved safety and maintained efficacy in pancreatic adenocarcinoma. Pancreas 2013;42(8):1311-15.

Matsumoto I, Murakami Y, Shinzeki M, Asari S, Goto T, Tani M et al. Proposed preoperative risk factors for early recurrence in patients with resectable pancreatic ductal adenocarcinoma after surgical resection: A multi-center retrospective study. Pancreatology 2015;15(6),674-80.

Mazzaferro V, Regalia E, Doci R, Andreola S, Pulvirenti A, Bozzetti F et al. Liver transplantation for the treatment of small hepatocellular carcinomas in patients with cirrhosis. New England Journal of Medicine 1996;334(11):693-700.

Neoptolemos JP, Palmer DH, Ghaneh P, Psarelli EE, Valle JW, Halloran CM, et al. Comparison of adjuvant gemcitabine and capecitabine with gemcitabine monotherapy in patients with resected pancreatic cancer (ESPAC-4): a multicentre, open-label, randomised, phase 3 trial. The Lancet 2017;389(10073):1011-024.

Neoptolemos JP, Stocken DD, Dunn JA, Almond J, Beger HG, Pederzoli P et al. Influence of resection margins on survival for patients with pancreatic cancer treated by adjuvant chemoradiation and/or chemotherapy in the ESPAC-1 randomized controlled trial. Annals of Surgery 2001;234(6):758.

Primrose JN, Fox R, Palmer DH, Prasad R, Mirza D, Anthoney DA et al. Adjuvant capecitabine for biliary tract cancer: The BILCAP randomized study. Journal of Clinical Oncology 2017; 35(no. 15 supply):4006-4006.

Ribero D, Curley SA, Imamura H, Madoff DC, Nagorney DM, Ng KK et al. Selection for resection of hepatocellular carcinoma and surgical strategy: indications for resection, evaluation of liver function, portal vein embolization, and resection. Annals of Surgical Oncology 2008;15(4):986-992.

Roayaie S, Jibara G, Tabrizian P, Park JW, Yang, Yan L et al. The role of hepatic resection in the treatment of hepatocellular cancer. Hepatology 2015;62(2):440-51.

Siegel RL, Miller KD, Jemal A. Cancer statistics, 2017. CA: Cancer J Clin 2017; 67(1):7-30.

Smalley SR, Benedetti JK, Haller DG, Hundahl SA, Estes NC, Ajani JA, et al. Updated analysis of SWOG--directed intergroup study 0116: a phase III trial of adjuvant radiochemotherapy versus observation after curative gastric cancer resection. Journal of Clinical Oncology 2012;30(19): 2327-33.

Smith BD, Smith GL, Hurria A, Hortobagyi GN, Buchholz TA. Future of cancer incidence in the United States: burdens upon an aging, changing nation. Journal of Clinical Oncology 2009;27(17):2758-65.

Suker M, Beumer BR, Sadot E, Marthey L, Faris JE, Mellon EA et al. FOLFIRINOX for locally advanced pancreatic cancer: a systematic review and patient--level meta-analysis. The Lancet Oncology 2016;17(6): 801-10.

Tang K, Lu W, Qin W, Wu Y. Neoadjuvant therapy for patients with borderline resectable pancreatic cancer: A systematic review and meta-analysis of response and resection percentages. Pancreatology 2016;16(1): 28-37.

Trumper M, Ross PJ, Cunningham D, Norman AR, Hawkins R, Seymour M,et al. Efficacy and tolerability of chemotherapy in elderly patients with advanced oesophago-gastric cancer: a pooled analysis of three clinical trials. European Journal of Cancer 2006; 42(7):827-34.

Valle J, Wasan H, Palmer DH, Cunningham D, Anthoney A, Maraveyas A et al. Cisplatin plus gemcitabine versus gemcitabine for biliary tract cancer. New England Journal of Medicine 2010;362(14):1273-81.

Van Hagen P, Hulshof MCCM, Van Lanschot JJB, Steyerberg EW, Henegouwen MVB, Wijnhoven BPL et al. Preoperative chemoradiotherapy for esophageal or junctional cancer. New England Journal of Medicine 2012;366(22):2074-84.

Van Laethem JL, Hammel P, Mornex F, Azria D, Van Tienhoven G, Vergauwe P et al. Adjuvant gemcitabine alone versus gemcitabine-based chemoradiotherapy after curative resection for pancreatic cancer: a randomized EORTC-40013-22012/FFCD-9203/GERCOR phase II study. Journal of Clinical Oncology 2010;28(29):4450-6.

Von Hoff DD, Ervin T, Arena FP, Chiorean EG, Infante J, Moore M et al. Increased survival in pancreatic cancer with nab-paclitaxel plus gemcitabine. New England Journal of Medicine 2013;369(18):1691-703.

Wagner AD, Syn NL., Moehler M, Grothe W, Yong WP, Tai BC et al. Chemotherapy for advanced gastric cancer. The Cochrane Library 2017.

Wang-Gillam A, Li CP, Bodoky G, Dean A, Shan YS, Jameson G et al. Nanoliposomal irinotecan with fluorouracil and folinic acid in metastatic pancreatic cancer after previous gemcitabine-based therapy (NAPOLI-1): a global, randomised, open-label, phase 3 trial. The Lancet 2016;387(10018):545-57.

Wilke H, Muro K, Van Cutsem E, Oh SC, Bodoky G, Shimada Y et al. Ramucirumab plus paclitaxel versus placebo plus paclitaxel in patients with previously treated advanced gastric or gastro-oesophageal junction adenocarcinoma (RAINBOW): a double--blind, randomised phase 3 trial. The Lancet Oncology 2014;15(11):1224-35.

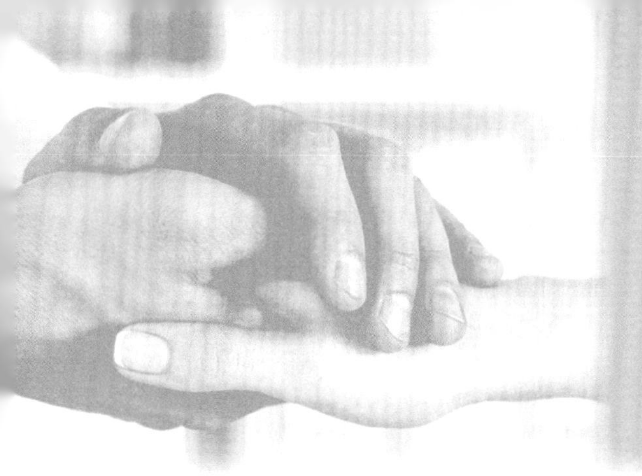

Capítulo 6

Ludmila de Oliveira Muniz Koch

Câncer de Cabeça e Pescoço em Idosos

Introdução

O câncer de cabeça e pescoço é um grupo heterogêneo de malignidades, que abrange os seios paranasais, a cavidade nasal, a cavidade oral, a faringe e a laringe.

No Brasil, de acordo com a estimativa do Inca para o biênio 2018-2019, ocorreram 11.200 casos novos de câncer de cavidade oral em homens e 3.500 em mulheres, ocupando a 5ª posição em homens e a 12ª posição em mulheres. E para o câncer de laringe, estimam-se 6.390 casos novos em homens e 1.280 em mulheres, ocupando a 8ª posição em homens e a 16ª mais frequente em mulheres.

O pico de incidência ocorre entre 50 e 70 anos, porém com o aumento da expectativa de vida e com o envelhecimento populacional, mais idosos terão câncer de cabeça e pescoço. Em uma análise de 12 anos do SEER Medicare Data, um terço dos pacientes com câncer de cabeça e pescoço tinha mais que 65 anos. A incidência do câncer de orofaringe afeta idosos com mais de 65 anos relativamente mais do que pacientes entre 45-64 anos, uma porcentagem anual de 2,92 × 2,31 e com uma sobrevida câncer específica pior para os idosos de 60 × 76%.

Quanto à prevalência do tipo histológico em idosos, temos predominância do carcinoma de células escamosas. Há evidências de que pacientes idosos em sua maioria, são tratados com menos agressividade que pacientes jovens, como demonstrado no estudo de Neve *et al.*, em que havia 49% de pacientes vulneráveis na amostra no *baseline* e apenas 37% dos pacientes vulneráveis receberam tratamento com intuito curativo.

O manejo desses pacientes aparece enviesado pela idade cronológica. O questionamento seria: há dados objetivos que apontam o uso da idade como o único fator para a decisão de tratamento?

A influência nos desfechos clínicos em pacientes idosos depende dos mesmos fatores que afetam os pacientes jovens: *status* funcional, comorbidades e suporte social.

As preferências dos pacientes também devem ser levadas em consideração. O paciente pode preferir um tratamento menos tóxico, mesmo sabendo que o resultado esperado possa ser uma menor sobrevida.

Na abordagem do tratamento de câncer de cabeça e pescoço em idosos, deve-se levar em consideração duas importantes questões:

1. O câncer de cabeça e pescoço, ao contrário de outros cânceres, pode resultar em morte dentro de poucos anos, além de grandes danos físicos e emocionais, caso não seja tratado.
2. Fatores que são importantes no tratamento de pacientes jovens são os mesmos que em pacientes idosos, com exceção da expectativa de vida.

A avaliação geriátrica ampla pode estabelecer as limitações dos pacientes e prover objetivos mensuráveis para a definição da terapia.

Etiologia e fatores moleculares

O câncer de cabeça e pescoço pode ser dividido em: relacionado com o Papilomavírus Humano (HPV) e não relacionado com o HPV.

O câncer HPV relacionado primariamente se desenvolve em orofaringe e, com menos frequência, na cavidade oral. O principal fator de risco para doença HPV relacionada é atividade sexual, ocasionando exposição ao HPV. De 2002 a 2012, a incidência de câncer de orofaringe HPV relacionado tem aumentado 2,5% anualmente. Embora pacientes jovens sejam muito mais afetados por câncer HPV relacionado, pacientes idosos com mais de 60 anos têm experimentado um incremento anual de 3,17%. É importante identificar a doença HPV relacionada, pois o tratamento oncológico tem mudado, uma vez que é inerente à doença ter melhor prognóstico.

Em geral, a doença não HPV relacionada é associada a baixas taxas de cura e pode se desenvolver em todo o trato aerodigestivo, sendo os principais fatores de risco o tabaco e o consumo do bebidas alcoólicas.

Estadiamento

Para determinar a terapia mais apropriada, a acurácia no estadiamento é crucial. Isso deve incluir o exame físico, o exame endoscópico e a biópsia, assim como uso apropriado dos exames radiológicos. A presença de doença linfonodal prediz risco de doença a distância: N1, 10%; N2, 15%; N3, 30%.

O câncer de cabeça e pescoço é dividido em estágio precoce (EC I e II), doença locorregional avançada (EC III, IV A e B) e doença metastática (EC IV C).

O manejo do câncer de cabeça e pescoço inclui pelo menos uma das três seguintes modalidades de tratamento: cirurgia, radioterapia e terapia sistêmica. O papel de cada modalidade varia com a localização do tumor primário, o estágio e a intenção do tratamento.

Impacto do tratamento multidisciplinar

O tratamento multidisciplinar desses pacientes inclui como participantes: o cirurgião de cabeça e pescoço, o radio-oncologista, o oncologista, o radiologista, o patologista, o dentista, a nutricionista, o geriatra e outros especialistas em tratamento de suporte que mostram melhora na adesão ao tratamento, no impacto na qualidade de vida e no prognóstico dos pacientes idosos.

A importância do tratamento multidisciplinar em idosos pode ser vista:

Na escolha do tratamento com intuito curativo

Pacientes idosos não recebem tratamento padrão, como mostra um estudo com 266 pacientes, em que na faixa etária de 45-60 anos 89% dos pacientes haviam recebido tratamento padrão, 75% para a faixa etária de 70-79 anos e apenas 36% para os com mais de 80 anos.

A sobrevida à doença específica não é pior em idosos, como demonstram alguns estudos, porém com alta taxa de intercorrências e toxicidade.

Sobrevida à doença específica não é pior, como é demonstrado na Tabela 6.1.

Tabela 6.1
Sobrevida à doença específica

Autor	Número de pacientes	Idade	Terapia	Desfechos
Sarini, 2001	273	> 75	Cirurgia, RT	Resposta similar, pior SG em idosos devido à morte por intercorrências
Bhattacharya, 2003	2508	> 70	Cirurgia, RT, QT	< 70 anos, melhor resultado somente em EC I e IV
Italiano, 2008	316	> 80	Cirurgia, RT, QT	Sobrevida à doença específica e SG similar em EC I e II
B Rizzo, 2011	44	> 65	IC -> QT/RT	3 anos SG de 70%
Maggiore, 2013	61	> 70	5-FU HU RT	5 anos SG de 70%
Michal, 2012	44	> 70	Cirurgia, RT	5 anos, sobrevida à doença específica 71% em > 70 a *vs.* 74% < 70 a
Merlano, 2012	93	> 65	RT, QT, CET	Similar taxa de resposta em jovens; idosos – mais infecções

Abreviaturas: RT: radioterapia; QT: quimioterapia; IC: indução; CET: Cetuximabe; 5 FU: 5-fluoracil; SG: sobrevida global.

A análise combinada dos três estudos do RTOG mostra as diferenças em mortalidade e causas de morte em < 70 anos e > 70 anos (Tabela 6.2).

A seleção dos pacientes é o preditor mais importante de tolerabilidade ao tratamento e desfechos oncológicos do que apenas a idade. Escolher o melhor tratamento para cada paciente inclui:

- Prognóstico da doença.
- Toxicidade esperada.
- Viabilidade do tratamento.
- Pacientes frágeis.
- Preferências do paciente.

É importante adaptar a intensidade do tratamento de acordo com a biologia da doença, como no exemplo do câncer de orofaringe HPV positivo, em que há estudos sobre o descalonamento do tratamento frente ao melhor prognóstico dessa doença *versus* pacientes HPV negativo. E com o advento da imunoterapia em doença locorregional avançada, precisamos de estudos em idosos.

Durante o tratamento e o acompanhamento

A equipe multidisciplinar nesse contexto é de suma importância para a avaliação do acompanhamento do tratamento de suporte, conforme os riscos do pacientes, como os seguintes:

- Nutrição.
- Disfagia.
- Risco de infecção.
- Hidratação.
- Suporte psicológico.

A definição do intervalo do acompanhamento depende da avaliação dos riscos de toxicidades tardia com base nos seguintes fatores: idade, estágio da doença, local da doença, dissecção linfonodal e radioterapia.

Tabela 6.2
Diferenças em mortalidade e causas de morte em < 70 anos e > 70 anos

RTOG	< 70 anos	> 7 > 70 anos	Outras causas de morte em > 70 anos
9003	21,5%	37,7%	75 mortes predominantemente cardíaca e pulmonar
0129	16,2%	15,4%	PNM e DPOC – somente 6 mortes
0522	17,6%	40,6%	Predominantemente cardíaca, pulmonar e falência orgânica

Na escolha do tratamento em doença recorrente e metastática

É sabido que o prognóstico do câncer de cabeça e pescoço na doença recorrente e metastática não é homogêneo e as possibilidades das escolhas de tratamento incluem:

- Cirurgia de resgate.
- Reirradiação.
- Quimioterapia e terapia-alvo.
- Imunoterapia.
- Estudos clínicos.
- Tratamento de suporte.

A melhor escolha para cada paciente tem de ter como base o prognóstico da doença, as toxicidades esperadas, a disponibilidade do tratamento, a fragilidade e a preferência do paciente.

Tratamento da doença precoce

Cavidade oral

A cavidade oral engloba órgãos vitais para a deglutição, a fala e a expressão; assim, manter a sua função torna-se o objetivo principal do tratamento. Lesões iniciais quase sempre são abordadas com cirurgia sem perda funcional. Técnicas avançadas, como cirurgia robótica transoral, microcirurgia transoral a *laser*, em muitos casos são desnecessárias em decorrência da fácil acessibilidade da cavidade oral. Não há dados que demonstrem vantagens de técnicas minimamente invasivas comparadas com a cirurgia tradicional.

A radioterapia definitiva não é o tratamento de primeira escolha em cavidade oral em estágio precoce devido ao tempo de tratamento e os eventos adversos tardios, incluindo: a xerostomia, a alteração do paladar, os problemas dentários e o risco de osteorradionecrose. Embora não haja estudos randomizados prospectivos comparando cirurgia e radioterapia, estudo recente retrospectivo demonstrou aumento de mortalidade para radioterapia primária em carcinoma de cavidade oral em estágio precoce, abordagem que está reservada apenas para os pacientes frágeis.

Orofaringe

A radioterapia definitiva ou a ressecção cirúrgica têm resultados similares, embora essas duas modalidades nunca foram comparadas em estudos randomizados.

No presente momento, *guidelines* consideram tratamentos similares para doença HPV relacionada ou HPV não relacionada. Contudo, dados emergentes em doença avançada mostram que o descalonamento de terapia, como a diminuição dos campos de radioterapia, confere benefícios de sobrevida similares aos melhores resultados funcionais.

Por esses pacientes terem melhor prognóstico inerente à própria doença e grande sobrevida, a prevenção de toxicidade tardia, como a osteorradionecrose, a disfagia, o trismo e a dependência de sonda enteral, é imperativa. Estudos em doença localizada para descalonamento ainda permanece indeterminado.

Hipofaringe

Doença localizada é rara. A região anatômica é particularmente importante para a respiração, a fala e a deglutição; logo, resultados funcionais são essenciais.

A radioterapia costuma ser o tratamento de escolha, conferindo adequada sobrevida e preservação funcional. A despeito da modalidade de tratamento escolhida, todos os pacientes com doença linfonodal negativa devem ter tratamento eletivo do pescoço devido à alta incidência de doença linfonodal oculta.

Laringe

A radioterapia e a cirurgia têm mostrado sobrevidas similares. Contudo, a radioterapia pode produzir melhor qualidade da voz. O manejo do pescoço depende da localização do tumor primário. Devido ao baixo risco de câncer glótico disseminar para linfonodos, a observação após o tratamento do sítio primário é recomendada. Tumores supraglótico e subglótico requerem terapia bilateral eletiva do pescoço devido à drenagem linfática bilateral.

Nasofaringe

O tratamento padrão é a radioterapia, que obteve excelentes resultados.

Modalidade de tratamento combinado

Um dos maiores avanços no tratamento do câncer de cabeça e pescoço é a integração de quimioterapia, sobretudo no cenário concomitante à radioterapia. Diversos estudos clínicos de fase III têm demonstrado melhora em sobrevida global e sobrevida livre de progressão. Esses estudos estabeleceram a cisplatina, agente único, concomitante à radioterapia como tratamento padrão de pacientes com câncer de nasofaringe avançado e câncer de cabeça e pescoço irressecável, para a preservação de órgão e para o tratamento adjuvante pós-operatório para pacientes com fatores de alto risco.

Há uma metanálise de 50 estudos de quimioterapia e radioterapia concomitante em que ocorreu um incremento absoluto de 8% em sobrevida em cinco anos para tratamento adjuvante. E é um pouco maior com o uso de cisplatina.

As implicações desse tratamento padrão para idosos são substanciais. A seleção dos pacientes e a necessidade de tratamento de suporte são cruciais. A presença de comorbidades claramente afeta a sobrevida e a escolha do tratamento.

É importante ter o cálculo do *clearance* de creatinina para todos os pacientes idosos e uma audiometria. Muitas vezes, uma creatinina sérica normal pode não ser igual a um *clearance* de creatinina normal. *Clearance* de creatinina inferior a 50 mL/min exclui o uso de cisplatina.

A carboplatina semanal pode ser uma alternativa à cisplatina.

Doença recorrente/metastática

A incidência de pacientes com doença metastática ao diagnóstico não é alta e pode variar de 2 a 17%, sendo mais elevada em pacientes com doença linfonodal bilateral. Os locais mais comuns de metástases são: pulmão, fígado e osso.

A quimioterapia com base na combinação de drogas com cisplatina produz substanciais taxas de respostas, mas sem dados em sobrevida global, a mediana de sobrevida varia entre 6-9 meses. Os taxanos têm sido utilizados e com taxas de respostas significativas, porém com importante toxicidade hematológica, o que pode reduzir seu uso em idosos.

O papel da quimioterapia em pacientes idosos com cabeça e pescoço não foi especificamente estudado, assim como a farmacocinética. Estudos prospectivos são necessários, pois há vários estudos mostrando eficácias similares em idosos e jovens, porém com maiores toxicidades.

Em 2006, a terapia-alvo com cetuximabe foi aprovada em conjunto com radioterapia para câncer de cabeça e pescoço potencialmente curável e também como agente único em doença recorrente/metastática incurável. A toxicidade predomintante é o *rash* cutâneo.

Para pacientes platino-refratários com câncer de cabeça e pescoço recorrente, tratamento com imunoterapia mostrou taxa de resposta de 10-20%. O nivolumabe e o pembrolizumabe são duas drogas que têm sido estudadas nesse cenário e resultaram em maior sobrevida global quando comparadas com tratamento padrão com droga única (cetuximabe, metotrexate e docetaxel).

Dados sobre imunoterapia têm demonstrado baixa toxicidade em jovens e idosos. Contudo, há diferenças drogas-específicas para os inibidores de *check points* em pacientes idosos quando comparados com sobrevida global e sobrevida livre de progressão com pacientes jovens. Estudos adicionais são necessários para estratificação de respondedores e não respondedores na população idosa em face da otimização do uso da imunoterapia nessa população sabidamente heterogênea.

Direções futuras

- Necessidade de melhor entender a avaliação geriátrica ampla em pacientes idosos com HNC submetidos a tratamento com CRT e avaliar com resultados mais objetivos, levando a maior uniformização de definições e conceitos sobre fragilidade nessa população de pacientes.
- Desenvolver estudos prospectivos com métricas mais objetivas de funcionalidade e outros resultados nesses pacientes.
- Ajudar no melhor entendimento dos riscos/benefícios de tratamentos menos intensos nessa população.
- RT sozinha para pacientes frágeis. Monoterapia para doença recorrente/metastática.
- Papel da imunoterapia nesse cenário.
- Desenvolver estratégias de melhor estratificação de risco e tratamento de suporte para pacientes idosos com HNC.

Referências

Ang K, Zhang Q, Wheeler RH et al. A phase III trial (RTOG 0129) of two radiation-cisplatin regimens for head and neck carcinomas (HNC): Impact of radiation and cisplatin intensity on outcome. Journal of Clinical Oncology 2010;28(15):5507-5507.

Ang KK, Zhang Q, Rosenthal DI et al. Randomized phase III trial of concurrent accelerated radiation plus cisplatin with or without cetuximab for stage III to IV head and neck carcinoma: RTOG 0522. Journal of Clinical Oncology 32, no 27. (September 20 2014) 2940-50.

Beitler JJ, Zhang Q, Fu KK et al. Final results of local--regional control and late toxicity of RTOG 9003: a randomized trial of altered fractionation radiation for locally advanced head and neck cancer. Int J Radiat Oncol Biol Phys. 2014 May1;89(1):13-20.

Bhattacharyya N. Matched survival analysis for squamous cell carcinoma of the head and neck in the elderly. Laryngoscope Volume 113, Issue 2, Pages: 201-391 February 2003.

Boscolo-Rizzo P, Gava A, Marchiori C, Baggio V, Da Mosto MC. Functional organ preservation in patients with locoregionally advanced head and neck squamous cell carcinoma treated by platinum-based multidrug induction chemotherapy and concurrent chemoradiotherapy. Annals of Oncology, Volume 22, Issue 8, 1 August 2011, Pages 1894-901.

Bouhris J, Blanchard P, Landais C, Petit C, Zhang Q et al. Meta-analysis of chemotherapy in head and neck cancer (MACH-NC): An update on 100 randomized trials and 19,248 patients, on behalf of MACH-NC group. Annals of Oncology, Volume 27, Issue suppl 6, 1 October 2016, 950O.

Derks W, de Leeuw JR, Hordijk GJ et al. Reasons for nonstandard treatment in elderly patients with advanced head and neck cancer. Eur Arch Otorhinolaryngol. 2005 Jan;262(1):21-6. Epub 2004 Mar 11.

Italiano A, Ortholan C, Dassonville O, et al. Head and neck squamous cell carcinoma in patients aged ≥ 80 years: patterns of care and survival. Cancer 2008 Dec 1;113(11):3160-8.

Jelinek MJ, Howard AS, Haraf DJ, Vokes EE. Management of early head and neck cancer in elderly patients. American Society of Clinical Oncology Volume 14/Issue 9/September 2018.

Lu DJ, Luu M, Mita A et al Human papillomavirus-associated oropharyngeal cancer among patients aged 70 and older: Dramatically increased prevalence and clinical implications.. European Journal of Cancer 2018;103:195e204.

Maggiore RJ, Curran EK et al. Survival and selected outcomes of older adults with locally advanced head/neck cancer treated with chemoradiation therapy. J Geriatr Oncol. 2013 Oct; 4(4): 327-33.

Merlano MC, Monteverde M, Colantonio I, Denaro N. Impact of age on acute toxicity induced by bio-or chemo-radiotherapy in patients with head and neck cancer. Oral Oncol. 2012 Oct;48(10):1051-7.

Michal SA, Adelstein DJ, Rybicki LA et al. Multi-agent concurrent chemoradiotherapy for locally advanced head and neck squamous cell cancer in the elderly. Head Neck. 2012 Aug;34(8):1147-52.

Neve M, Jameson MB, Govender S, Hartopeanu C. Impact of geriatric assessment on the management of older adults with head and neck cancer: A pilot study. J Geriatr Oncol. 2016 Nov;7(6):457-62.

Porceddu SV, Haddad RI. Management of elderly patients with locoregionally confined head and neck cancer. The Lancet Oncology Vol 18, Issue 5, PE-274-E283, May 01, 2017.

Santana-Davila R. Head and neck cancer in elderly patients: What to do when data are limited? American Society of Clinical Oncology Volume 14/Issue 9/ September 2018.

Sarini J, Fournier C, Lefebvre JL, Bonafos G, Van JT, Coche-Dequéant B. Head and neck squamous cell carcinoma in elderly patients: a long-term retrospective review of 273 cases. Arch Otolaryngol Head Neck Surg. 2001 Sep;127(9):1089-92.

www.healthcaredelivery.cancer.gov

www.ibge.org.br

www.inca.org.br

Zumsteg ZS, Cook-Wiens G, Yoshida E et al. Incidence of oropharyngeal cancer among elderly patients in the United States. JAMA Oncol. 2016 Dec 1;2(12):1617-1623.

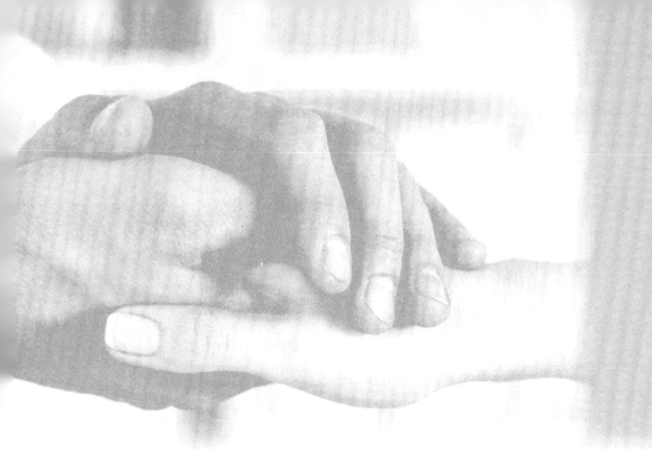

Capítulo 7

Aline Lury Hada
Andrey Soares

Câncer Urogenital

Introdução

Os cânceres do trato geniturinário incluem os tumores renais, pelve renal, ureteres, bexiga, próstata, uretra, pênis e testículo. O câncer de próstata será abordado em um capítulo específico.

Câncer renal

Introdução

O câncer de rim é o terceiro mais frequente do aparelho geniturinário. Nos Estados Unidos, há cerca de 65.000 novos casos e quase 15.000 mortes por ano. O carcinoma de células claras renais representa cerca de 85% dos tumores renais, afetando primariamente pacientes mais idosos, e cerca da metade dos novos casos é diagnosticada em pessoas com mais de 65 anos, além de ser duas vezes mais frequente em homens do que em mulheres. No Brasil, a estimativa é de 6.270 novos casos diagnosticados em 2018, sendo 45% de doença localizada, 25% de doença localmente avançada e 30% de doença metastática.

Alguns fatores de risco estabelecidos são: tabagismo, hipertensão, obesidade, doença renal policística, exposição ocupacional a componentes tóxicos, como cádmio e asbesto, produtos derivados do petróleo, analgésicos, como paracetamol e aspirina, fatores genéticos, quimioterapia citotóxica, hepatite C crônica, anemia falciforme e litíase renal.

Os tumores renais, em sua maioria, são esporádicos (85%), porém é importante lembrar que existem algumas síndromes hereditárias que podem estar associadas ao desenvolvimento do câncer renal, como síndrome de Von-Hippel-Lindau, leiomiomatose hereditária e carcinoma de células renais, síndrome de Birt-Hogg-Dubé e carcinoma renal papilífero hereditário.

Sinais e sintomas, diagnóstico e estadiamento

A maioria dos pacientes são assintomáticos até que a doença se encontre em uma fase mais avançada. As manifestações mais comuns são hematúria, massa abdominal, dor e perda de peso, porém a tríade clássica que são as três primeiras manifestações citadas ocorre em apenas 10% dos pacientes. Sintomas mais raros, como varicocele à esquerda decorrente de trombose, pode ocorrer em até 10% dos casos. Alguns casos podem apresentar síndromes paraneoplásicas, como a policitemia ou a síndrome de Stauffer. Contudo, mais de 50% dos casos são diagnosticados como achados incidentais.

O exame diagnóstico principal é a tomografia computadorizada de abdômen, porém a ultrassonografia se faz útil em alguns casos em que se deseja diferenciar cistos simples benignos de cistos complexos ou tumores sólidos. A ressonância magnética é reservada para casos inconclusivos com os exames anteriores ou quando há contraindicação para o uso de contraste iodado, o que pode ser mais frequente em pacientes idosos devido à função renal prejudicada.

O diagnóstico histológico em geral é feito pela própria nefrectomia, seja ela parcial ou total, exceto em casos com doença metastática, em que se deve priorizar a biópsia do sítio metastático.

O estadiamento deve ser realizado de preferência pela tomografia computadorizada de abdômen e tórax. A cintilografia óssea é indicada apenas para pacientes com dores ósseas ou fosfatase alcalina elevada, assim como a ressonância magnética de crânio só deve ser feita ao diagnóstico nos pacientes com sintomas ou exame neurológico alterado. Nos pacientes metastáticos, recomenda-se de rotina esse exame, uma vez que o uso de antiangiogênicos pode provocar sangramento das metástases cerebrais, sendo importante que as mesmas sejam tratadas antes do início do tratamento. O sistema de estadiamento mais recente de acordo com o *AJCC* de 2017 é definido como:

T – Tumor primário			
T1	Tumor ≤ 7 cm, limitado ao rim	T1a	Tumor ≤ 4 cm e confinado ao rim
		T1b	Tumor > 4 e ≤ 7 cm, confinado ao rim
T2	Tumor > 7 cm, limitado ao rim	T2a	Tumor > 7 e ≤ 10 cm, confinado ao rim
		T2b	Tumor > 10 cm, confinado ao rim
T3	Tumor se estende aos vasos renais ou tecidos perinefréticos, mas não invade a glândula suprarrenal e não ultrapassa a fáscia de Gerota	T3a	Tumor se estende à veia renal ou aos ramos segmentares, ou tumor invade a gordura perinefrética ou do seio renal, mas não ultrapassa a fáscia de Gerota
		T3b	Tumor se estende até a veia cava inferior abaixo do diafragma
		T3c	Tumor se estende para dentro da veia cava acima do diafragma ou invade a parede da veia cava
T4	Tumor ultrapassa a fáscia de Gerota, incluindo a glândula suprarrenal ipsilateral		

N – Linfonodos	
Nx	Linfonodos regionais não podem ser avaliados
N0	Ausência de metástase em linfonodos regionais
N1	Comprometimento linfonodal regional

M – Metástase a distância	
M0	Ausência de metástase a distância
M1	Metástase a distância

Agrupamento (TNM)			
Estádio	T	N	M
I	T1	N0	M0
II	T2	N0	M0
III	T1-2	N1	M0
	T3	N0-1	M0
IV	T4	Qualquer N	M0
	Qualquer T	Qualquer N	M1

Tratamento da doença localizada

Tratamento definitivo

Em pacientes com doença localizada, o tratamento definitivo baseia-se na nefrectomia parcial sempre que possível, sendo esta curativa na maioria dos casos. Em pacientes idosos com câncer renal, deve-se pesar os riscos e benefícios do tratamento. Algumas opções para tumores ≤ 4 cm e contraindicação à realização da nefrectomia são a crioablação ou a radiofrequência. Alguns estudos retrospectivos demonstraram a segurança e um controle oncológico em longo prazo razoáveis nessa subpopulação de pacientes. Além disso, para portadores de tumores de pequeno volume, pode ser considerada a observação vigilante, como demonstrou um estudo retrospectivo que incluiu 202 pacientes com tumores T1a, 71 dos quais foram manejados com observação vigilante, 41 tratados com nefrectomia radical e 90 com nefrectomia parcial. Em seguimento mediano de 34 meses, a taxa de crescimento do primeiro grupo foi de 0,21 cm por ano, e 53% deles não apresentaram crescimento do tumor. As taxas de sobrevida causa-específica e SG foram similares entre os três grupos. Portanto, a decisão de tratamento e do tipo do mesmo deve ser individualizada, levando em consideração comorbidades e expectativa de vida.

Neoadjuvância

Não há na literatura estudos fase III randomizados no cenário da neoadjuvância em câncer renal. Há pelo menos t estudos prospectivos com uso de inibidores de tirosina-quinase (sunitinibe, axitinibe e pazopanibe) demonstrando relativa segurança com o uso desses agentes em doença localmente avançada com boas taxas de resposta. A indicação de neoadjuvância não faz parte da rotina e deve ser bem particularizada quando indicada.

Adjuvância

Existem pelo menos seis grandes estudos que avaliaram o benefício da terapia-alvo molecular. Destes, apenas o estudo S-TRAC publicado no *New England Journal of Medicine*, em 2016, demonstrou benefício. O estudo randomizou 615 pacientes de maior risco (estádio pT ≥ 3, presença de metástases linfonodais, ou ambos) para receber sunitinibe ou placebo e observou ganho estatisticamente significativo de 1,2 anos para SLD (6,8 *versus* 5,6 anos; HR = 0,76; IC de 95%: 0,59-0,98; p = 0,03). Os dados de sobrevida global ainda estão imaturos. Com base nesse estudo, a agência americana regulatória *Food and Drug Administration (FDA)* aprovou o uso de sunitinibe adjuvante.

Devido à falta de dados que comprovem ganho em SG e a significativa toxicidade relacionada com esse tratamento, deve-se ter cautela ao indicar tratamento adjuvante, sobretudo nos pacientes idosos. Uma metanálise recente dos principais estudos de adjuvância (S-TRAC, ASSURE e PROTECT) avaliou o benefício da terapia-alvo molecular e demonstrou a importante toxicidade relacionada com essa terapia, levando à redução de doses e uma taxa de descontinuação do sunitibe de 44% no estudo ASSURE e de 28% no estudo S-TRAC.

Com relação à imunoterapia, há estudos clínicos randomizados em andamento avaliando o uso de nivolumabe perioperatório, porém ainda sem dados publicados.

Tratamento da doença metastática

Até há pouco tempo, as opções de tratamento sistêmico para pacientes com carcinoma de células claras eram bastante limitadas. Esse cenário mudou radicalmente depois da introdução dos agentes antiangiogênicos. O desafio atual é encontrar a melhor maneira de integrar as estratégias de manejo à prática clínica com o intuito de otimizar o uso desses novos agentes na população idosa, levando sempre em consideração a seleção dos pacientes, qualidade de vida, manejo adequado de efeitos adversos e as modificações de dose de forma apropriada.

A indicação do tratamento sistêmico leva em consideração os grupos de riscos com base nos critérios do *Memorial Sloan-Kettering Cancer Center* (MSKCC) e do banco de dados do *International mRCC Database Consortium* (IMDC):

Critérios do Memorial Sloan-Kettering Cancer Center (MSKCC)
Intervalo de tempo entre o diagnóstico e o tratamento inferior a 1 ano
Índice de *performance* (Karnofsky) inferior a 80%
Desidrogenase lática maior que 1,5 vez o limite superior
Cálcio sérico elevado (corrigido pela albumina)
Presença de anemia

Critérios do International Metastatic Renal Cell Cancer Database Consortium (IMDC)
Intervalo de tempo entre o diagnóstico e o tratamento inferior a 1 ano
Índice de *performance* (Karnofsky) inferior a 80%
Cálcio sérico elevado (cálcio corrigido pela albumina acima do limite superior)
Presença de anemia (hemoglobina abaixo do limite inferior)
Neutrofilia (neutrófilos acima do limite superior)
Trombocitose (plaquetas acima do limite superior)

Grupamento de Risco (IMDC ou MSKCC)
Risco baixo: nenhum fator prognóstico adverso presente
Risco intermediário: um ou dois fatores prognósticos adversos presentes
Risco alto: três ou mais fatores prognósticos adversos presentes

A diferença entre os dois modelos está no fato de que o modelo do MSKCC foi embasado nos desfechos de pacientes que receberam imunoterapia antiga (interferon-alfa e interleucina 2) enquanto o modelo do IMDC avaliou critérios prognósticos em pacientes tratados com terapia-alvo molecular anti-VEGF. Ambos os modelos estão validados atualmente e podem ser utilizados na prática clínica tanto para aconselhamento prognóstico quanto para estratificação de risco.

Para aqueles pacientes assintomáticos, prognóstico favorável, pequeno volume de doença, pode-se considerar apenas a observação vigilante. Um estudo prospectivo, fase II, publicado no *Lancet Oncology* em 2016, incluiu 52 pacientes com prognóstico favorável ou intermediário. Foi constatada uma sobrevida livre de progressão (SLP) mediana de 14,1 meses, com observação apenas. Quando se estratificaram os pacientes em relação ao volume tumoral, aqueles com volume ≤ 1,5 cm e >1,5 cm tiveram SLP medianas de 31,6 meses e 13,8 meses, respectivamente. Portanto, para aqueles pacientes idosos, com baixa expectativa de vida e com as características citadas, a observação vigilante é uma ótima opção.

Com relação ao tratamento de primeira linha para pacientes de qualquer risco há basicamente duas opções: sunitinibe via oral (VO) 50 mg/dia por quatro semanas a cada seis semanas (esquema 4/2), ou por duas semanas, a cada três semanas (esquema 2/1) ou pazopanibe VO 800 mg/dia continuamente. A recomendação do uso de sunitinibe na primeira linha baseia-se no estudo de fase III, publicado no *NEJM* em 2007, que comparou a sua eficácia com interferon em 750 pacientes e demonstrou maior taxa de resposta, aumento no tempo livre de progressão (TLP) e tendência a maior SG. O estudo COMPARZ, com 1.110 pacientes, demonstrou a não inferioridade de pazopanibe frente à sunitinibe em estudo publicado no *NEJM* em 2013, no qual foram avaliados também o perfil de toxicidade das drogas e a qualidade de vida. Aqueles pacientes tratados com pazopanibe apresentaram melhor perfil de efeitos colaterais e melhor qualidade de vida, porém maior probabilidade de elevação de transaminases/bilirrubinas e hipopigmentação capilar, enquanto os que receberam sunitinibe apresentaram maior probabilidade de fadiga, síndrome mão-pé, alteração do paladar, citopenias, hipoalbuminemia, elevação de creatinina e hipofosfatemia. Esses achados podem ser úteis na escolha do tratamento da população idosa, apesar de não haver nenhum estudo que tenha avaliado o uso do pazopanibe especificamente nesse grupo. Em termos de imunoterapia, dois importantes estudos foram recentemente publicados. O primeiro é o CheckMate 214, que randomizou pacientes com carcinoma renal metastático de risco favorável, intermediário ou desfavorável para receber combinação de ipilimumabe e nivolumabe *versus* sunitinibe. O objetivo primário foi avaliar o benefício da combinação em indivíduos com risco intermediário e desfavorável (n = 847), e nessa população observou-se benefício significativo para a combinação de ipilimumabe e nivolumabe em termos de SG (HR:0,63; p < 0,001), SLP, taxa de resposta, além de melhor qualidade de vida. Entretanto, quando avaliada apenas a população de risco favorável (n = 249), sunitinibe mostrou-se superior à combinação de ipilimumabe e nivolumabe em relação à resposta objetiva (52 *versus* 29%; p < 0,001) e SLP (25,1 *vs.* 15,3 meses) (HR = 2,18; IC de 95%: 1,29-3,68; p < 0,001).[29] Na população de risco favorável, a avaliação de SG ainda é prematura e um acompanhamento maior é necessário. Essa combinação já está disponível no Brasil.

Para pacientes com prognóstico intermediário ou desfavorável, há a opção de cabozantinibe, que em breve será aprovado no Brasil com base no estudo CABOSUN. Os pacientes foram randomizados para tratamento com cabozantinibe ou sunitinibe, e o trabalho alcançou o seu objetivo primário, com redução do risco de progressão de doença da ordem de 52% com o uso de cabozantinibe. A taxa de resposta também foi maior com o uso de cabozantinibe (33% *vs.* 12%) e não houve prejuízo no que concerne aos efeitos adversos, inclusive com redução da toxicidade hematológica graus 3/4 no braço de tratamento de cabozantinibe (3% *vs.* 22%).[30,31] Outra opção disponível em primeiro linha, porém menos interessante devido aos efeitos colaterais importantes e à posologia desfavorável, é a associação de bevacizumabe com interferon.[32]

Em termos de segunda linha, até 2015 o tratamento padrão era o everolimo. O uso de everolimo após a falha do sunitinibe e/ou sorafenibe se baseia em estudo randomizado de fase III com 416 pacientes (RECORD-1), que comparou placebo *versus* everolimo e mostrou aumento na SLP (1,9 *vs.* 4,9 meses; HR = 0,33; IC de 95%: 0,25-0,43; p < 0,001). A SG foi de 14,8 meses (everolimo) *vs.* 14,4 meses (placebo) (HR = 0,87; p = 0,162), e 80% dos indivíduos do braço placebo haviam recebido everolimo na progressão. Vale ressaltar que foram observadas pneumonite de qualquer grau em 8% dos casos e pneumonite grave em 2,9%.[33,34] No mesmo ano de 2015, foi publicado um importante estudo de fase III chamado CheckMate-025, que randomizou 821 pacientes para receber nivolumabe ou everolimo. Observou-se aumento significativo na SG mediana (25 *versus* 19,6 meses; HR = 0,73; IC de 95%: 0,57-0,93; p = 0,018) e na resposta objetiva (RO) (25 *versus* 5%). Adicionalmente, nivolumabe foi mais bem tolerado, com menor incidência de eventos adversos grau ≥ 3 e melhores escores de qualidade de vida ao longo do tratamento, levando à aprovação dessa medicação no Brasil no ano seguinte. Outra opção já aprovada no Brasil desde 2015 é o axitinibe na dose de 5 mg VO, 2×/dia, com aumento de dose, se boa tolerância, até 10 mg VO, 2×/dia. O estudo AXIS avaliou a eficácia de axitinibe *versus* sorafenibe em 723 pacientes refratários a terapias de primeira linha com ganho de SLP em favor do axitinibe. Outras duas opções na segunda linha de tratamento são o cabozantinibe e o lenvatinibe associados a everolimo, porém ainda não aprovados no Brasil para tal indicação, apenas nos Estados Unidos. O estudo METEOR randomizou 658 pacientes com pelo menos uma linha de tratamento prévio com inibidor do VEGF para receber cabozantinibe *versus* everolimo. Cabozantinibe demonstrou aumento significativo da SLP mediana, RO (17 *versus* 3%, p < 0,001) e SG mediana (21,4 *versus* 16,5 meses; HR = 0,66; IC de 95%: 0,53-0,83; p = 0,00026). Já o estudo de lenvatinibe foi um fase II randomizado, com 153 pacientes, que comparou everolimo *versus* lenvatinibe *versus* lenvatinibe associado a everolimo. A combinação de lenvatinibe, 18 mg/dia, e everolimo, 5 mg/dia, mostrou aumento da SLD estatisticamente significativo em relação a everolimo, 10 mg/dia. Além disso, lenvatinibe na dose de 24 mg/dia também foi melhor que everolimo 10 mg/dia do ponto de vista da SLD. Todas essas drogas já estão aprovadas no Brasil.

Nenhum desses estudos estabeleceu um limite superior de idade para o recrutamento e a média de idade dos pacientes nesses estudos e em seus braços de tratamento era bem similar. Levando em consideração o grande número de pacientes com 65 anos ou mais, incluídos em todos esses estudos, há uma janela de oportunidade para realizar subanálises que permitam levantar hipóteses a respeito da relação entre idade e eficácia e tolerabilidade desses tratamentos.

O papel da nefrectomia citorredutora na doença metastática pode ser considerado como opção em alguns casos selecionados. Os primeiros dados gerados são de estudos conduzidos na época da imunoterapia com interferon, os quais demonstraram aumento de SG com a nefrectomia citorredutora. O rápido avanço da imunoterapia com inibidores de *check point* tornou-os a escolha padrão em pacientes com risco intermediário ou desfavorável, porém não temos dados sobre o papel da cirurgia nesse cenário. Por outro lado, na era da terapia-alvo molecular, uma metanálise que incluiu 12 estudos e quase 40 mil pacientes avaliou o impacto da realização da nefrectomia citorredutora e demonstrou uma redução do risco de morte de 54%. Contrapondo esses dados, recentemente foram publicados os dados do estudo CARMENA, no qual 450 pacientes com risco intermediário ou alto foram randomizados para nefrectomia seguida de sunitinibe ou sunitinibe apenas. Com um acompanhamento mediano de 51 meses, o sunitinibe sozinho foi considerado não inferior à nefrectomia seguida de sunitibe. Portanto, com os dados que temos hoje ainda não está claro qual o melhor perfil de paciente que potencialmente se beneficiaria da nefrectomia citorredutora. Cada caso deve ser discutido de modo multidisciplinar, levando-se em consideração o prognóstico do paciente, idade, *performance*, volume e extensão da doença metastática etc.

Carcinoma urotelial

Introdução

O carcinoma urotelial é a neoplasia maligna mais comum do sistema urinário e se origina do urotélio, que reveste tanto o trato urinário superior (túbulos coletores, cálices renais, pelve renal e ureteres) quanto o trato inferior (bexiga e uretra). Cerca de 90-95% dos carcinomas uroteliais têm como local primário a bexiga, que será o foco de estudo deste tópico.

O carcinoma urotelial é o tipo histológico mais comum nos Estados Unidos e na Europa, responsável por cerca de 90% dos casos dos cânceres de bexiga, sendo o tabagismo o principal fator de risco. Cerca de 3/4 dos casos ocorrem em pacientes com 65 anos de idade ou mais, sendo 72 anos a mediana de idade ao diagnóstico. Para o Brasil, estimam-se 6.690 casos novos de câncer de bexiga em homens e 2.790 em mulheres para cada ano do biênio 2018-2019. Esses valores correspondem a um risco estimado de 6,43 casos novos a cada 100 mil homens, ocupando a sétima posição; e de 2,63 para cada 100 mil mulheres, ocupando a 14ª posição.

Sinais e sintomas, diagnóstico, estadiamento, prognóstico e estratificação de risco

Classicamente, pacientes com câncer de bexiga apresentam-se com hematúria indolor como um dos primeiros sinais da doença. Em alguns casos, os sintomas irritativos, como aumento da frequência, urgência e disúria, também podem ser as manifestações clínicas iniciais.

Uma avaliação urológica completa está indicada em pacientes acima dos 40 anos na presença dos sinais e sintomas citados, a fim de excluir uma possível doença maligna. A ultrassonografia (USG) de rins e vias urinárias é um exame rápido, de baixo custo e excelente para começar a investigação. Uma avaliação mais completa consiste em cistouretroscopia, citologia urinária e uma avaliação do trato urinário superior por tomografia computadorizada de abdome/pelve com contraste ou ressonância magnética, caso o paciente seja alérgico a contraste ou apresente disfunção renal.

O estadiamento, de acordo com a mais recente edição *AJCC* 2017, é definido como:

T – Tumor primário			
Ta	Carcinoma papilar não invasivo		
Tis	Carcinoma *in situ* (CIS)		
T1	Invasão de lâmina própria		
T2	Invasão da camada muscular superficial	T2a	Invasão da camada muscular superficial (metade interna)
		T2b	Invasão da camada muscular profunda (metade externa)
T3	Invasão do tecido perivesical	T3a	Invasão do tecido perivesical microscópica
		T3b	Invasão do tecido perivesical macroscópica (massa extravesical)
T4	Tumor que invade qualquer uma das seguintes estruturas: próstata, útero, vagina, parede pélvica, parede abdominal	T4a	Invasão de próstata, útero, vagina
		T4b	Invasão de parede pélvica, parede abdominal

N – Linfonodos	
N1	Um linfonodo intrapélvico (hipogástrico, obturador, ilíaco externo ou pré-sacral)
N2	Múltiplos linfonodos intrapélvicos
N3	Envolvimento de linfonodos na ilíaca comum

M – Metástase a distância	
M1a	Metástases limitadas a linfonodos acima da ilíaca comum
M1b	Metástases a distância (não linfonodais)

Pacientes com diagnóstico de doença musculoinvasiva devem complementar o estadiamento com a avaliação do tórax por radiografia ou tomografia computadorizada. A cintilografia óssea é reservada para os casos sintomáticos e/ou com elevação da fosfatase alcalina. Já o uso do PET-CT, tem seu papel menos estabelecido no câncer de bexiga, porém pode ser considerado em casos de alto risco para detecção de doença metastática.

Em cerca de mais da metade dos casos, ao diagnóstico não há invasão muscular, o que confere a estes pacientes uma excelente taxa de sobrevida de cinco anos de cerca de 96%. Em contrapartida, pacientes diagnosticados com doença musculoinvasiva sem ou com linfonodos acometidos ou doença metastática têm uma sobrevida de cinco anos de 70%, 35% e 5%, respectivamente. Esses dados revelam a importância de um diagnóstico precoce nesses pacientes.

Uma vez confirmado o diagnóstico de doença não musculoinvasiva, o paciente deve ser estratificado de acordo com o risco de progressão com base nos *guidelines* da Associação Europeia de Urologistas (European Association of Urologists 2016) em:

- *Baixo risco (0-4%)*: lesão única, Ta de baixo grau, < 3 cm de diâmetro, ausência de carcinoma *in situ*.
- *Risco intermediário (10-15%)*: tumores que não preenchem critérios de baixo ou alto risco.
- *Alto risco (30-40%)*: qualquer um dos seguintes: carcinoma *in situ*, alto grau, T1, múltiplas recidivas. Além disso, tumores que contenham todas as seguintes características também são considerados de alto risco: lesões múltiplas, > 3 cm, e Ta graus 1 ou 2.

Tratamento

O câncer de bexiga é uma doença primariamente de pacientes mais idosos; portanto, uma avaliação detalhada sobre a saúde global é de extrema importância para a decisão do tratamento. A presença de comorbidades, o *status* funcional, físico e mental, e o contexto clínico (intuito curativo ou paliativo) podem auxiliar na escolha do tratamento definitivo. Uma avaliação geriátrica também deve ser realizada previamente, sobretudo naqueles pacientes candidatos à cirurgia a fim de se avaliar a presença de fatores que predispõem a um aumento da toxicidade do tratamento, como *status* funcional, comorbidades, alterações cognitivas, falta de suporte social, déficit auditivo, histórico de quedas e *status* nutricional. Tais fatores estão associados a um aumento na mortalidade e reinternação hospitalar.

Pacientes idosos com boa *performance* e considerados *fits*, em geral são tratados do mesmo modo que pacientes mais jovens. Já os pacientes frágeis merecem uma avaliação multidisciplinar, além da avaliação geriátrica, sempre levando-se em consideração o intuito do tratamento.

Doença não musculoinvasiva em pacientes com boa *performance*

O tratamento inicial da doença não musculoinvasiva consiste em ressecção transuretral (RTU) endoscópica de todo o tumor visível. Nessa avaliação inicial, é sempre importante checar se há descrição da camada muscular no resultado anatomopatológico e, se não houver, a reabordagem é fundamental para amostragem da mesma. Naqueles com risco intermediário e alto, está indicada a terapia intravesical (instilação de bacilo de Calmette-Guérin, BCG), e para os pacientes de alto risco é necessário realizar nova RTU em duas a seis semanas após a RTU inicial antes de proceder com a terapia intravesical. Nos pacientes que apresentam recidiva não musculoinvasiva, é importante avaliar as características da recidiva e o tempo após tratamento para definir como será a nova proposta terapêutica. Para cada tipo de recidiva, há opções, que variam do retratamento com BCG à instilação de outras drogas (mitomicina C, gencitabina). Nos pacientes com mais de uma recidiva e doença de alto risco, a indicação de cistectomia não deve ser postergada, uma vez que o atraso da mesma pode impactar na sobrevida do paciente.

Doença musculoinvasiva em pacientes com boa *performance* e candidatos à cisplatina

Em geral, é realizada a quimioterapia neoadjuvante seguida de cistectomia. Essa recomendação é embasada no estudo SWOG (Southwestern Oncology Group) 8710, que demonstrou aumento da sobrevida com a utilização do esquema com base em metotrexato, vimblastina, doxorrubicina e cisplatina (MVAC). Apesar da idade mediana dos pacientes no estudo ter sido 63 anos, o benefício em sobrevida também foi comprovado em pacientes com 65 anos ou mais. Uma alternativa ao esquema MVAC é a combinação de cisplatina e gencitabina (CG) por ser menos tóxica, extrapolando os dados de equivalência em sobrevida do cenário metastático, pois no cenário neoadjuvante temos apenas dados de estudos retrospectivos. Um outro estudo importante, que baseia o tratamento neoadjuvante, foi uma metanálise com dados individuais de pacientes, que reuniu 11 estudos randomizados e cerca de 3.000 pacientes. Houve um aumento absoluto de 5% na sobrevida e de 9% na sobrevida livre de doença (SLD) em cinco anos a favor da combinação embasada na platina.

Em casos em que não foi realizada neoadjuvância, deve-se discutir a indicação de quimioterapia adjuvante, apesar de os dados nesse cenário ainda não estarem completamente estabelecidos na literatura. A maior metanálise incluiu 945 pacientes de nove estudos randomizados e demonstrou benefício na sobrevida global (SG) a favor da quimioterapia com base na cisplatina adjuvante quando comparada com a cistectomia e em SLD. O maior estudo fase III randomizado avaliou o benefício de quatro ciclos de quimioterapia com base na cisplatina após cistectomia radical comparada com a observação em pacientes pT3-pT4 ou linfonodos positivos. O estudo foi interrompido precocemente por causa do baixo recrutamento após 284 dos 660 pacientes terem sido randomizados. Houve benefício em sobrevida livre de progressão (SLP) em cinco anos a favor do tratamento adjuvante (47,6% *vs.* 31,8%; HR = 0,54; IC de 95%: 0,40-0,73; $p < 0,0001$), porém não houve ganho em SG. À luz desses dados, para pacientes elegíveis à cisplatina, deve-se considerar o tratamento adjuvante em pacientes de mais alto risco (pT3-pT4 ou linfonodos positivos).

Para auxiliar a definir os candidatos apropriados à terapia embasada na cisplatina, os seguintes critérios são utilizados: *clearance* de creatinina > 60 mL/minuto, ECOG (Eastern Cooperative Oncology Group) ≤ 2, neuropatia ou déficit auditivo inferior a grau 2, ausência de insuficiência cardíaca congestiva (New York Heart Association [NYHA] classe III ou IV).

Doença não musculoinvasiva em pacientes frágeis

O tratamento deve ser feito de modo individualizado, sobretudo em pacientes de risco intermediário e alto. Para estes, pode-se considerar o uso de terapia intravesical com BCG naqueles cujo risco de complicações seja baixo e que apresentam uma expectativa de vida estimada em anos. Aqueles que têm comorbidades graves ou que não são candidatos a qualquer tipo de tratamento, a conduta expectante pode ser realizada caso o paciente esteja assintomático, ou, caso haja sintomas, o paciente deve ser acompanhado por uma equipe de cuidados de suporte.

Doença musculoinvasiva em pacientes frágeis e não elegíveis à cisplatina

Uma avaliação multidisciplinar envolvendo urologistas, oncologistas, radio-oncologistas e geriatras é imprescindível nesses casos. O tratamento neoadjuvante ou cirúrgico dependerá do nível de fragilidade e da natureza das comorbidades. Caso o paciente seja considerado candidato à cirurgia, a cistectomia deve ser realizada. Por outro lado, para aqueles que não apresentam condições clínicas ou que recusam cirurgia, deve-se discutir estratégias embasadas na preservação de bexiga, como a quimiorradioterapia. O maior dado que embasa tal estratégia vem de uma análise combinada de seis estudos do RTOG (Radiation Therapy Oncology Group), publicada em 2014, que comparou quimiorradioterapia *versus* radioterapia apenas demonstrando uma sobrevida doença-específica da quimiorradioterapia comparável a estudos embasados em cistectomia, tornando-se, portanto, uma alternativa para essa população de pacientes.

Com relação à quimioterapia a ser utilizada concomitante à radioterapia, a cisplatina em geral é a droga padrão com base nos estudos do RTOG. Porém, devido à sua toxicidade e considerando que tais pacientes são idosos frágeis, para aqueles pacientes não elegíveis à cisplatina, uma alternativa é o esquema com mitomicina e 5-fluorouracila (5-FU).

Recorrência local ou doença metastática

Para os pacientes elegíveis à cisplatina, conforme os critérios já citados (*clearance* de creatinina > 60 mL/min), está recomendado o uso de CG, MVAC ou PCG. Um estudo randomizado do grupo EORTC (European Organisation for Research and Treatment of Cancer) com 405 pacientes com tumores avançados do trato urotelial demonstrou que CG tem eficácia semelhante a MVAC em termos de sobrevida global e qualidade de vida aliada a menor toxicidade (alopécia, neutropenia febril e mucosite).

Cerca de 50% dos pacientes com carcinoma urotelial avançado não são candidatos à quimioterapia com base na cisplatina devido à idade ou comorbidades. Nesse cenário, o ideal é avaliar a expressão da proteína do PD-L1 por um teste específico de imuno-histoquímica para definir o tratamento. Essa proteína está relacionada com uma melhor resposta com imunoterapia em alguns tumores e recentemente foi demonstrada a sua importância para o tratamento de primeira linha em pacientes com carcinoma urotelial. Para os pacientes não expressores, recomendamos tratamento com quimioterapia, e para os expressores, recomendamos o tratamento com imunoterapia. Nos pacientes inelegíveis a qualquer quimioterapia por fragilidade, a imunoterapia, independente da expressão do PD-L1, pode ser considerada. Os dados de imunoterapia disponíveis são embasados em estudos de fase II. No estudo IMvigor 210, a coorte 1 era composta de 119 pacientes e com mediana de acompanhamento de 17 meses, a taxa de resposta foi de 23% (independentemente do *status* de expressão do PDL-1), incluindo 9% de pacientes com resposta completa, com boa tolerância e sem evidência de nefrotoxicidade. A mediana de SLP foi de 2,7 meses e a mediana de SG de 15,9 meses. Vale ressaltar que 70% (19/27) daqueles que responderam ainda se mantinham em resposta quando o estudo foi publicado, dados considerados superiores em relação a dados históricos com quimioterapia.[25] No segundo estudo, Keynote 052, também de fase II, com 370 pacientes, com a mediana de idade de 74 anos, o pembrolizumabe foi testado para a mesma população de indivíduos. Com apenas cinco meses de acompanhamento, a taxa de resposta foi de 27% na população avaliada. Essa resposta foi maior na população, cuja expressão de PDL-1 era superior a 10% (taxa de resposta de 38%).[26]

Quando recomendado, o esquema de quimioterapia com gencitabina e carboplatina é uma alternativa. O benefício dessa combinação foi avaliado no estudo EORTC 30986, no qual 238 pacientes com função renal prejudicada (ClCr entre 30 e 60 mL/min) e/ou ECOG ≥ 2 foram randomizados à gencitabina e carboplatina (GCa) *vs.* metotrexato, carboplatina e vimblastina (MCVI). O esquema GCa foi tão efetivo quanto o MCVI em termos de taxas de resposta, SG e SLP, com um melhor perfil de toxicidade.[27]

Em termos de segunda linha, até pouco tempo, havia apenas dados de quimioterapia. Mais recentemente, a imunoterapia se consolidou como primeira opção caso não tenha sido utilizada na primeira linha. No cenário brasileiro, já estão aprovadas quatro drogas: pembrolizumabe, nivolumabe, atezolizumabe e durvalumabe. Caso a imunoterapia já tenha sido utilizada na primeira linha, não há um esquema padrão de quimioterapia. As opções incluem vinflunina, gencitabina, paclitaxel, docetaxel, pemetrexede, ifosfamida, a depender das medicações já utilizadas anteriormente, porém as taxas de respostas com esses agentes únicos nas maiores séries giram em torno de 10%.

Referências

Câncer renal

Atwell TD, Farrel MA, Leibovich BC et al. Percutaneous renal cryoablation: experience treating 115 tumors. J Urol. 2008 Jun;179(6):2136-40.

Choueiri TK, Escudier B, Powles T et al. Cabozantinib versus everolimus in advanced renal cell carcinoma (METEOR): final results from a randomised, open-label, phase 3 trial. Lancet Oncol 2016 Jul;17(7):917-27.

Choueiri TK, Halabi S, Sanford BL et al. Cabozantinib versus Sunitinib as initial targeted therapy for patients with metastatic renal cell carcinoma of poor or intermediate risk: The Alliance A031203 CABOSUN trial. J Clin Oncol. 2017; 35: 591-7.

Choueiri TK, Hessel C, Halabi S et al. Cabozantinib versus sunitinib as initial therapy for metastatic renal cell carcinoma of intermediate or poor risk (Alliance A031203 CABOSUN randomised trial): Progression-free survival by independent review and overall survival update. Eur J Cancer 2018 May;94:115-125.

Escudier B, Pluzanska A, Koralewski P et al. Bevacizumab plus interferon alfa-2a for treatment of metastatic renal cell carcinoma: a randomized, double-blind phase III trial. Lancet 2007; 370:2103-2111.

Flanigan RC, Salmon SE, Blumenstein BA et al. Nephrectomy followed by interferon alfa-2b compared with interferon alfa-2b alone for metastatic renal-cell cancer. N Engl J Med. 2001;345(23):1655.

Heng DY, Xie W, Regan MM et al. External validation and comparison with other models of the International Metastatic Renal-Cell Carcinoma Database Consortium prognostic model: a population-based study. Lancet Oncol. 2013 Feb;14(2):141-8.

Heng DY, Xie W, Regan MM, et al. Prognostic factors for overall survival in patients with metastatic renal cell carcinoma treated with vascular endothelial growth factor-targeted agents: results from a large, multicenter study. J Clin Oncol 2009; 27: 5794-9.

http://www.inca.gov.br/estimativa/2018/estimativa-2018.pdf

https://clinicaltrials.gov/ct2/show/NCT03024996

https://clinicaltrials.gov/ct2/show/NCT03055013

https://clinicaltrials.gov/ct2/show/NCT03138512

https://clinicaltrials.gov/ct2/show/NCT03142334

Karakiewicz PI, Zaffuto E, Kapoor A, et al. Kidney Cancer Research Network of Canada consensus statement on the role of adjuvant therapy after nephrectomy for high-risk, non-metastatic renal cell carcinoma: A comprehensive analysis of the literature and meta-analysis of randomized controlled trials. Can Urol Assoc J. 2018;12(6):173-80.

Karam JA, Devine CE, Urbauern DL et al. Phase II trial of neoadjuvant axitinib in patients with locally advanced non-metastatic clear cell renal cell carcinoma. Eur Urol 2014; 66(5):874-80.

Koga S, Tsuda S, Nishikido M et al. The diagnostic value of bone scan in patients with renal cell carcinoma. J Urol. 2001;166(6):2126.

Lee CT, Katz J, Fearn PA et al. Mode of presentation of renal cell carcinoma provides prognostic information. Urol Oncol. 2002 Jul-Aug;7(4):135-40.

Levinson AW, Su LM, Agarwal D et al. Long-term oncological and overall outcomes of percutaneous radio frequency ablation in high risk surgical patients with a solitary small renal mass. J Urol. 2008 Aug; 180(2):499-504.

Linehan WM, Walther MM, Zbar B. The genetic basis of cancer of the kidney. J Urol. 2003; 170:2163.

Ljngberg B, Campbell SC, Choi HY et al. The epidemiology of renal cell carcinoma. Eur Urol. 2011 Oct;60(4):615-21.

Méjean A, Ravaud A, Thezenas S et al. Sunitinib alone or after nephrectomy in metastatic renal-cell carcinoma. N Engl J Med. 2018;379(5):417.

Mickisch GH, Garin A, van Poppel H,et al. Radical nephrectomy plus interferon-alfa-based immunotherapy compared with interferon alfa alone in metastatic renal-cell carcinoma: a randomised trial. Lancet. 2001; 358(9286):966.

Motzer RJ, Bacik J, Murphy BA et al. Interferon-alfa as a comparative treatment for clinical trials of new therapies against advanced renal cell carcinoma. J Clin Oncol 2002;20(1):289-96.

Motzer RJ, Escudier B, McDermott DF et al. Nivolumab versus everolimus in advanced renal-cell carcinoma. N Engl J Med 2015; 373: 1803-1813.

Motzer RJ, Escudier B, Oudard S et al. Efficacy of everolimus in advanced renal cell carcinoma: a double--blind, randomised, placebo-controlled phase III trial. Lancet 2008 Aug 9;372(9637):449-56.

Motzer RJ, Escudier B, Oudard S et al. Phase 3 trial of everolimus for metastatic renal cell carcinoma. Cancer 2010; 116:4256.

Motzer RJ, Escudier B, Tomczak P et al. Axitinib versus sorafenib as second-line treatment for advanced renal cell carcinoma: overall survival analysis and updated results from a randomized phase 3 trial. Lancet Oncol 2013;14(6):552-62.

Motzer RJ, Hutson TE, Cella D et al. Pazopanib versus sunitinib in metastatic renal-cell carcinoma. N Engl J Med. 2013; 369:722-31.

Motzer RJ, Hutson TE, Glen H et al. Lenvatinib, everolimus, and the combination in patients with metastatic renal cell carcinoma: a randomised, phase 2, open-label, multicentre trial. Lancet Oncol. 2015 Nov;16(15):1473-82.

Motzer RJ, Hutson TE, Tomczak P et al. Sunitnib versus interferon alfa in metastatic renal-cell carcinoma. N Engl J Med. 2007;356:115-24.

Motzer RJ, Tannir NM, McDermott DF, et al. Nivolumab plus ipilimumab versus sunitinib in advanced renal--cell carcinoma. N Engl J Med. 2018; 378:1277-90.

Patarj JJ, Leray E, Rodriguez A et al. Correlation between symptom graduation, tumor characteristics and survival in renal cell carcinoma. Eur Urol. 2003 Aug;44(2):226-32.

Patel N, Cranston D, Akhtar MZ et al. Active surveillance of small renal masses offers short-term oncological efficacy equivalent to radical and partial nefrectomy. BJU Int. 2012 Nov;110(9):1270-5.

Patil S, Figlin RA, Hutson TE et al. Prognostic factors for progression-free and overall survival with sunitinib targeted therapy and with cytokine as first-line therapy in patients with metastatic renal cell carcinoma. Ann Oncol. 2011 Feb;22(2):295-300.

Petrelli F, Coinu A, Vavassori Iet al. Cytoreductive nephrectomy in metastatic renal cell carcinoma treated with targeted therapies: A systematic review with a meta-analysis. Clin Genitourin Cancer. 2016 Dec;14(6):465-72.

Pouessel D, Culine S. High frequency of intracerebral hemorrhage in metastatic renal carcinoma patients with brain metastases treated with tyrosine kinase inhibitors targeting the vascular endothelial growth factor receptor. Eur Urol. 2008;53:376-81.

Ravaud A, Motzer RJ, Pandha HS et al. Adjuvant sunitinib in high-risk renal cell carcinoma after nephrectomy. N Engl J Med. 2016; 365(23): 2246-54.

Rini BI, Dorff TB, Elson P et al. Active surveillance in metastatic renal-cell carcinoma: a prospective, phase 2 trial. Lancet Oncol. 2016;17(9):1317-24.

Rini BI, Plimack ER, Takagi T et al. A phase II study of pazopanib in patients with localized renal cell carcinoma to optimize preservation of renal parenchyma. J Urol. 2015;194(2):297-303.

Salem ME, Shah SN, Elson P et al. Computed tomography characteristics of unresectable primary renal cell carcinoma treated with neoadjuvant sunitinib. Clin Genitourin Cancer 2014;12:117-23.

Siegel R, Ward E, Brawley O et al. Cancer statistics, 2011: the impact of eliminating socioeconomic and racial disparities on premature cancer deaths. CA Cancer J Clin. 2011;61(4):212.

Siegel RL, Miller KD, Jemal A. Cancer statistics, 2018. CA Cancer J Clin. 2018;68(1):7. Epub 2018 Jan 4.

Carcinoma urotelial

Addeo R, Caraglia M, Bellini S et al. Randomized phase III trial on gemcitabine versus mytomicin in recurrent superficial bladder cancer: Evaluation of efficacy and tolerance. J Clin Oncol. 2009;28:543-48.

Advanced Bladder Cancer (ABC) Meta-analysis Collaboration. Neoadjuvant chemotherapy in invasive bladder cancer: update of a systematic review and meta-analysis of individual patient data advanced bladder cancer (ABC) meta-analysis collaboration. Eur Urol. 2005;48:202.

Balar AV, Castellano D, O'Donnell PH et al. First-line pembrolizumab in cisplatin-ineligible patients with locally advanced and unresectable or metastatic urothelial cancer (KEYNOTE-052): a multicentre, single-arm, phase 2 study. Lancet Oncol. 2017; 18(11):1483.

Balar AV, Galsky MD, Rosenberg JE et al. Atezolizumab as first-line treatment in cisplatin-ineligible patients with locally advanced and metastatic urothelial carcinoma: a single-arm, multicentre, phase 2 trial. Lancet. 2017;389(10064):67.

Bohle A, Jocham C, Bock PR. Intravesical bacillus Calmette-Guerin versus mitomycin C for superficial bladder cancer: a formal meta-analysis of comparative studies on recurrence and toxicity. J Urol. 2003 Jan;169(1):90-5.

De Santis M, Bellmunt J, Mead G et al. Randomized phase II/III trial assessing gemcitabine/carboplatin and methotrexate/carboplatin/vinblastine in patients with advanced urothelial cancer who are unfit for cisplatin-based chemotherapy: EORTC study 30986. J Clin Oncol. 2012;30(2):191.

Galsky MD, Hahn NM, Rosenberg J et al. A consensus definition of patients with metastatic urothelial carcinoma who are unfit for cisplatin-based chemotherapy. Lancet Oncol. 2011;12(3):211.

Grossman HB, Natale RB, Tangen CM et al. Neoadjuvant chemotherapy plus cystectomy compared with cystectomy alone for locally advanced bladder cancer. N Engl J Med. 2003;349(9):859.

Hautmann RE, Volker BG, Gust K. Quantification of the survival benefit of early versus deferred cystectomy in high-risk non-muscle invasive bladder cancer (T1 G3). World J Urol. 2009 Jun;27(3):347-51.

Homayoun Z, Patrick NE, Adrian SF et al. Multicenter assessment of neoadjuvant chemotherapy for muscle-invasive bladder cancer. Eur Urol. 2015; February;67(2): 241-49.

http://seer.cancer.gov/statfacts/html/urinb.html

http://www.inca.gov.br/estimativa/2018/estimativa-2018.pdf

https://www.fda.gov/Safety/MedWatch/SafetyInformation/SafetyAlertsforHumanMedicalProducts/ucm608253.htm

James ND, Hussain SA, Hall E, et al. Radiotherapy with or without chemotherapy in muscle-invasive bladder cancer. N Engl J Med. 2012 Apr;366(16):1477-88.

Kollberg P, Almquist H, Blackberg M et al. [(18)F]Fluorodeoxyglucose – positron emission tomography/computed tomography improves staging in patients with high-risk muscle-invasive bladder cancer scheduled for radical cystectomy. Scand J Urol. 2015; 49(4):296-301.

Leow JJ, Martin-Doyle W, Rajagopal PS et al. Adjuvant chemotherapy for invasive bladder cancer: a 2013 updated systematic review and meta-analysis of randomized trials. Eur Urol. 2014 Jul;66(1):42-54.

Mak RH, Hunt D, Shipley WU et al. Long-term outcomes in patients with muscle-invasive bladder cancer after selective bladder-preserving combined-modality therapy: a pooled analysis of Radiation Therapy Oncology Group protocols 8802, 8903, 9506, 9706, 9906, and 0233. J Clin Oncol. 2014;32(34):3801.

Malmstrom PU, Sylvester RJ, Crawford DE, et al. An individual patient data meta-analysis of the long-term outcome of randomised studies comparing intravesical mitomycin C versus bacillus Calmette-Guérin for non-muscle-invasive bladder cancer. Eur Urol. 2009 Aug;56(2):247-56.

Matthew DG, Sumanta KP, Simon C et al. Comparative effectiveness of gemcitabine plus cisplatin versus methotrexate, vinblastine, doxorubicin, plus cisplatin as neoadjuvant therapy for muscle-invasive bladder cancer. Cancer 2015;121:2586-93.

Noone AM, Howlader N, Krapcho M, Miller D, Brest A, Yu M, Ruhl J, Tatalovich Z, Mariotto A, Lewis DR, Chen HS, Feuer EJ, Cronin KA (eds). SEER Cancer Statistics Review, 1975-2015, National Cancer Institute. Bethesda, MD, https://seer.cancer.gov/csr/1975_2015/, based on November 2017 SEER data submission, posted to the SEER web site, April 2018.

Robinson TN, Eiseman B, Wallace JI et al. Redefining geriatric preoperative assessment using frailty, disability and co-morbidity. Ann Surg. 2009 Sep; 250(3):449-55.

Sfakianos JP, Kim PH, Hakimi AA. The effect of restaging transurethral resection on recurrence and progression rates in patients with nonmuscle invasive bladder cancer treated with intravesical bacillus Calmette-Guérin. J Urol. 2014 Feb;191(2):341-5. Epub 2013 Aug 20.

Siegel RL, Miller KD, Jemal A. Cancer Statistics, 2016. CA Cancer J. Clin. 2016;66:7-30.

Sternberg CN, Skoneczna I, Kerst JM et al. Immediate versus deferred chemotherapy after radical cystectomy in patients with pT3-pT4 or N+ M0 urothelial carcinoma of the bladder (EORTC 30994): an intergroup, open-label, randomised phase 3 trial. Lancet Oncol. 2015;16(1):76.

Taylor JM, Feifer A, Savage CJ et al. Evaluating the utility of a preoperative nomogram for predicting 90-day mortality following radical cystectomy for bladder cancer. BJU Int. 2012; Mar;109(6):855-9. Epub 2011 Jul 1.

von der Maase H, Hansen SW, Roberts JT et al. Gemcitabine and cisplatin versus methotrexate, vinblastine, doxorubicin, and cisplatin in advanced or metastatic bladder cancer: results of a large, randomized, multinational, multicenter, phase III study. J Clin Oncol. 2000;18(17):3068.

Von der Maase H, Sengelov L, Roberts JT et al. Long-term survival results of a randomized trial comparing gemcitabine plus cisplatin, with methotrexate, vinblastine, doxorubicin, plus cisplatin in patients with bladder cancer. J Clin Oncol. 2005;23(21): 4602.

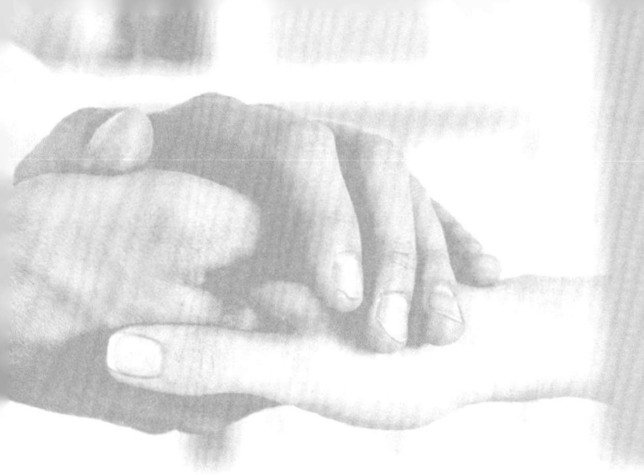

Capítulo 8

Donato Callegaro Filho
Audrey Tsunoda
Ana Carolina Anacleto Falcão
Renato Moretti Marques

Câncer Ginecológico em Idosas

O envelhecimento populacional é um fenômeno global e o Brasil segue essa tendência. Segundo dados do Instituto Brasileiro de Geografia e Estatística (IBGE), a população idosa deverá triplicar no país entre os anos de 2010 e 2050, passando de 19,6 milhões (10% da população brasileira) para 66,5 milhões (29,3%). Em 2030, a previsão é que o número de idosos ultrapasse o de crianças, com 41,5 milhões de idosos (18% da população). Importante destacar a maior longevidade entre as mulheres, quando comparada com a dos homens e, assim, a tendência da população idosa ser composta predominantemente de mulheres.

O prolongamento da expectativa de vida e o envelhecimento populacional levam ao aumento da incidência de doenças cronicodegenerativas, sobretudo as cardiovasculares e o câncer. Idosos com mais de 65 anos são responsáveis por 60% dos novos casos de doenças malignas diagnosticadas e 70% das mortes por câncer.

O câncer ginecológico é comum em idosas, especialmente os cânceres de endométrio, ovário e vulva, que são mais comuns na pós-menopausa. O câncer do colo do útero, por outro lado, embora mais comum entre mulheres jovens, continua como o mais frequente em nosso meio, mesmo entre idosas, e em geral são detectados nos estádios mais avançados.

O conhecimento sobre as doenças malignas ginecológicas pela equipe médica de cuidados primários é de extrema importância para despertar a suspeita e o diagnóstico precoce. O encaminhamento para centro especializado, em que a paciente seja vista de modo multidisciplinar, incluindo ginecologista oncológico, oncologista, geriatra e radio-oncologista, garante melhores resultados no cuidado das pacientes, em termos de acurácia do estadiamento, tratamento oncológico, taxas de resposta, sobrevivência e qualidade de vida.

Idade, como único fator isolado, não deve alterar a abordagem diagnóstica e terapêutica. Cirurgias pélvicas radicais, quimioterapia e radioterapia são possíveis para boa parte das idosas, sem excessiva morbidade e/ou comprometimento das taxas de resposta.

Entretanto, alguns pacientes necessitam de ajustes no tratamento devido a sua condição clínica e comorbidades. Com o aumento da idade, observa-se aumento da prevalência de comorbidades, uso de múltiplas medicações contínuas, dependência funcional, déficit cognitivo, depressão, fragilidade, desnutrição, além de suporte social limitado. A associação da condição clínica deteriorada e os tratamentos oncológicos, padronizados utilizados na população não idosa, pode produzir toxicidades, impactando de modo negativo a sobrevida e a qualidade de vida. As pacientes devem ser avaliadas de acordo com a idade funcional e não apenas com idade cronológica, com base em propedêutica médica. Índices e escalas de *performance* devem ser considerados na avaliação da *performance* do idoso.

Apesar da alta incidência de câncer em idosos, essa população é sub-representada em estudos clínicos, com poucos dados de eficácia e toxicidade. A falta de informação a respeito do melhor manejo dessas pacientes pode contribuir para o pior desfecho observado nessa faixa etária.

Câncer epitelial de ovário

O ovário tem três linhagens histológicas distintas, as germinativas, as estromais e as epiteliais, que variam amplamente quanto à sua apresentação, história natural e abordagem terapêutica.

O presente capítulo enfoca os tumores epiteliais de ovário, tipo mais comum, que acomete mulheres adultas na pós-menopausa. As neoplasias de células germinativas ou de cordão sexual e estroma gonadal são raras nessa faixa etária.

O câncer de ovário é o oitavo câncer mais comum em mulheres no mundo, com 313.959 novos casos estimados para 2020 e responsável por 207.252 mortes no mesmo ano. Representa o segundo câncer ginecológico mais comum nos países desenvolvidos e o terceiro nos países em desenvolvimento. No Brasil, estima-se 6.650 novos casos para cada ano do biênio 2020-2022. O aumento do número de casos dessa neoplasia é relacionado, dentre outros fatores, com o aumento da expectativa de vida.

As neoplasias malignas epiteliais ovarianas são raras antes dos 40 anos de idade. A maioria das pacientes que recebem o diagnóstico dessa doença está próxima aos 60 anos de idade. A idade mediana de diagnóstico de câncer de ovário é 63 anos, com 40,8% dos casos diagnosticados naqueles com 65 anos ou mais. Entre as mulheres com síndrome hereditária de câncer de ovário, como na síndrome do câncer de mama-ovário (BRCA1/BRCA2) e a síndrome de Lynch II, a idade do diagnóstico do câncer de ovário é cerca de dez anos mais precoce.

Todas as mulheres com carcinoma epitelial devem ser testadas para a síndrome hereditária do câncer de mama-ovário, independentemente da idade ou do histórico familiar. Entre as mulheres com mutação dos genes BRCA1 ou BRCA2, mais de 30% não têm histórico familiar de carcinoma de mama ou ovário enquanto mais de 35% o têm com mais de 60 anos ao diagnóstico.

O câncer de ovário desenvolve-se localmente e dissemina-se sobretudo por via peritoneal. O frequente achado de ascite é decorrente do acúmulo de líquido na cavidade celômica pelo intenso processo inflamatório e exsudativo, além da própria serosidade produzida pelo tumor e pelos implantes tumorais no peritônio. O movimento do líquido peritoneal sob a superfície ovariana é capaz de transportar células neoplásicas, que se desprendem e migram para outros locais dentro da cavidade peritoneal. A disseminação dos tumores ovarianos também ocorre por via linfonodal, desde os estádios iniciais aos mais avançados, aleatoriamente pela região pélvica (32%), para-aórtica (23%) ou em ambas (44%).

Infelizmente, os sintomas decorrentes dessa doença não ajudam no diagnóstico precoce, apesar de a maioria das mulheres com câncer de ovário relatar sintomas meses antes do diagnóstico. Os principais sintomas são aumento de dor abdominal associado ao quadro consumptivo. A perda da massa muscular, por proliferação e consumo da neoplasia, além da hiporexia, associada ao aumento do volume tumoral e a ascite de grande volume, são achados típicos. Outros sintomas incluem dor lombar, alterações urinárias (aumento da frequência miccional e urgência urinária), sangramento uterino anormal pré e pós-menopausa, dispneia, sintomas gastrointestinais inespecíficos, como dispepsia, flatulência, desconforto abdominal, afilamento das fezes, sensação de plenitude gástrica e alterações intestinais. A maior parte desses sintomas é decorrente do tumor, dos implantes peritoneais, distorcendo a anatomia, comprimindo órgãos ou relacionados com a ascite.

No exame clínico, observa-se perda de *performance* devido à própria doença, idade ou comorbidades prévias (ECOG/KPS), perda de massa muscular, derrame pleural uni ou bilateral, edema de membros inferiores, massas abdominal-pélvico, ascite de moderada a grande quantidade, nódulos na escavação retouterina (Prateleira de Blummer), tromboflebites recidivantes de membros inferiores, nódulos suspeitos claviculares, axilares, inguinais ou umbilicais (Sinal de Sister Mary-Joseph). Entretanto, nenhum desses sinais ou sintomas é capaz de predizer o diagnóstico ou estadiamento preciso da doença.

A ausência de programas de rastreamento e a falta de especificidade das queixas, associadas à velocidade de proliferação dessa neoplasia, dificultam a definição do diagnóstico ainda nos estádios iniciais.

Quando há suspeita clínica e/ou radiológica da neoplasia ovariana em idosas, é de suma importância uma avaliação geriátrica ampla para determinar se estas são candidatas ou não a cada modalidade de tratamento, além da propedêutica comum às pacientes não idosas. Lança-se mão, ainda, de marcadores tumorais, propedêutica radiológica e de procedimentos minimamente invasivos para o adequado planejamento do tratamento.

Diversos marcadores biológicos ainda são estudados para tentar identificar mais precocemente o câncer ovariano, assim como ferramentas para o seguimento e prognóstico; entretanto, somente existe comprovação da utilidade da dosagem sérica do CA 125 e do HE4 nesse cenário. Os outros marcadores biológicos como o CA 19.9 e o CEA (antígeno carcinoembrionário), mostram-se úteis diante da suspeita de tumores de origem metastática para o ovário, em geral do trato digestivo.

Pacientes recém-diagnosticados com câncer de ovário, com estado geral preservado e sem comorbidades significativas, devem ser candidatas à abordagem cirúrgica (cirurgia para diagnóstico, estadiamento ou citorredução cirúrgica primária) independentemente da idade, pois as taxas de complicações assemelham-se às de mulheres jovens. Para aquelas não consideradas aptas para cirurgia ou não passíveis de ressecção cirúrgica completa (citorredução ótima) nos casos avançados, devem ser consideradas para quimioterapia neoadjuvante e reavaliação para citorredução de intervalo após três ou seis ciclos (Tabela 8.1).

A cirurgia citorredutora primária alcançando CC0 (nenhuma doença residual) está associada a melhor sobrevivência. O esforço necessário para "citorreduzir" o câncer de ovário avançado está associado a altas taxas de complicações pós-operatórias, com especial risco em idosos, podendo acarretar alta morbidade e mortalidade em até 20% dos casos ou impossibilitar a utilização da terapia adjuvante em até 13% dos casos.

Modelos preditivos de toxicidades e mortalidade podem ser úteis para mensurar o risco de complicações, facilitando a escolha entre o tratamento cirúrgico como primeira abordagem ou quimioterapia neoadjuvante em casos de alto risco de complicações. Atualmente, opta-se pela quimioterapia neoadjuvante para pacientes com câncer de ovário que identificaram no pré-operatório doença irressecável, derrame pleural neoplásico, múltiplos seguimentos intestinais envolvidos, comorbidades clínicas importantes, *performance* clínica ruim ou grande volume de doença.

Estudo com 2.100 pacientes submetidas à cirurgia primária para o tratamento de câncer de ovário observou que 35,9% (n = 751) tinham mais de 65 anos de idade. As taxas de complicações perioperatórias foi de 12,3% para a população geral e de 16,4% entre as mulheres com mais de 65 anos de idade. Pacientes com idade superior a 65 anos que experimentaram complicações maiores no pós-operatório apresentavam mais ascite, menores níveis de albumina, maior contagem de glóbulos brancos e níveis de creatinina sérica pré-operatórios.

Outros estudos descobriram que idade mais avançada, estado pobre de nutrição e doença do estádio IV estão associadas a maiores taxas de complicações pós-operatórias. Medidas de CA125, tomografia computadorizada e laparoscopia são alguns métodos preditores de ressecabilidade com morbidade aceitáveis. O conjunto dessas variáveis, expressas de modo narrativo ou em modelos matemáticos, tenta predizer quais pacientes suportarão a cirurgia como primeira abordagem e que não terão atraso no programa de quimioterapia.

A indicação de quimioterapia em idosas com câncer de ovário operadas ainda é controversa. Faltam dados para demonstrar que terapia combinada seja superior à terapia com agente único. Pacientes com boa *performance* para terapia combinada, a combinação semanal de quimioterapia com carboplatina e paclitaxel é uma possibilidade terapêutica, que apresenta melhores escores de qualidade de vida, melhor perfil de toxicidade, com sobrevida livre de progressão comparável com o esquema com carboplatina e paclitaxel a cada três semanas.

A opção de carboplatina como agente único é opção em pacientes com fragilidade ou idade avançada, sendo considerado como de escolha devido ao melhor perfil de toxicidade comparado com a terapia combinada.

Artigo de revisão recentemente publicado compila os subgrupos de mulheres idosas em diversos estudos em conjunto com o estudo prospetivo GOG 273, em andamento, para tentar responder qual a melhor estratégia terapêutica sistêmica direcionada para população idosa. Restrito para àquelas com 70 anos ou mais, com carcinoma de ovário recém-diagnosticados estádio III ou IV, com indicação de quimioterapia de primeira linha, tem como objetivo avaliar tolerância e predizer habilidade de completar o tratamento. Três esquemas de tratamento são oferecidos ao oncologista: 1) Carboplatina (AUC5) como agente isolado; 2) Carboplatina (AUC5) associada ao paclitaxel (135 mg/m^2) a cada três semanas; 3) Carboplatina (AUC5) a cada três semanas associada ao paclitaxel (60 mg/m^2) semanal.

Pacientes com recorrência, seis meses ou mais após completar a quimioterapia inicial (platino sensível), sem comorbidades relevantes, e que apresentem critérios de ressecabilidade ótima por imagem e/ou laparoscopia, podem ser consideradas para cirurgia de resgate (citorredução secundária), embora existam poucos dados para indicação nesse subgrupo.

A reexposição à quimioterapia à base de platina (carboplatina ou cisplatina), combinada ou isoladamente, é o pilar do tratamento. Pacientes com presença de mutação do BRCA 1 ou 2, que tenham resposta parcial ou completa após platina, podem ser candidatas a descontinuar quimioterapia e iniciar terapia oral com inibidor de PARP (olaparibe - único da classe disponível no Brasil em 2018) de manutenção.

Outros agentes quimioterápicos, como paclitaxel, gemcitabina, doxorrobicina lipossomal e topotecano, além de antiangiogênico (bevacizumabe), podem ser considerados, com possibilidade de ajuste de dose, levando-se em consideração o perfil de toxicidade de cada medicamento. Podem ser prescritos em combinação com agentes platinantes para pacientes platinossensíveis com boa *performance* clínica ou como monodroga para paciente com recorrência com menos de seis meses (platino refratárias) ou naqueles com contraindicação à platina.

Carcinoma do colo do útero

Estima-se 604.127 novos casos e 341.841 mortes por câncer de colo de útero para 2020 no mundo. Cerca de 84% dos casos ocorrem nos países em desenvolvimento, onde representa problema de saúde pública, ranqueado entre os dois primeiros tipos mais comuns de câncer e, por vezes, o primeiro em mortalidade em mulheres. Em alguns continentes, como África e América Central, o câncer do colo do útero é a principal causa de mortalidade relacionada com o câncer entre as mulheres. Entre 2006-2012, a idade mediana ao diagnóstico do câncer do colo do útero foi 49 anos. Apesar de menos frequente, as idosas continuam em risco, e mais de 15% dos casos novos diagnosticados são em mulheres acima de 65 anos. Recentemente, observou-se aumento do número de casos nessa faixa etária. Apesar do fator idade não ser fator de pior prognóstico isoladamente, observa-se maior mortalidade entre essas pacientes.

O rastreamento populacional, quando organizado, é eficiente na redução da mortalidade pelo câncer cervical, porém a decisão de se indicar ou não o rastreamento na população idosa é um desafio. A avaliação de benefício e risco com o rastreamento em idosas deve ser individualizada, considerando rastreamento prévio, fatores de riscos, expectativa de vida, valores pessoais e preferências da paciente. Assim como a maioria dos protocolos assistenciais, o do Ministério da Saúde, por meio do Instituto Nacional de Câncer (INCA), recomenda que pacientes acima de 64 anos, que participaram do programa de rastreamento regular nos últimos dez anos possam abster-se da coleta regular da citologia, participando do rastreamento apenas de modo oportunista.

Diferentes associações norte-americanas sugerem que mulheres com mais de 65 anos com histórico de NIC2, NIC3 ou adenocarcinoma *in situ*, imunocomprometidas e/ou que nunca foram rastreadas, devem continuar a ser acompanhadas por pelo menos 20 anos.

O câncer do colo do útero não é mais agressivo em idosas, comparado com mulheres jovens e lesões de alto grau (pré-invasivas) são raras entres as idosas previamente rastreadas. Estudos prévios demonstram que mulheres idosas recebem tratamentos menos agressivos, apesar de apresentarem-se em estádios mais avançados.

Classicamente, após o diagnóstico, a paciente deve ser submetida a avaliação clínica-ginecológica e classificada em estádios clínicos de I-IV, de acordo com a proposição da Federação Internacional de Ginecologia e Obstetrícia (FIGO), e realizados exames subsidiários obrigatórios (radiografia de tórax e investigação da via urinária) ou outros mais detalhados, como tomografia/ressonância de pelve e abdome e/ou PET-CT, em especial para mulheres com estádios mais avançados.

Nos casos em que a doença foi confirmada em estádio inicial – FIGO I (limitada ao colo uterino e clinicamente menor que 4,0 cm), dá-se preferência ao tratamento cirúrgico como abordagem inicial. A radicalidade cirúrgica nesse estádio e em suas subdivisões aumentará quanto maior e mais profunda for a doença.

Define-se doença microinvasiva (EC FIGO IA) após a análise histopatológica de peça de conização com margens livres estabelecendo extensão até 7 mm e profundidade menor ou igual a 3 mm (IA1) ou entre 3 mm e 5 mm (IA2). Considera-se no EC IA1 com margens livres em pacientes idosas apenas o acompanhamento clínico ou o tratamento definitivo com histerectomia simples, uma vez que o risco de recorrência é baixo e, mesmo que ocorra é possível de resgate cirúrgico com baixa toxicidade. Já no estádio IA1 com invasão linfovascular e no IA2, o risco de envolvimento linfonodal deixa de ser desprezível, por isso, a avaliação ou o tratamento da cadeia linfonodal passa ser parte do tratamento. A histerectomia simples com investigação do linfonodo-sentinela oferece segurança oncológica e baixas taxas de complicações. Idosas sem condições cirúrgicas podem ser avaliadas para radioterapia externa com ou sem braquiterapia.

Em mulheres com estádio IB1 (tumor maior que os limites do IA2, restrito ao colo uterino e menor que 4,0 cm), a abordagem de idosas como em não idosas, considera-se a histerectomia radical com linfadenectomia pélvica ou linfonodo-sentinela. Caso a paciente não tenha condições clínicas de ser submetida à cirurgia de duração de cerca de 4 horas, ou apresente risco de complicações pós-operatórias ou por desejo pessoal, opta-se pela radioterapia pélvica primária com ou sem associação de quimioterapia, ambos tratamentos com taxas de sobrevida similar.

A histerectomia radical na população idosa foi avaliada em estudo retrospectivo, que incluiu 8.199 pacientes com diagnóstico de câncer de colo de útero associando a idade às taxas de complicações cirúrgicas relacionadas com histerectomia radical. Nas pacientes com mais de 70 anos, as taxas de complicações clínicas ou cirúrgicas intra e pós-operatórias, assim como a mortalidade perioperatória foram superiores em relação às pacientes com menos de 50 anos.

Estudo recentemente publicado sobre o tratamento do câncer cervical em idosos descreve os motivos das pacientes idosas serem tratadas mais conservadoramente, recebendo menos modalidades de tratamento. Os principais motivos para essa escolha de tratamento incluem a não indicação médica, o pior *performance* clínica (ECOG) e a rejeição do tratamento pela paciente ou pela família, situação semelhante a encontrada no tratamento do câncer de endométrio na idosa.

A literatura sugere que cirurgia com linfadenectomia, radioterapia com quimioterapia e tratamento sistêmico são menos propensos a serem realizados em mulheres mais velhas. No estádio inicial, as pacientes com mais de 60 anos, em sua maioria, são submetidas à histerectomia simples, embora estudos demonstrem claramente que a cirurgia radical e a linfadenectomia são bem toleradas por pacientes idosos e com maiores taxas de cura.

O subtratamento observado de mulheres idosas com câncer de colo do útero pode ser uma explicação da redução observada da sobrevida global para pacientes com mais de 60 anos de idade. Na literatura, existem dois grupos que descrevem controversamente o impacto da idade na sobrevivência. Essa discrepância pode ocorrer devido aos diversos conceitos de estudo e metodologia, assim como pelo viés de seleção. Quando utilizam-se análises de correspondência e, portanto, com menor viés de seleção, a idade foi fator de sobrevivência desfavorável apenas para pacientes com estágio inicial de câncer cervical, mas não no caso de doença avançada. Pode-se entender como uma segunda explicação para a discrepância entre o aumento da agressividade da doença em mulheres mais velhas e que recebem tratamento menos agressivo.

Pacientes com estádios mais avançados do câncer do colo uterino (estádios IIB, III e IV) apresentam melhores resultados do ponto de vista de qualidade de vida e sobrevida global quando tratadas com radioterapia comparada com o tratamento cirúrgico. Estudos indicam que mulheres idosas podem ser tratadas de maneira segura com radioterapia para o carcinoma do colo do útero, alcançando boas taxas de resposta e sobrevida.

Um grande avanço no tratamento do câncer cervical foi o uso da quimioterapia para radiossensibilização, sendo a cisplatina o agente mais utilizado. No entanto, a eficácia e a segurança dessa estratégia ainda precisam ser avaliadas na população idosa. A carboplatina concomitante à radioterapia pode ser uma opção para pacientes que não tolerem a cisplatina e que tenham uma *performance* adequada para a associação de quimioterapia.

Pacientes com doença metastática ao diagnóstico ou recidiva sistêmica raramente são curáveis. As opções são quimioterapia sistêmica, inclusão em estudo clínico (quando disponível) ou cuidados paliativos exclusivos. Radioterapia isolada pode ser considerada como modalidade terapêutica em pacientes com doença oligometastática ou como tratamento paliativo em pacientes sintomáticos, decorrentes de metástase óssea ou de linfonodos para-aórticos ou supraclaviculares.

Em pacientes não canditadas à poliquimioterapia, opta-se pela terapia com platina como agente único, embora resulte em taxas de resposta inferiores às dos regimes com combinação de quimioterapia. Essas pacientes apresentam, de acordo com vários estudos, sobrevida global semelhante, ao se comparar com combinações. Em pacientes submetidas à monoquimioterapia, mas com alguma contraindicação à cisplatina, utiliza-se carboplatina com taxas de resposta em torno de 15%. Outros agentes que podem ser considerados após falha ou contraindicação às platinas incluem paclitaxel, vinorelbina, gemcitabina, irinotecano e pemetrexede.

Em junho de 2018, o Food and Drug Administration (FDA), órgão regulatório norte-americano, aprovou a imunoterapia (pembrolizumabe) para pacientes com câncer do colo do útero metastático ou recorrente, que progrediram durante ou após a quimioterapia e que expressassem PD-L1 ($\geq$ 1). O estudo que levou à aprovação, o KEYNOTE 158 (NCT 02628067), investigou 98 pacientes recrutados, sendo 83% com PD-L1 positivo, em estudo fase II, de coorte única, multicêntrica, não randomizada, aberto, para receber pembrolizumabe 200 mg endovenoso, a cada três semanas, até progressão ou toxicidade limitante. Com seguimento mediano de 10,3 meses, a taxa de resposta foi de 13,3%, com três respostas completas e dez respostas parciais, com atividade antitumoral duradoura e segurança manejada. Apesar da mediana de idade ser de 46 anos, incluiu pacientes com até 75 anos, podendo ser opção, levando-se em consideração a falta de dados de segurança nesse estudo para a população idosa, bem como o acesso à medicação e os potenciais riscos de toxicidades e benefícios.

Acredita-se que a não recomendação do tratamento padronizado de acordo com o estádio clínico-radiológico apenas por idade avançada seja discutível e recomenda-se que os tratamentos de tais pacientes necessitem de discussão multidisciplinar estimando o risco de complicações clínicas e cirúrgicas, e ponderando as taxas estimadas de sobrevida e expectativa de vida.

Câncer de vulva

O câncer de vulva é raro, representando cerca de 5% de todos os tumores ginecológicos, com 45.240 novos casos diagnosticados e 17.427 mortes em mulheres no mundo em 2020.

O câncer vulvar ocorre com mais frequência no idoso entre a sexta e a sétima década de vida. De acordo com os dados do Serviço de Epidemiologia e Vigilância norte-americano (SEER), de 2003 a 2007, a idade mediana da morte por câncer vulvar foi de 79 anos. A taxa de mortalidade mostrou-se tanto pior quanto mais avançada fosse a idade da paciente, em análise univariada. Entretanto, outros fatores, como as comorbidades, precisam ser analisados.

A infecção pelo papilomavírus humano (HPV) é associada a maioria dos carcinomas escamosos, histologia mais comum no câncer de vulva, representando 75% dos casos. Por isso, existe associação entre o câncer de vulva e cânceres do trato genital inferior feminino. Tumores sincrônicos ou não sincrônicos da região do colo do útero, vagina e anogenital ocorrem em até 20% das mulheres.

O tratamento deve ser individualizado. Cirurgias menos radicais para estádios iniciais da doença não parecem comprometer a sobrevida. Lesões microinvasivas podem ser tratadas com excisões locais ampliadas, sem necessitar de linfadenectomia.

Para tumores maiores, a vulvectomia com dissecção linfonodal é recomendada, embora para pacientes selecionados, as cirurgias conservadoras, como ressecções locais ampliadas com margens cirúrgicas de 2 cm e linfadenectomia unilateral ou avaliação de linfonodo-sentinela, são opções válidas.

Estudo retrospectivo incluindo 131 pacientes demonstrou, em análise multivariada, que as pacientes idosas (com mais de 75 anos) não apresentaram maiores taxas de complicações operatórias com linfadenectomia, sugerindo a importância de ser realizada em pacientes com indicação apesar da idade.

Em casos de tumores sem extensão para estruturas perineais adjacentes (uretra ou ânus) com linfonodos, clinicamente e por exames de imagem, negativos, sugere-se a vulvectomia com linfadenectomia bilateral. Indica-se a radioterapia exclusiva ou concomitante à quimioterapia adjuvante para pacientes com linfonodos comprometidos histologicamente. Para pacientes não candidatas à cirurgia por condição clínica ou por doença localmente avançada envolvendo reto e/ou bexiga/uretra, sugere-se radioterapia exclusiva ou concomitante à quimioterapia de forma definitiva.

Em pacientes com doença metastática ou recorrência sistêmica, a quimioterapia paliativa com combinação ou agente único à base de platina, a exemplo de agentes ativos para tumores do colo do útero, deve ser considerada. Outras opções incluem participação em estudo clínico (quando disponíveis) ou cuidados paliativos exclusivos.

Câncer do endométrio

O câncer do endométrio ou do corpo do útero é o tumor ginecológico mais comum em países desenvolvidos e o segundo nos países em desenvolvimento, após o câncer do colo do útero. A doença ocorre com mais frequência em mulheres na pós-menopausa, e 75% dos casos ocorrem em mulheres acima dos 50 anos.

O fator prognóstico mais importante no carcinoma endometrial é o estádio. A idade ao diagnóstico mostrou-se como preditor de pior sobrevida e fator prognóstico independente em análise multivariada.

O carcinoma endometrial metastático costuma ocorrer em mulheres idosas e está relacionado com baixa sobrevida. Mesmo na doença inicial, mulheres com 60 anos ou mais apresentam maior taxa de invasão profunda do miométrio comparada com mulheres com menos de 60 anos (46,3% *vs.* 24,1%).

O estadiamento cirúrgico, definido como padrão desde 1988, permite melhor avaliação da extensão da doença. Nos estádios iniciais IA (tumor restrito à metade interna no miométrio), bem a moderadamente diferenciado (Grau 1 e Grau 2), a remoção do útero e dos anexos é considerada cirurgia padrão (histerectomia total, salpingo-ooforectomia bilateral). Diante de tumores mais profundos ou com pior grau histológico ou com invasão angiolinfática, acresce-se a investigação do *status* linfonodal. À luz dos conhecimentos recentes, sugere-se a realização da pesquisa do linfonodo-sentinela com ou sem a linfadenectomia pélvica e para-aórtica sistemática.

Estudo retrospectivo incluindo 74 pacientes com idade avançada e/ou com comorbidades que contraindicaram a cirurgia, optou-se pela radioterapia externa, em geral combinada com a braquiterapia com taxas de recorrência de 17,6%, e sobrevida livre de progressão e sobrevida global de 43,5 e 47,2 meses, respectivamente.

A radioterapia e/ou braquiterapia pós-operatória é recomendada para tumores que se estendem para além da metade interna do miométrio ou que apresentem fatores de risco (invasão angiolinfática, alto grau histológico e outras histologias não endometrioides).

Pacientes com doença extrauterina, metastática para linfonodos, peritônio, omento ou anexos devem ser considerados para terapia pós-operatória com quimioterapia à base de platina e radioterapia externa. Em pacientes com idade avançada e/ou comorbidades ou contraindicação para quimioterapia, o tratamento radioterápico adjuvante isolado ou associado à braquiterapia está recomendado para melhor controle local. Por outro lado, análise multivariada do estudo PORTEC 3 para sobrevida livre de recorrência, apenas grupo etário, demonstrou ser preditivo de eficácia ao tratamento combinado ($p = 0,012$). Mulheres com idade de 70 anos ou mais tiveram maior benefício a tratamento de quimioterapia e radioterapia comparado com radioterapia isolada.

Os casos de doença recorrente ou oligometastática em mulheres assintomáticas e com doença endometrioide de baixo grau histológico (expressão positiva de receptores hormonais) têm como opção terapêutica o uso de agentes hormonais. Os principais agentes nessa situação são o acetato de megestrol, megestrol alterando com tamoxifeno, inibidores de aromatase, tamoxifeno isolado ou fulvestranto.

Pacientes que não se enquadrem para terapia hormonal, intolerantes ao tratamento hormonal ou que progridam com essa terapia apresentam como opções terapêuticas tratamento com quimioterapia, participação em estudo clínico (quando disponível) ou cuidados paliativos exclusivos.

Conclusões

O envelhecimento da população apresenta desafios significativos nos cuidados da saúde. As mulheres representam a maioria da população idosa, portanto o conhecimento de tumores ginecológicos é preponderante para todos os prestadores do cuidado da saúde primária. O referenciamento adequado dessas pacientes para centro especializado que contenha equipe multidisciplinar é de suma importância.

A idade não pode ser o principal fator de tomada de decisão no diagnóstico e tratamento da paciente com câncer ginecológico. Idosas podem tolerar modalidades de tratamento padrão sem aumento significativo da morbidade ou mortalidade. Avanços na técnica cirúrgica, anestesia e cuidados intensivos pós-operatórios possibilitam a realização de cirurgia pélvica radical com segurança em mulheres idosas. Pacientes com bom estado funcional podem tolerar tratamentos de quimioterapia e radioterapia com a mesma eficácia que os pacientes mais jovens. Podem ser necessários ajustes de dose ou uso de regimes menos intensos em pacientes com comprometimento funcional e comorbidades. Além disso, deve-se atentar para o maior risco de toxicidade relacionado com os tratamentos oncológicos.

Mais pesquisas básicas e clínicas são necessárias com população idosa. Uma compreensão da biologia do envelhecimento, bem como as alterações fisiológicas que ocorrem nos idosos, permitirá o desenvolvimento de melhores estratégias no cuidado dessas pacientes. Além disso, somente estudos clínicos, com maior proporção de pacientes idosos, ajudarão na formação do corpo de evidências para escolha da melhor decisão terapêutica na idosa com câncer ginecológico.

Referências

Abu-Rustum NR. Sentinel lymph node mapping for endometrial cancer. In: Pelvic Cancer Surgery. 2015. p. 305-13.

Abu-Rustum NR. Sentinel lymph node mapping for endometrial cancer. In: Principles of Gynecologic Oncology Surgery. 2018. p. 141-8.

Aletti GD, Eisenhauer EL, Santillan A, Axtell A, Aletti G, Holschneider C et al. Identification of patient groups at highest risk from traditional approach to ovarian cancer treatment. Gynecol Oncol. 2011 Jan; 120(1):23-8.

Amant F, Trum H. Sentinel-lymph-node mapping in endometrial cancer: routine practice? Lancet Oncol. 2017;18(3):281-2.

Barber EL, Rutstein S, Miller WC, Gehrig PA. A preoperative personalized risk assessment calculator for elderly ovarian cancer patients undergoing primary cytoreductive surgery.GynecolOncol. 2015 Dec; 139(3):401-6.

Bolton KL, Chenevix-Trench G, Goh C, Sadetzki S, Ramus SJ, Karlan BY et al. Association between BRCA1 and BRCA2 mutations and survival in women with invasive epithelial ovarian cancer. JAMA. 2012 Jan 25;307(4):382-90.

Brasil: uma visão geográfica e ambiental no início do século XXI. 2016.

Bray F, Ferlay J, Soerjomataram I et al. Global cancer statistics 2018: GLOBOCAN estimates of incidence and mortality worldwide for 36 cancers in 185 countries. CA Cancer J Clin.2018 Sep 12.doi: 10.3322/caac.21492. [Epub ahead of print]

Cancer today [Internet]. [cited 2018 Oct 2]. Available from: http://gco.iarc.fr/today/home.

Cervical Cancer [Internet]. [cited 2018 Oct 2]. Available from: https://www.cancer.org/cancer/cervical-cancer.html

Cetina L, Garcia-Arias A, Uribe M de J, Candelaria M, Rivera L, Oñate-Ocaña L et al. Concurrent chemoradiation with carboplatin for elderly, diabetic and hypertensive patients with locally advanced cervical cancer. Eur J Gynaecol Oncol. 2008;29(6):608-12.

Chow WB, Rosenthal RA, Merkow RP, Ko CY, Esnaola NF, American College of Surgeons National Surgical Quality Improvement Program et al. Optimal preoperative assessment of the geriatric surgical patient: a best practices guideline from the American College of Surgeons National Surgical Quality Improvement Program and the American Geriatrics Society. J Am Coll Surg. 2012 Oct;215(4):453-66.

Cibula D, Pötter R, Planchamp F, Avall-Lundqvist E, Fischerova D, HaieMeder C, et al. The European Society of Gynaecological Oncology/European Society for Radiotherapy and Oncology/European Society of Pathology Guidelines for the Management of Patients with Cervical Cancer. Int J GynecolCancer. 2018 May;28(4):641-55.

Collins CG, Lee FY, Roman-Lopez JJ. Invasive carcinoma of the vulva with lymph node metastasis. Am J Obstet Gynecol. 1971 Feb 1;109(3):446–52.

Committee on Practice Bulletins — Gynecology. Practice Bulletin No. 168: Cervical Cancer Screening and Prevention. Obstet Gynecol. 2016 Oct;128(4): e111-30.

de Boer SM, Powell ME, Mileshkin L et al. Adjuvant chemoradiotherapy versus radiotherapy alone for women with high-risk endometrial cancer (PORTEC-3): final results of an international, open-label, multicentre, randomised, phase 3 trial. Lancet Oncol. 2018 Mar; 19(3):295-309. doi: 10.1016/S1470-2045(18)30079-2. Epub 2018 Feb 12.

Dockery LE, Tew WP, Ding K, Moore KN. Tolerance and toxicity of the PARP inhibitor olaparib in older women with epithelial ovarian cancer. Gynecol Oncol. 2017 Dec;147(3):509-13.

Dumas L, Ring A, Butler J, Kalsi T, Harari D, Banerjee S. Improving outcomes for older women with gynaecological malignancies. Cancer Treat Rev. 2016 Nov;50:99-108.

Eggemann H, Ignatov T, Burger E, Costa SD, Ignatov A. Management of elderly women with endometrial cancer. GynecolOncol. 2017 Sep;146(3):519-24.

Eggemann H, Ignatov T, Geyken CH, Seitz S, Ignatov A. Management of elderly women with cervical cancer. J Cancer Res Clin Oncol. 2018 May;144(5):961-7.

Elit L. Role of cervical screening in older women. Maturitas. 2014 Dec;79(4):413-20.

Fagotti A, Vizzielli G, De Iaco P, Surico D, Buda A, Mandato VD et al. A multicentric trial (Olympia-MITO 13) on the accuracy of laparoscopy to assess peritoneal spread in ovarian cancer. Am J Obstet Gynecol. 2013 Nov;209(5):462.e1-462.e11.

Fagotti A, Vizzielli G, Fanfani F, Costantini B, Ferrandina G, Gallotta V et al. Introduction of staging laparoscopy in the management of advanced epithelial ovarian, tubal and peritoneal cancer: Impact on prognosis in a single institution experience. Gynecol Oncol. 2013;131(2):341–6.

Fanfani F, Fagotti A, Salerno MG, Margariti PA, Gagliardi ML, Gallotta V et al. Elderly and very elderly advanced ovarian cancer patients: does the age influence the surgical management? Eur J Surg Oncol. 2012 Dec;38(12):1204-10.

Fanfani F, Monterossi G, Fagotti A, Gallotta V, Costantini B, Vizzielli G et al. Positron emission tomography-laparoscopy based method in the prediction of complete cytoreduction in platinum-sensitive recurrent ovarian cancer. Ann Surg Oncol. 2015 Feb; 22(2):649-54.

Farley JH, Nycum LR, Birrer MJ, Park RC, Taylor RR. Age-specific survival of women with endometrioid adenocarcinoma of the uterus. GynecolOncol. 2000 Oct;79(1):86-9.

Freyer G. Ovarian Cancer in Elderly Patients. Springer; 2015.103 p.

Ganz PA, Lee J, Sim M-S, Polinsky ML, Schag CAC. Exploring the influence of multiple variables on the relationship of age to quality of life in women with breast cancer. J Clin Epidemiol. 1992;45(5):473-85.

Gehrig P. Faculty of 1000 evaluation for ovarian cancer in the octogenarian: does the paradigm of aggressive cytoreductive surgery and chemotherapy still apply? [Internet]. F1000 – Post-publication peer review of the biomedical literature. 2008. Available from: http://dx.doi.org/10.3410/f.1112160.568146

George EM, Tergas AI, Ananth CV, Burke WM, Lewin SN, Prendergast E et al. Safety and tolerance of radical hysterectomy for cervical cancer in the elderly. Gynecol Oncol. 2014 Jul;134(1):36-41.

Gorostidi M, Ruiz R. Sentinel-lymph-node mapping in endometrial cancer. Lancet Oncol. 2017;18(5):e235.

Guidelines for Referral to a Gynecologic Oncologist: Rationale and Benefits. Gynecol Oncol. 2000;78(3): S1-13.

Huh WK, Ault KA, Chelmow D, Davey DD, Goulart RA, Garcia FAR et al. Use of primary high-risk human papillomavirus testing for cervical cancer screening: interim clinical guidance. Obstet Gynecol. 2015 Feb;125(2):330-7.

INCA – Instituto Nacional de Câncer – Estimativa 2018 - Neoplasia maligna do ovário e do corpo do útero (taxas brutas) [Internet]. [cited 2018 Oct 2]. Available from: http://www.inca.gov.br/estimativa/2018/mapa-ovario-corpo-utero-taxas-brutas.asp

Kang S, Kim T-J, Seo S-S, Kim B-G, Bae D-S, Park S-Y. Prediction of a high-risk group based on postoperative nadir CA-125 levels in patients with advanced epithelial ovarian cancer. J GynecolOncol. 2011 Dec;22(4):269-74.

Kang S, Park S-Y. To predict or not to predict? The dilemma of predicting the risk of suboptimal cytoreduction in ovarian cancer. Ann Oncol. 2011 Dec;-22Suppl 8:viii23-8.

Key Statistics for Vulvar Cancer [Internet]. [cited 2018 Oct 2]. Available from: https://www.cancer.org/cancer/vulvar-cancer/about/key-statistics.html

Koroukian SM, Murray P, Madigan E. Comorbidity, Disability, and Geriatric Syndromes in Elderly Cancer Patients Receiving Home Health Care. J ClinOncol. 2006;24(15):2304-10.

Kumar L, Pokharel YH, Kumar S, Singh R, Rath GK, Kochupillai V. Single agent versus combination chemotherapy in recurrent cervical cancer. J Obstet Gynaecol Res. 1998 Dec;24(6):401-9.

Landoni F, Colombo A, Milani R, Placa F, Zanagnolo V, Mangioni C. Randomized study between radical surgery and radiotherapy for the treatment of stage IB–IIA cervical cancer: 20-year update. J Gynecol Oncol [Internet]. 2017;28(3). Available from: http://dx.doi.org/10.3802/jgo.2017.28.e34

Landoni F, Maneo A, Colombo A, Placa F, Milani R, Perego P et al. Randomised study of radical surgery versus radiotherapy for stage Ib-IIa cervical cancer. Lancet. 1997 Aug 23;350(9077):535-40.

Marques RM, Gonçalves WJ et al. Câncer de ovário. In: Ginecologia Oncológica. Atheneu; 418 p.

McGuire WP 3rd, Arseneau J, Blessing JA, DiSaia PJ, Hatch KD, Given FT Jr et al. A randomized comparative trial of carboplatin and iproplatin in advanced squamous carcinoma of the uterine cervix: a Gynecologic Oncology Group study. J Clin Oncol. 1989 Oct;7(10):1462-8.

Mirhashemi R, Nieves-Neira W, Averette HE. Gynecologic malignancies in older women.Oncology. 2001 May;15(5):580-6; discussion 592-4, 597-8.

Moore DH, Blessing JA, McQuellon RP, Thaler HT, Cella D, Benda J, et al. Phase III Study of Cisplatin With or Without Paclitaxel in Stage IVB, Recurrent, or Persistent Squamous Cell Carcinoma of the Cervix: A Gynecologic Oncology Group Study. J Clin Oncol. 2004;22(15):3113-9.

Moore KN, Reid MS, Fong DN, Myers TKN, Landrum LM, Moxley KM et al. Ovarian cancer in the octogenarian: does the paradigm of aggressive cytoreductive surgery and chemotherapy still apply? GynecolOncol. 2008 Aug;110(2):133-9.

Nout RA, Smit V, Putter H, Jürgenliemk-Schulz IM, Jobsen JJ, Lutgens L, et al. Vaginal brachytherapy versus pelvic external beam radiotherapy for patients with endometrial cancer of high-intermediate risk (PORTEC-2): an open-label, non-inferiority, randomised trial. Lancet. 2010 Mar;375(9717):816-23.

Omura GA, Blessing JA, Vaccarello L, Berman ML, Clarke-Pearson DL, Mutch DG et al. Randomized trial of cisplatin versus cisplatin plus mitolactol versus cisplatin plus ifosfamide in advanced squamous carcinoma of the cervix: A Gynecologic Oncology Group study. J Clin Oncol. 1997 Jan;15(1):165-71.

Panici PB, Tomao F, Domenici L, Giannini A, Giannarelli D, Palaia I et al. Prognostic role of inguinal lymphadenectomy in vulvar squamous carcinoma: younger and older patients should be equally treated. A prospective study and literature review. Gynecol Oncol. 2015 Jun;137(3):373-9.

Pignata S, Breda E, Scambia G, Pisano C, Zagonel V, Lorusso D et al. A phase II study of weekly carboplatin and paclitaxel as first-line treatment of elderly patients with advanced ovarian cancer. A Multicentre Italian Trial in Ovarian cancer (MITO-5) study. Crit Rev Oncol Hematol. 2008 Jun;66(3):229-36.

Pignata S, Monfardini S. Single agents should be administered in preference to combination chemotherapy for the treatment of patients over 70 years of age with advanced ovarian carcinoma. Eur J Cancer. 2000 May;36(7):817-20.

Pignata S, Scambia G, Katsaros D, Gallo C, Pujade--Lauraine E, De Placido S et al. Carboplatin plus paclitaxel once a week versus every 3 weeks in patients with advanced ovarian cancer (MITO-7): a randomised, multicentre, open-label, phase 3 trial. Lancet Oncol. 2014 Apr;15(4):396-405.

Podzielinski I, Randall ME, Breheny PJ, Escobar PF, Cohn DE, Quick AM et al. Primary radiation therapy for medically inoperable patients with clinical stage I and II endometrial carcinoma. GynecolOncol. 2012 Jan;124(1):36-41.

Radosevich JA. HPV and Cancer. Springer Science & Business Media; 2012.198 p.

Ries L, Melbert D, Krapcho M et al. SEER Cancer Statistics Review, 1975-2005. American Cancer Society. Cancer Facts and Figures 2008. (http://seer.cancer.gov/csr/1975_2005/)

Rossing MA, Wicklund KG, Cushing-Haugen KL, Weiss NS. Predictive value of symptoms for early detection of ovarian cancer. J Natl Cancer Inst. 2010 Feb 24;102(4):222-9.

Saraiya M, Watson M, Wu X, King JB, Chen VW, Smith JS, et al. Incidence of in situ and invasive vulvar cancer in the US, 1998-2003. Cancer. 2008 Nov 15;113(10 Suppl):2865-72.

Saslow D, Solomon D, Lawson HW, Killackey M, Kulasingam SL, Cain J et al. American Cancer Society, American Society for Colposcopy and Cervical Pathology, and American Society for Clinical Pathology screening guidelines for the prevention and early detection of cervical cancer. Am J Clin Pathol. 2012 Apr;137(4):516-42.

Sawaya GF, Sung HY, Kearney KA, Miller M, Kinney W, Hiatt RA et al. Advancing age and cervical cancer screening and prognosis. J Am Geriatr Soc. 2001 Nov;49(11):1499-504.

Sharma C, Deutsch I, Horowitz DP, Hershman DL, Lewin SN, Lu Y-S, et al. Patterns of care and treatment outcomes for elderly women with cervical cancer. Cancer. 2012 Jul 15;118(14):3618-26.

Smales E, Perry CM, Ashby MA, Baker JW. The influence of age on prognosis in carcinoma of the cervix. BJOG. 1987;94(8):784-7.

Smith RA, Cokkinides V, Eyre HJ. Cancer screening in the United States, 2007: a review of current guidelines, practices, and prospects. CA Cancer J Clin. 2007 Mar;57(2):90-104.

Stålberg K, Kjølhede P, Bjurberg M, Borgfeldt C, Dahm--Kähler P, Falconer H et al. Risk factors for lymph node metastases in women with endometrial cancer: A population-based, nation-wide register study-On behalf of the Swedish Gynecological Cancer Group. International Journal of Cancer. 2017;140(12):2693-700.

Stashwick C, Post MD, Arruda JS, Spillman MA, Behbakht K, Davidson SA et al. Surgical risk score predicts suboptimal debulking or a major perioperative complication in patients with advanced epithelial ovarian, fallopian tube, or primary peritoneal cancer. Int J Gynecol Cancer. 2011 Nov;21(8):1422-7.

Suidan RS, Ramirez PT, Sarasohn D, Teitcher J, Mironov S, Iyer R et al. A prospective trial evaluating the ability of preoperative CT scan and serum CA-125 to predict suboptimal cytoreduction at primary debulking surgery for advanced ovarian, fallopian tube, and peritoneal cancer. Gynecol Oncol. 2014;133:23-4.

Tantipalakorn C, Robertson G, Marsden DE, Gebski V, Hacker NF. Outcome and patterns of recurrence for International Federation of Gynecology and Obstetrics (FIGO) stages I and II squamous cell vulvar cancer. Obstet Gynecol. 2009 Apr;113(4):895-901.

Troso-Sandoval TA, Lichtman SM. Chemotherapy of ovarian cancer in elderly patients. Cancer Biol Med. 2015 Dec;12(4):292-301.

US Preventive Services Task Force, Curry SJ, Krist AH, Owens DK, Barry MJ, Caughey AB et al. Screening for Cervical Cancer: US Preventive Services Task Force Recommendation Statement. JAMA. 2018 Aug 21;320(7):674-86.

Wagner W, Prott FJ, Weissmann J, Niewöhner-Desbordes U, Ostkamp K, Alfrink M. Vulvar carcinoma: a retrospective analysis of 80 patients. Arch Gynecol Obstet. 1999;262(3-4):99-104.

Walsh T, Casadei S, Lee MK, Pennil CC, Nord AS, Thornton AM et al. Mutations in 12 genes for inherited ovarian, fallopian tube, and peritoneal carcinoma identified by massively parallel sequencing. Proc Natl Acad Sci U S A. 2011 Nov1;108(44): 18032-7.

Website [Internet]. [cited 2018 Oct 2]. Available from: SEER cancer statistics fact sheets: cervix uteri cancer. The SEER website. http://seer.cancer.gov/statfacts/html/cervix.html

Website [Internet]. [cited 2018 Oct 2]. Available from: www.uspreventiveservicestaskforce.org/Page/Document/RecommendationStatementFinal/cervical--cancer-screening

WHO/ICO Information Center of HPV and Cervical Cancer (HPV Information Center). Human Papillomavirus and Related Cancers in the World. Summary Report 2010. Website [Internet]. [cited 2018 Oct 2]. Available from: http://www.who.int/hpvcentre/en/

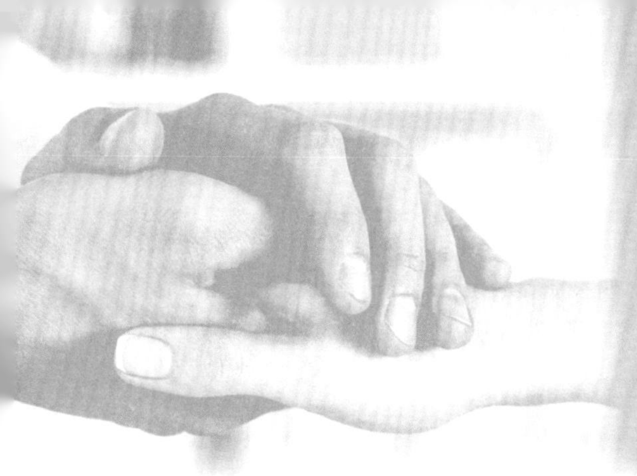

Capítulo 9

Heloisa Veasey Rodrigues

Câncer de Pele

Introdução

Os tumores de pele não melanoma (carcinoma basocelular e espinocelular) e melanoma apresentam incidência crescente nos últimos anos. São neoplasias mais comuns a partir dos 50 a 60 anos de idade, por isso, a longevidade da população é uma das explicações para o aumento dessa incidência. Contudo, a incidência na população adulta jovem também é crescente. A epidemiologia dos tumores de pele na população idosa especificamente é pouco conhecida, e merece especial atenção, pois trata-se de população que apresenta a associação de inúmeras comorbidades e fragilidades, e com expectativa de vida limitada, difícil de ser objetivamente mensurada. Os protocolos de tratamento dessas patologias, muitas vezes, levam em consideração fatores e características tumorais, os quais irão direcionar as condutas terapêuticas, mas falham em não considerar os fatores individuais dos pacientes, que, sobretudo nessa população, impactam a individualização de conduta. Levantamento epidemiológico em unidade geriátrica na França reportou uma prevalência de tumores de pele da ordem de 5%, e 100% dos casos estavam associados a síndromes geriátricas graves: 80%, dependência grave; 100%, déficit cognitivo; e 50%, desnutrição moderada a grave.

Os cânceres de pele não melanoma e melanoma são doenças bastante distintas em sua frequência e comportamento biológico, e serão detalhadas a seguir.

Cânceres de pele não melanoma

Epidemiologia e patogênese

Os tumores de pele não melanoma são os cânceres mais frequentes na população em geral. No Brasil, correspondem a cerca de 30% dos tumores malignos registrados no país. (http://www2.inca.gov.br/wps/wcm/connect/tiposdecancer/site/home/pele_nao_melanoma).

Os carcinomas basocelulares (CBC) correspondem a 75% dos casos e os carcinomas espinocelulares (CEC) correspondem a cerca de 20% dos casos de câncer de pele.[1] Ambos têm maior incidência na população idosa. Aos 75 anos, a chance de desenvolver CEC pode ser até 300 vezes maior que antes dos 45 anos, e a chance de CBC cerca de 100 vezes maior que antes dos 20 anos.[2] Ambos são frequentes em pessoas com pele clara, tipo 1 e 2 (Classificação de Fitzpatrick), e em regiões equatoriais e tropicais.

A patogênese dos tumores de pele envolve a radiação, que provoca alteração do DNA celular e inflamação da pele queimada, elevando a produção de COX-2 e induz carcinogênese, mutação de genes supressores de tumores, como o PTCH1 e p53, que podem ocorrer também em casos esporádicos. Na patogênese do CBC, o gene PTCH codifica uma proteína que é o receptor da proteína SMO, um importante componente da via de sinalização Sonic-Hedghog (SSH), que determina o desenvolvimento embriológico de diversos órgãos. A inativação do gene PTCH ou do correceptor SMO ocasiona a superexpressão contínua da via SSH, culminando em tumorigênese de um modo ainda desconhecido.[3]

Fatores de risco

- *Radiação UV:* tanto a exposição solar crônica como a aguda ou intermitente estão relacionadas com uma aumento da incidência de CBC, sobretudo na infância, adolescência e adulto jovem.
- *Exposição terapêutica:* fototerapia com psoraleno e UVA para tratamento de psoríase e outras condições cutâneas aumenta principalmente o risco de CEC.
- *Radiação ionizante:* irradiação para tratamento de câncer sobretudo em crianças, exposição acidental à radiação.
- *Imunossupressão:* transplante de órgãos sólidos e células hematopoiéticas progenitoras, uso de imunossupressores por condições inflamatórias crônicas.
- *Nevo sebáceo:* hamartoma congênito raro, composto de elementos epidérmicos, foliculares, sebáceos e apócrinos.
- *Queratose actínica:* lesões cutâneas associadas e exposição solar.
- *Síndromes hereditárias:*
  a) Síndrome do carcinoma basocelular.
  b) Epidermólise bolhosa.

Quadro clínico

Carcinoma basocelular

- Localização: 70% na face, consistente com o papel da exposição solar, 15% no tronco.
- Aspecto clínico

Os três subtipos mais comuns estão descritos a seguir:

- Nodular: é o aspecto mais comum, 60% dos casos, com pápula rósea e perolada.
- Superficial: corresponde a cerca de 30% dos casos.
- Esclerosante: corresponde a 5-10% dos casos, apresentam-se como placas atróficas pouco eritematosas, de crescimento agressivo.

Carcinoma espinocelular

- Localização:
  - 55% cabeça e pescoço
  - 18% dorso
  - 16% membros
  - 8% tronco
- Aspecto clínico:
  - Carcinoma espinocelular *in situ* (doença de Bowen): placas eritematosas e escamosas.
  - Carcinoma espinocelular invasivo: as lesões bem diferenciadas se apresentam como placas ou nódulos com hiperqueratose; já as lesões pouco diferenciadas se caracterizam por nódulos sem hiperqueratose, e associadas a úlcera, sangramento e necrose.

Diagnóstico

A suspeita clínica é fundamental para o diagnóstico, que será confirmado por biópsia para o diagnóstico definitivo e planejamento terapêutico.

Tratamento

Carcinoma basocelular

- *Baixo risco:* lesões únicas, subtipo superficial, não recidivado e fora da área facial de maior risco, isto é, periorificial. Nesses casos, o tratamento pode ser feito com agentes tópicos (imiquimod e 5-fluorouracil) ou tratamentos destrutivos, como crioterapia, eletrodissecção com curetagem.

- *Alto risco:* lesões recidivadas, em áreas de risco e subtipos agressivos, como os nodulares e esclerodermiformes, devem ser tratados com cirurgia com margem ampla, cirurgia micrográfica de Mohs e radioterapia adjuvante em alguns casos pode ser necessário.

A radioterapia pode representar uma boa opção terapêutica em pacientes idosos, frágeis e com expectativa de vida limitante para o tratamento de lesões avançadas e sintomáticas. Em pacientes com lesões avançadas e sintomáticas, que não são candidatos nem à cirurgia e nem à radioterapia, ou em casos de pacientes com metástase, o vismodegibe é uma medicação oral eficiente, com taxa de resposta em torno dos 40%. Contudo, há um impacto na qualidade de vida. Cerca de 1/3 dos pacientes abandona o tratamento por efeitos colaterais: espasmos musculares, fadiga e perda de peso.[4]

Carcinoma espinocelular

- *Baixo risco:*
  - Tumores primários: bem ou moderadamente diferenciados, profundidade inferior a 2 mm, ausência de invasão perineural, linfática e vascular.
  - Localização: menores de 2 cm, localizados no tronco ou nas extremidades (excluindo-se região pré-tibial, mãos, pés, unha e tornozelos), ou tumores menores de 1 cm, localizados em região malar, testa, couro cabeludo e pré-tibial.

Para os tumores de baixo risco, as seguintes estratégias terapêuticas podem ser contempladas: ressecção cirúrgica micrográfica de Mohs, curetagem e eletrodissecção, crioterapia, terapia fotodinâmica e radioterapia para pacientes não candidatos à cirurgia.

- *Alto risco:* presença das características já citadas (AJCC 2018). Para esse grupo, a melhor estratégia é a ressecção cirúrgica micrográfica de Mohs, sempre que possível. A radioterapia pode ser utilizada como modalidade adjuvante ou como tratamento exclusivo em pacientes não candidatos à cirurgia.

Na população idosa, fatores relacionados com o paciente, como a presença de fragilidade e comorbidades, por vezes limitam a cirurgia como tratamento primário e devem ser avaliados clinicamente por uma avaliação geriátrica específica.

O tratamento da doença metastática é um desafio, em especial na população idosa, que pode não tolerar efeitos adversos relacionados com quimioterapia (agentes platinantes e antimetabólicos, como o fluoracil), como neutropenia, diarreia, mucosite entre os principais, também apresentam efetividade limitada e transitória. O uso de droga-alvo molecular, como os inibidores de EGFR (cetuximabe, panitumumabe, erlotinibe e gefitinibe) tem eficácia moderada tanto como agentes únicos como em associação à quimioterapia, e os efeitos colaterais principais são *rash* cutâneo acneiforme e diarreia. Mais recentemente, com a nova geração de imunoterápicos, como os inibidores de *check point*, temos visto respostas da ordem dos 40%, inclusive com algumas respostas completas. Além disso, são medicações com melhor perfil de toxicidade do que a quimioterapia convencional.

Melanoma

Epidemiologia e patogênese

A incidência de melanoma vem aumentando na população em geral, mas esse aumento é ainda mais significativo em pacientes com mais de 65 anos. Enquanto a mortalidade parece diminuir em pacientes jovens e mulheres, na população idosa a mortalidade relacionada com o melanoma se mantém em ascensão.

O crescimento do melanoma ocorre por fases. No início, é caracterizado por um crescimento radial, confinado à epiderme, e se apresenta de duas formas: melanoma *in situ* e melanoma microinvasivo, com extensão papilífera microscópica na derme, componente menor que o componente epidérmico e crescimento indolente.

A fase de crescimento vertical determina a natureza claramente invasiva do melanoma, com potencial de metastatização, e caracteriza-se por um componente dérmico maior que epidérmico e a presença de pelo menos uma mitose na derme.

Subtipos de melanoma

- *Disseminativo superficial:* mais comum, corresponde a cerca de 75% dos melanomas.
- *Lentigo maligno:* em geral, surge em áreas de exposição solar crônica em pacientes mais idosos.
- *Acrolentiginoso:* é o subtipo de crescimento radial mais raro, apenas 5% dos melanomas, e acometem as regiões palmar, plantar e ungueal.
- *Nodular:* são melanomas em fase de crescimento vertical, correspondendo a 15-30% dos melanomas.

Alterações moleculares no melanoma

Cerca de 40-50% dos pacientes com melanoma apresentam mutação do gene BRAF. Trata-se de um proto-oncogene, pois está inserido em uma importante via de sinalização intracelular. Sendo assim, quando essa molécula está alterada, ela desencadeia uma proliferação celular desregulada. Tal mutação não ocorre com muita frequência em áreas não expostas ao dano solar crônico, mas sim em áreas relacionadas com dano solar intermitente, como o tronco. É mais comum em pacientes jovens, virtualmente em todos aqueles com menos de 30 anos, enquanto em pacientes com mais de 70 anos, ocorre em apenas 25% dos casos. No subtipo de disseminação superficial, muitas vezes em áreas de maior exposição solar intermitente, sendo, portanto, mais raro em idosos. Melanomas em áreas de exposição solar crônica estão mais associados à mutação do gene NRAS, e melanomas em mucosa estão relacionados com mutações do gene KIT.

Fatores de risco

- Fatores genéticos e familiares: 10% dos melanomas têm origem hereditária e devem ser suspeitados quando diversos familiares de um mesmo lado estão afetados.
- Nevo atípico: aumenta o risco em 3-20×.
- Alta contagem de nevos (> 25-100 nevos).
- Pele clara e cabelos ruivos.
- Exposição solar prévia, sobretudo em idade jovem.
- Irradiação prévia, principalmente na infância.
- Imunossupressão: imunossupressores crônicos para tratamento de doença autoimune ou pacientes transplantados.

Quadro clínico

Em geral, os melanomas se apresentam como lesões pigmentadas na pele, que apresentam características denominadas sinais de alerta para malignidade, e podem ser sintetizadas pela regra do ABCDE:

- A: assimetria
- B: bordas irregulares
- C: cores variadas

- D: diâmetro maior que 6 mm
- E: evolução progressiva – crescimento.

Nos pacientes idosos, observa-se uma maior preponderância em homens, com localização mais frequente na região da cabeça e do pescoço e do subtipo lentigo maligno.

Diagnóstico

Diante de lesão com suspeita clínica é necessário que se faça biópsia excisional, e o material seja enviado para exame anatomopatológico. Para o diagnóstico, não é necessário que se dê margem de segurança e, portanto, a excisão deve ser exígua. Em casos de lesão muito extensa ou que a excisão da lesão possa ser mutilante, recomenda-se biópsia representativa.

Algumas informações no laudo anatomopatológico devem ser registradas, já que estão diretamente ligadas ao prognóstico, como: espessura da lesão em milímetros e do Breslow, presença de ulceração e número de mitoses. Infelizmente, em pacientes idosos é mais comum a presença de aspectos de pior prognóstico. Cerca de 20% dos pacientes com mais de 80 anos são diagnosticados com melanoma espesso, apresentam lesões na cabeça e no pescoço, maior frequência de melanoma nodular do que disseminativo superficial, maior incidência de ulceração e maior número de mitoses. Portanto, têm uma mortalidade doença específica cerca de 10% menor do que pacientes jovens.

Tratamento

O tratamento do melanoma localizado consiste em ressecção, com margens amplas, que variam de acordo com a espessura do melanoma.

Espessura tumoral	Margem recomendada
In situ	0,5 a 1,0 cm
≤ 1 mm	1,0 cm
1-2 mm	1,0 a 2,0 cm
2-4 mm	2,0 cm
> 4 mm	2,0 cm

Em melanomas espessos (> 1 mm), recomenda-se a pesquisa de linfonodo- sentinela. O envolvimento linfonodal é fator prognóstico e pode determinar a necessidade de tratamento complementar. Até recentemente, o esvaziamento linfonodal era mandatório na presença de linfonodo-sentinela positivo; entretanto, estudos recentes demonstraram que o esvaziamento não tem valor terapêutico significativo, pois não aumenta a sobrevida global, apenas evita a recorrência linfonodal, à custa de piora de linfedema.

Com o advento de novas estratégias terapêuticas do ponto de vista sistêmico, como a nova geração de agentes imunoterápicos (inibidores de *check point*) e drogas-alvo moleculares (inibidores de BRAF e MEK), a eficácia do tratamento do melanoma avançou amplamente, com aumento da sobrevida global nos casos de doença metastática avançada, inclusive com respostas completas e de longa duração. Mais recentemente, essas terapias também ganharam destaque no cenário da adjuvância, demonstrando aumento da sobrevida livre de doença e sobrevida global. Entretanto, não sabemos ao certo quais são os pacientes que mais se beneficiarão do tratamento adjuvante, daqueles que conseguirão ser resgatados no momento da recorrência da doença. Especificamente na população idosa, devemos considerar a expectativa de vida, a presença de comorbidades, e o risco de efeitos colaterais quando estamos discutindo o tratamento complementar/adjuvante da doença localizada.

Tabela 9.1
Eventos adversos

	Imunoterápicos		Drogas-alvo moleculares
	Anti-CTLA4 + Anti-PD1*	Anti-PD1	Anti-BRAF + Anti MEK**
Eventos adversos graves	69%	43%	48%
Irreversibilidade	Pode ser irreversível, mortalidade em poucos casos	Pode ser irreversível, mortalidade em poucos casos	Reversíveis, sem casos de mortalidade
Perfil de toxicidade	Toxicidades clinicamente relevantes são frequentes: dermatite, colite, pneumonite, hipofisite, hepatite, tireoidite	Toxicidades clinicamente relevantes são mais raras: dermatite, artralgia, tireoidite, insuficiência da glândula suprarrenal	Toxicidades clinicamente relevantes são mais raras: pirexia, *rash* cutâneo (fotodermia), hepatotoxicidade

*Anti-CTLA4: Ipilimumabe.
Anti-PD1: Nivolumabe e Pembrolizumabe.
**Anti-BRAF: Vemurafenibe, Dabrafenibe.
Anti-MEK: Cobimetinibe, Trametinibe.

Referências

1. Miller DL, Weinstock MA. Nommelanoma skin cancer in the United States: incidence. J Am Acad Dermatol. 1994;30(5 Pt 1):774-8.
2. Scotto J, Fears TR, Fraumeni JF Jr et al. Incidence of nonmelanoma skin cancer in the United States in collaboration with Fred Hutchinson Cancer Research Center. NIH publication No. 83-2433, U.S. Dept. of Health and Human Services, Public Health Service, National Institutes of Health, National Cancer Institute, Bethesda, MD 1983:xv. p.113.
3. Nat Rev Cancer 2002; 2:361.
4. Lacouture ME, Dréno B, Ascierto PA, Dummer R, Basset-Seguin N, Fife K et al. Characterization and management of hedgehog pathway inhibitor related adverse events in patients with advanced basal cell carcinoma. Oncologist, 2016;21:1218-29.

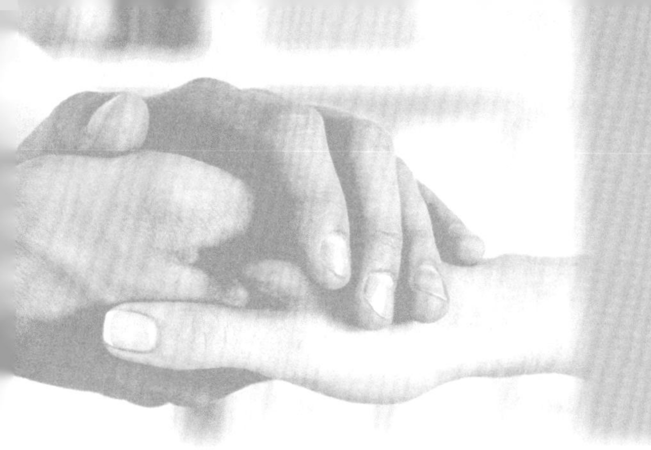

Capítulo 10

Ana Carolina Pires de Rezende
Icaro Thiago de Carvalho
Gianlucca Correia Mansani

Aspectos da Radioterapia no Idoso

Introdução

O aumento da expectativa de vida está causando um aumento da população idosa no mundo inteiro. Estimando-se que em 2030 cerca de 20% da população americana será de idosos, essa população representará 70% de todos os novos casos de câncer.[1]

A radioterapia é uma modalidade de tratamento que utiliza radiações ionizantes para o tratamento de neoplasias malignas. A interação da radiação com o DNA celular causa danos que levam à morte clonogênica tumoral.

Em torno de 2/3 dos pacientes com câncer serão submetidos à radioterapia em algum momento do tratamento, seja ela com intuito radical, adjuvante, neoadjuvante ou paliativo.[2]

O maior número de comorbidades presente nas populações idosas fez com que os idosos não tenham sido bem representados nos principais estudos clínicos que atualmente guiam as condutas em oncologia.[2]

Frente a esse problema, na última década muitos estudos têm sido desenhados exclusivamente para pacientes idosos. Na Tabela 10.1, listamos alguns dilemas sobre o uso de radioterapia na população idosa.

A seguir, discutiremos individualmente o papel da radioterapia nos tumores mais frequentes na população idosa.

Neoplasia maligna primária do sistema nervoso central

Desde 2005, quando Roger Stupp *et al.* publicaram os resultados de sua pesquisa sobre a associação entre quimioterapia e radioterapia, o tratamento das neoplasias gliais de grau IV da Organização Mundial de Saúde (OMS) passou a englobar três modalidades de tratamento: cirurgia, radioterapia e quimioterapia.[4]

Os resultados dessa publicação mostraram em dois anos um ganho de sobrevida global, com taxa de 26,5% para o grupo que associou quimioterapia e com taxa de 10,4% para o grupo que realizou somente radioterapia como tratamento adjuvante. Esses resultados fizeram com que o modelo de tratamento que envolve ressecção máxima cirúrgica seguida de radioterapia com 60 Gy (30 frações de 2 Gy), associada a quimioterapia com temozolamida, seguida de temozolamida por seis ciclos, se tornasse o tratamento padrão para esses tumores. Uma das limitações desse estudo foi considerar como

Tabela 10.1
Dilemas da radioterapia na população idosa

Sítio tumoral	Dilemas
Câncer de bexiga	• A idade não deve ser o único critério para decisão terapêutica • Pacientes idosos têm a mesma taxa de resposta e efeitos colaterais que os pacientes jovens em protocolos de preservação de bexiga
Câncer de mama	• Alguns pacientes > 70 anos podem ter a radioterapia adjuvante omitida • Radioterapia hipofracionada • Radioterapia parcial de mama
Glioblastoma	• Recomendação de tratamento com apenas uma modalidade para o paciente idoso frágil • Tratamento multimodal associado à radioterapia hipofracionada em pacientes idosos
Câncer do trato digestivo	• Recomendação de SBRT para tumores hepatobiliares • Tratamento não cirúrgico de pacientes com tumores de esôfago • Seguimento ativo para tumores de reto distal
Câncer de pulmão de células não pequenas	• Uso de radioterapia ablativa como tratamento radical
Câncer de pulmão pequenas células	• Tratamento convencional apresenta a mesma eficácia em pacientes idosos, porém com maior toxicidade • Irradiação profilática de crânio não é recomendada em pacientes idosos com baixa *performance* e déficit neurocognitivo
Câncer de próstata	• A associação entre bloqueio hormonal e radioterapia deve estar em discussão. Deve ser preconizado bloqueio androgênico de curso curto em pacientes idosos com muitas comorbidades, mesmo quando apresentarem câncer de próstata de alto risco • Seguimento ativo nos pacientes de baixo risco • Radioterapia hipofracionada

SBRT: *Stereotactic Body Radiation Therapy* (radioterapia estereotática extracraniana ou radioterapia estereotática corpórea).
Fonte: Vander Walde N, Hurria A, Reshma Jagsi. 2017.[3]

critério de exclusão pacientes com mais de 70 anos, limitando sua aplicabilidade na população geriátrica.[4]

Dados epidemiológicos demonstram que a idade média para o diagnóstico de glioblastoma é ao redor dos 65 anos, com pico de incidência entre 75 e 85 anos, porém poucos trabalhos foram delineados para esse perfil.[5]

Um dos primeiros trabalhos direcionados para pacientes idosos ou com baixo índice de *performance* com gliobastomas randomizou pacientes em três grupos: um recebendo quimioterapia com temozolamida por seis ciclos, um recebendo radioterapia 60 Gy em 30 frações e outro recebendo radioterapia hipofracionada com dose de 34 Gy em dez frações. Os grupos que receberam quimioterapia e radioterapia hipofracionada apresentaram sobrevida mediana superior ao grupo que realizou radioterapia com dose de 60 Gy.[6]

Seguindo esse racional, outros trabalhos foram realizados para estudar o fracionamento ideal de radioterapia na população idosa. Roa e colaboradores randomizaram pacientes em dois grupos de radioterapia hipofracionada, um recebendo dose cumulativa de radioterapia de 40 Gy administrada em 15 frações ao longo de três semanas e outro recebendo dose de 25 Gy em cinco frações de 5 Gy ao longo de uma semana. O estudo mostrou sobrevida mediana de 7,9 meses no grupo que realizou tratamento em uma semana e de 6,4 meses no grupo que realizou tratamento em três semanas, não havendo diferenças estatísticas entre os dois grupos, assim como também não houve diferenças em relação ao tempo livre de progressão ou à qualidade de vida.[5]

Recentemente, foi publicado o primeiro estudo randomizado que comparou o uso de radioterapia hipofracionada com ou sem associação com temozolamida para pacientes idosos ou com baixa *performance*, sendo demonstrado melhora da sobrevida global e do tempo livre de progressão, favorecendo o grupo que realizou quimioterapia associada à radioterapia.[7]

Essas evidências demonstram que pacientes idosos portadores de glioblastoma podem se favorecer com radioterapia hipofracionada associada ou não à quimioterapia.

Neoplasia maligna de próstata

O câncer de próstata, com exceção das neoplasias de pele, é a neoplasia mais comum do homem. Estima-se que o mesmo acomete até 1/3 da população, possuindo pico de incidência ao redor da quinta década de vida.

Classicamente, o tratamento inicial do câncer de próstata localizado é realizado com cirurgia ou radioterapia, associada ou não a bloqueio androgênico.

Sabendo-se que muitas vezes os tumores de próstata comportam-se de maneira indolente, dois grandes estudos foram delineados para avaliar se poderíamos omitir o tratamento em alguns pacientes.

O estudo mais antigo, denominado *Scandinavian Prostate Cancer Group Trial Number 4*, aleatorizou pacientes entre cirurgia ou vigilância ativa. Com um seguimento médio de 18 anos, foi observado que o tratamento cirúrgico reduziu a mortalidade em 11%, e esse benefício foi muito maior nos pacientes com menos de 65 anos.[8]

Outro estudo mais recente, o PIVOT, que apresentava critérios de seleção mais rígidos que o estudo escandinavo, em um seguimento mediano de dez anos, não encontrou diferença em sobrevida global entre pacientes operados ou aqueles que fizeram seguimento ativo, havendo porém uma pequena diminuição das taxas de morte relacionadas com o câncer, favorecendo o grupo que foi submetido a cirurgia (5,8% *vs.* 8,4%, p = 0,09). Em uma análise de subgrupo, foi observado que houve ganho de sobrevida global para pacientes com antígeno prostático específico (PSA) > 10 ng/dL, quando estes foram submetidos à cirurgia.[9]

Em síntese, para pacientes idosos com doença localizada de baixo risco, a vigilância ativa é uma alternativa ao tratamento radical.

Pensando em reduzir tempo do tratamento com radioterapia, que dura entre sete e oito semanas, estudos foram realizados para avaliar a efetividade do hipofracionamento.

Hipofracionamento é o aumento da dose por dia de radiação, diminuindo o número total de frações e mantendo a mesma dose biológica efetiva. Os esquemas de radioterapia hipofracionada reduzem o tempo de tratamento para quatro a seis semanas, com aumento da toxicidade agudas grau 1 e 2, porém sem alterar a qualidade de vida e sem elevar a incidência de toxicidades tardias, mantendo a eficácia do tratamento comparável ao fracionamento convencional.[10]

Neoplasia maligna de mama

O câncer de mama é a neoplasia maligna mais comum nas mulheres e a segunda causa de morte por câncer para esse sexo. Acomete mulheres com idade média de 61 anos, e cerca de metade dos casos ocorre após os 65 anos.[11]

Estima-se que uma em cada oito mulheres nascidas em 2009 desenvolverão câncer de mama em algum momento de suas vidas, com uma grande parcela delas sendo submetida a tratamento com radioterapia.[11] Com a evolução da radioterapia nos últimos anos, várias mudanças têm acontecido no manejo dos tumores mamários.

Um grande dilema é de quando não indicar radioterapia em pacientes com doença de baixo risco. O estudo CALGB 9343 aleatorizou mais de 600 pacientes com idade superior a 70 anos com diagnóstico de neoplasia maligna de mama estádio clínico T1N0M0, com receptores hormonais positivos, recrutadas entre 1994 e 1999, para cirurgia conservadora seguida de tamoxifeno ou cirurgia conservadora seguida de radioterapia e tamoxifeno. Com um seguimento mediano de 12 anos, foi observada uma taxa de controle local em 98% das pacientes no grupo que recebeu radioterapia, contra 90% das pacientes no grupo que realizou apenas tamoxifeno, com essa diferença não causando alteração na sobrevida global.[12]

Outro grande ensaio que avaliou a omissão da radioterapia foi o PRIME II, que recrutou mais de 1.000 pacientes com neoplasia maligna de mama estádio inicial (T1, T2N0), com receptores hormonais positivos e com mais de 65 anos, sendo aleatorizadas para cirurgia conservadora seguida de tratamento hormonal com ou sem radioterapia. O grupo que realizou radioterapia nesse estudo também apresentou menor falha locorregional (1,3% *vs.* 4,1%), e não demonstrou diferença em sobrevida global.[13]

Sabendo-se do bom prognóstico de alguns tumores mamários, com o objetivo de manter um bom controle local e diminuir as toxicidades do tratamento, o uso de radioterapia parcial de mama para alguns casos específicos tem sido estudado.

A radioterapia parcial de mama pode ser feita em diversas modalidades técnicas, entre elas a radioterapia intraoperatória, a radioterapia externa e a braquiterapia, sendo suas principais vantagens a redução das toxicidades, com diminuição da área irradiada e redução do tempo de tratamento. Existem ao menos três grandes estudos randomizados sobre esse tema, utilizando diferentes técnicas de radioterapia parcial de mama, demonstrando que, quando bem indicado, esse é um tratamento não inferior ao convencional, no qual todo o tecido mamário é irradiado, com uma taxa de recorrência em cinco anos inferior a 2%.[14]

Em 2016, a Sociedade Americana de Radioterapia (ASTRO) atualizou suas recomendações para radioterapia parcial de mama. Hoje, essa modalidade de tratamento pode ser indicada para pacientes com mais de 50 anos, com margens cirúrgicas negativas e de mais de 2 mm, estadiadas como T1N0. Pacientes portadoras de tumores *in situ* podem receber esse tratamento, desde que tenham sido diagnosticadas em exames de rastreamento, com diâmetro tumoral de menos de 2,5 cm e margens de ressecção iguais ou com mais de 3 mm.[14]

O tratamento dos tumores mamários com fracionamento convencional é realizado em cinco a sete semanas, com a ASTRO recomendando, desde 2011, a opção do uso de hipofracionamento para pacientes com mais de 50 anos, com tumores menores que 5 cm, não submetidas à quimioterapia. O hipofracionamento, além de reduzir o tempo de tratamento para três a quatro semanas, apresenta resultados ao menos equivalentes nos aspectos estéticos e de qualidade de vida, sem diferenças no controle da doença.[15]

Analisando esses dados, podemos considerar a omissão da radioterapia em um grupo de pacientes com mais de 70 anos e perfil de bom prognóstico, assim como a utilização da irradiação parcial de mama e do hipofracionamento em pacientes com tumores iniciais adequadamente selecionadas.

Neoplasia maligna de pulmão

Câncer de pulmão de células não pequenas

Na América do Norte, durante a última década, houve um grande aumento no diagnóstico precoce de tumores de pulmão na população com mais de 75 anos.[16]

Devido à idade avançada e hábitos de vida, a grande maioria dos pacientes apresenta comorbidades importantes, como doença pulmonar obstrutiva crônica e cardiopatias. Essas comorbidades dificultam a escolha da melhor terapêutica, pois esse grande número de doenças associadas pode aumentar a incidência de efeitos colaterais relacionados com os tratamentos.

Terapias como a radioterapia estereotática ablativa *(Stereotactic Ablative Radiation Therapy* – SAbR ou SBRT) têm sido consideradas formas seguras e rápidas de tratamento nos tumores pulmonares em estádio inicial. A SBRT pode ser realizada em três a oito frações, e apresenta um ótimo controle tumoral com boa tolerância.

Estudos realizados para avaliar a tolerabilidade em pacientes idosos mostram bons resultados. Um ensaio clínico incluiu 772 pacientes com tumores de pulmão estádio I e II, sendo 330 deles com mais de 75 anos, todos tratados com radioterapia estereotática ablativa, tendo como objetivo avaliar a sobrevida global, a toxicidade decorrente do tratamento e o tempo livre de progressão de doença. Com um seguimento mediano de dois anos não foram encontradas diferenças em controle local, sobrevida e toxicidade nos dois grupos. No entanto, em cinco anos, houve melhora da sobrevida nos pacientes mais novos, sem diferença em controle local e toxicidade.[16]

Esses dados demonstram que, mesmo em pacientes idosos, a terapia com radioterapia estereotática ablativa é eficaz e segura.

■ Câncer de pulmão de pequenas células

O tratamento dos tumores de pulmão de pequenas células geralmente é composto de radioquimioterapia, e mesmo apresentando mais toxicidade em idosos isso não impacta de modo negativo a sobrevida global, sendo uma possibilidade terapêutica.[17]

A radioterapia profilática de crânio tem sido utilizada para a redução da progressão da doença para sistema nervoso central, com um possível ganho na sobrevida global. Os danos neurocognitivos causados pela irradiação profilática do encéfalo são mais evidentes na população com mais de 60 anos, podendo ter sua indicação discutida, sobretudo em pacientes que já apresentam algum grau de piora neurológica.[18]

■ Neoplasias malignas do trato digestivo

Os tumores do trato digestivo apresentam alta incidência na população geriátrica, em geral acometendo estômago, esôfago, cólon e reto. Mesmo que a radioterapia esteja indicada para o manejo desses tumores, ela costuma ser realizada como neoadjuvante ou adjuvante, tendo a cirurgia como modalidade principal.

A idade avançada e comorbidades preexistentes fazem com que alguns pacientes apresentem elevado risco cirúrgico, sendo por vezes contraindicados procedimentos mais invasivos, passando a radioterapia a ter um papel central no tratamento definitivo.

Diversos estudos nas últimas duas décadas foram realizados para avaliar o impacto clínico do tratamento definitivo com radioterapia para neoplasias de reto, estômago e esôfago.

Quando se refere ao tratamento exclusivo com radioquimioterapia para neoplasia maligna de reto, deve-se citar a série brasileira que realizou tratamento com radioterapia na dose cumulativa de 54 Gy em fracionamento convencional, associada à quimioterapia embasada no 5-fluourouracil, com cerca de 49% dos pacientes apresentando resposta clínica completa. Esses pacientes, diferentemente dos submetidos ao tratamento clássico, não foram operados e sim acompanhados com exames clínicos e de imagem. A recorrência local ocorreu em 31% dos pacientes, sendo possível o tratamento de resgate em mais de 90% deles.[19]

Outro estudo observacional também foi feito com a intenção de não operar pacientes com neoplasia maligna de reto em um primeiro momento. Diferentemente da série brasileira, esse estudo realizou radioterapia externa com dose de 60 Gy em fracionamento convencional, seguida de incremento de dose de 5 Gy com braquiterapia endoluminal. Nesse estudo, 80% dos pacientes apresentaram resposta completa, sendo o controle local em um ano de 85%. Isso demonstra que o uso de radioterapia como tratamento definitivo pode ser uma possível alternativa para pacientes com tumores de reto, sobretudo para as lesões mais próximas da borda anal.[20]

O tratamento dos tumores de esôfago com radioquimioterapia tem sido utilizado para tumores inoperáveis ou para pacientes sem condições clínicas para cirurgia. Em uma análise realizada com três coortes chinesas, foi observado que pacientes idosos com mais de 80 anos apresentam as mesmas taxas de controle dos pacientes mais jovens com o mesmo estádio e índice de *performance*. Apesar de apresentarem maior toxicidade pulmonar quando comparado com pacientes mais jovens, não houve impacto negativo em sua sobrevida global.[21]

Conclusão

O tratamento oncológico dos pacientes geriátricos deve ser extremamente individualizado, sempre levando em conta a histologia tumoral, o estadiamento da doença, a expectativa de vida do paciente, o índice *performance*, as comorbidades preexistentes, a idade e as toxicidades que podem ser causadas pelo tratamento.

Os avanços da radioterapia permitem que seu uso na população geriátrica esteja cada vez mais presente, com tratamentos progressivamente mais efetivos e menos tóxicos, contribuindo de maneira mais expressiva para a cura e melhoria de qualidade de vida desses pacientes.

Referências

1. Smith BD, Smith GL, Hurria A et al. Future of cancer in United States: Burdens upon an aging, changing nation. J Clin Oncol. 2009. Jun 10;27(17):2758-65.
2. Movsas B. Therapy in eldery person: An old issue with new approaches. Int Radiat Oncol Biol Phys. 2017 Jul15;98(4):715-71.
3. Vander Walde N, Hurria A, Reshma Jagsi. Improving consistency and quality of care for older adults whit cancer: The challenges of developing consensus guideline for radiation therapy. Int Radiat Oncol Biol Phys. 2017 Jul 15; 98(4):721-4.
4. Stupp R, Mason WP, Van den Bent MJ et al. Radiotherapy plus concomitant and adjuvant temozolomide for glioblastoma. N Engl J Med. 2005 10; 352(10):987-96.
5. Roa W, Kepka L, Kamur N et al. International Atomic Energy Agency Randomized Phase III Study of Radiation Therapy in Elderly and/or Frail Patients with Newly Diagnosed Glioblastoma Multiforme. J Clin Oncol. 2015 Dec 10;33(35):4145-50.
6. Malmstrom A, Groberg BH, Marosi C et al. Temozolomid versus santandard 6 week radiotherapy versus hypofractionated radiotherapy in pacientes older than 60 years with glioblastoma: the Nordic randomised, phase 3 trial. Lancet oncol. 2012. Sep;13(9):916-26.
7. Perry JR, Leperriere N, O'Callaghan CJ et al. Short-course radiation plus temozolomide in elderly patients with glioblastoma. N Engl J Med. 2017 Mar 16;376(11):1027-37.
8. Holmberg L, Bill-Axelson A, Steineck G et al. Results From the Scandinavian Prostate Cancer Group Trial Number 4: A Randomized Controlled Trial of Radical Prostatectomy Versus Watchful Waiting. J Natl Cancer Inst Monogr. 2012 Dec; 2012(45):230-3.
9. Wilt TJ, Jones KM, Barry MJ et al. Follow up of prostatectomy versus observation for early prostate cancer. N Engl J Med. 2017 Jul13;377(2): 132-42.
10. Datta NR, Stutz E, Rogers S, Bodis S. Conventional versus hypofractionated radiation therapy for locally advanced prostate cancer: A systematic review and metanalysis along with therapeutic implications. Int Radiat Oncol Biol Phys. 2017 Nov1;99(3):573-589.
11. Siegel R, Naishadham D, Jemal A. Cancer statistics, 2013. CA Cancer J Clin. 2013 Jan;63(1):11-30.
12. Hughes KS, Schnaper LA, Bellon JR et al. Lumpectomy plus tamoxifen with or without irradiation in women age 70 years or older with early breast cancer: long-term follow-up of CALGB 9343. J Clin Oncol. 2013. Jul 1;31(19):2382-7.
13. Kunkler IH, Williams LJ, Jack WJL et al. Breast-conserving surgery with or without irradiation in women aged 65 years or older with early breast cancer (PRIME II): a randomised controlled trial. Lancet Oncol. 2015 Mar;16(3):266-73.
14. Correa C, Harris EE, Leonardi MC et al. Accelerated partial breast irradiation: Executive summary for the update of an ASTRO's evidence-based consensus statement. Pract Radiat Oncol. 2017 Mar-Apr;7(2):73-9.

15. Kin KS, Shin KH, Choi N. Hypofractionated whole breast irradiation: New standard in early brest cancer after breast-conserving surgery. Radiat Oncol. 2016.Jun; 34(2):81-8.
16. Brooks ED, Sun B, Zhao L. Sterotactic ablative radiation therapy is high safe and effective for elderly patients with early stage non-small cell lung cancer. Int Radiat Oncol Biol Phys. 2017 Jul15; 98(4):900-7.
17. Schild SE, Stella PJ, Brooks BJ et al. Results of combined-modality therapy for limited-stage small cell lung carcinoma in the erldery. Cancer. 2005 Jun 1;103(11):2349-54.
18. Wolfson AH, Bae K, Komaki R et al. Primary analysis of a phase II randomized trial Radiation Therapy Oncology Group (RTOG) 0212: impact of different total doses and schedules of prophylactic cranial irradiation on chronic neurotoxicity and quality of life for patients with limited-disease small-cell lung cancer. Int J Radiat Oncol Biol Phys. 2011 Sep1;81(1):77-84.
19. Habr-Gama A, Gama-Rodrigues J, São Julião GP et al. Local recurrence after complete clinical response and watch and wait in rectal cancer after neoadjuvant chemoradiation: impact of salvage therapy on local disease control. Int J Radiat Oncol Biol Phys. 2014 Mar 15;88(4):822-8.
20. Appelt AL, Ploen J, Harling H et al. High-dose chemoradiotherapy and watchful waiting for distal rectal cancer: A prospective observational study. Lancet Oncol. 2015 Aug;16(8):919-27.
21. Xu C, Xi Mian, Moreno A et al. Definitive chemoradiation therapy for esophageal cancer in the erderly: clinical outcomes for patients exceeding 80 years old. Int Radiat Oncol Biol Phys. 2017 Jul15;98(4):811-9.

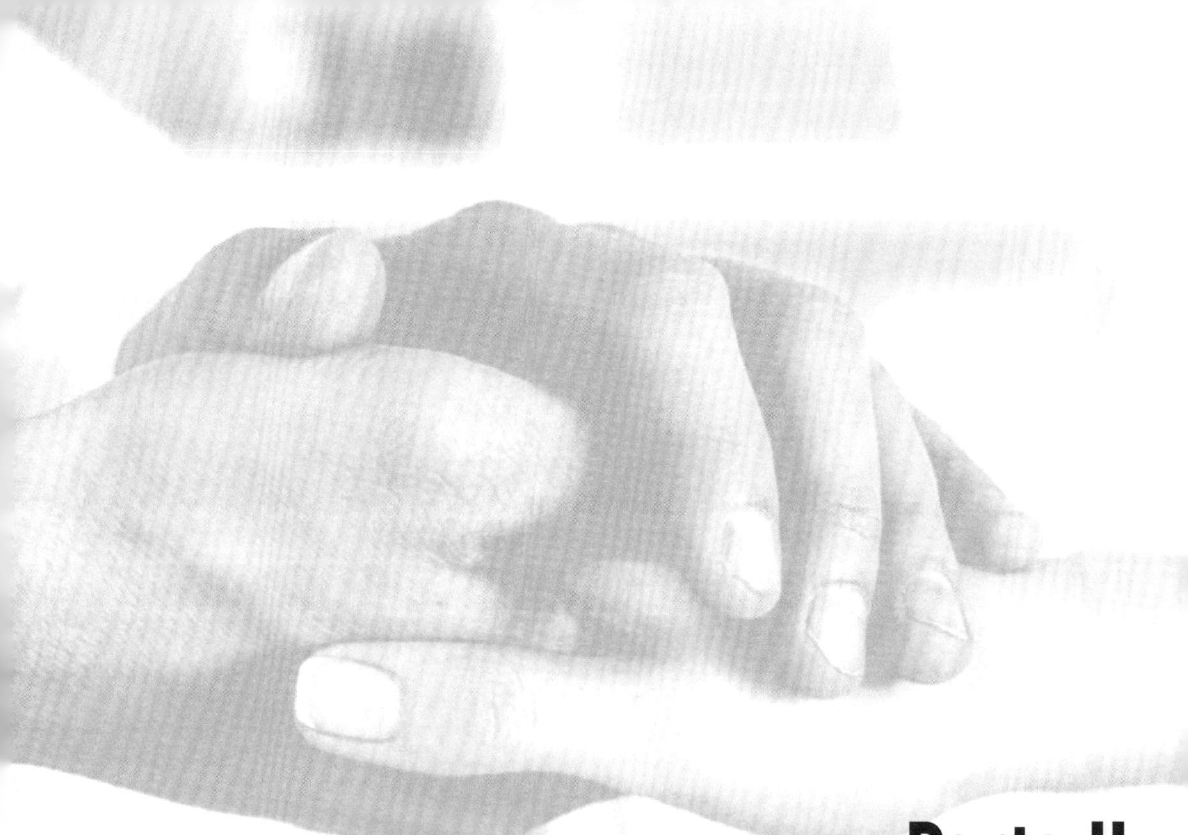

Parte II

Especificidades no Manejo das Neoplasias Hematológicas

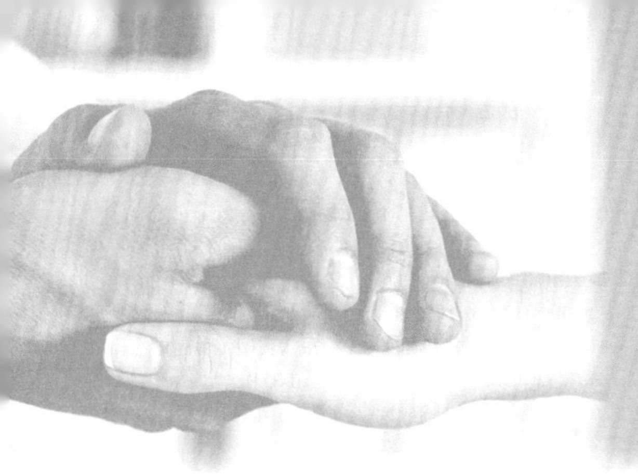

Capítulo 11

Mariana Nassif Kerbauy
Fabio Pires Souza Santos

Síndromes Mielodisplásicas

Introdução

Síndromes mielodisplásicas (SMD) são doenças clonais da medula óssea, mais comuns na população idosa, caracterizadas por hematopoiese ineficaz, levando a citopenias e progressão para leucemia mieloide aguda (LMA) em um terço dos pacientes. A fisiopatologia envolve alterações citogenéticas, mutações genéticas e alterações epigenéticas. O diagnóstico é determinado pela análise de sangue periférico e medula óssea, demonstrando citopenias, medula hipercelular com displasia, com ou sem excesso de blastos. O tratamento em pacientes com doença de baixo risco é realizado principalmente com terapia de suporte e, em casos de alto risco, com agentes hipometilantes e transplante alogênico de medula óssea.

Epidemiologia

As síndromes mielodisplásicas são mais frequentes na população idosa, com mediana de idade ao diagnóstico de 65-70 anos, e menos de 10% são diagnosticados com menos de 50 anos de idade. Essa doença apresenta discreta predominância em homens (4,5 casos/100.000 homens *vs.* 2,7 casos/100.000 mulheres), exceto pelos casos de SMD com deleção do 5q, que apresentam predominância no sexo feminino.

A incidência anual de síndromes mielodisplásicas é de quatro casos para cada 100.000 pessoas, alcançando 40 a 50 a cada 100.000 após os 70 anos de idade. Essa incidência provavelmente é subestimada, já que muitos pacientes idosos, com citopenias leves, não são submetidos à avaliação medular. Estima-se que essa incidência esteja aumentando nos últimos anos, provavelmente em razão do envelhecimento da população, maior sobrevida de pacientes com doenças neoplásicas que podem desenvolver síndrome mielodisplásica relacionada com quimioterapia e/ou radioterapia (SMD-t) e maior conhecimento dos clínicos a respeito dessa doença.

A causa da síndrome mielodisplásica é conhecida em apenas 15% dos casos. Predisposição genética é evidente em um terço dos casos pediátricos e, em adultos, deve ser investigada quando diagnosticada em adultos jovens ou em famílias com outros membros com doenças hematológicas, como síndrome mielodisplásica, leucemia mieloide aguda ou anemia aplástica.

Fatores ambientais que podem estar relacionados com a doença incluem o uso prévio de quimioterapia, sobretudo agentes alquilantes, análogos de purina, radioterapia e tabaco. Fatores ocupacionais incluem exposição a benzeno e seus derivados.

A SMD-t (pós-quimioterapia) vem aumentando nos últimos anos com elevação da sobrevida de pacientes oncológicos. Nesses pacientes, a terapia citotóxica empregada pode levar a danos no DNA da célula-tronco hematopoiética ou a seleção em pacientes com hematopoiese clonal de significado indeterminado (ver a seguir) de clones de células-tronco hematopoiéticas com mutações que conferem resistência a drogas quimioterápicas. A SMD-t pode ocorrer vários anos após o emprego dessa terapia, e costuma ter um curso agressivo e prognóstico reservado.

Patogênese

A presença de mutações ocasionando expansão clonal, e, assim, estado pré-maligno, precede o desenvolvimento da maior parte das neoplasias. Recentemente, o sequenciamento de exoma de sangue periférico de mais de 30 mil pacientes sem doença hematológica conhecida demonstrou mutações somáticas recorrentes associadas a malignidades mieloides em até 10% dos pacientes com mais de 65 anos e mais de 20% daqueles com mais de 90 anos, estado esse conhecido como hematopoiese clonal de significado indeterminado. A maioria das mutações ocorre nos seguintes genes: *DNMT3A, TET2, SF3B1, TP53* e *ASXL1*, todos eles quase sempre alterados em SMD. A presença de mutações somáticas nesses genes foi associada ao aumento de risco de câncer hematológico e maior mortalidade, essa última relacionada com maior propensão a trombose, doença arterial coronariana e acidente vascular encefálico, por motivos ainda desconhecidos.

Um diagnóstico de hematopoiese clonal de significado indeterminado requer a presença de uma mutação somática com uma fração de alelo mutante em pelo menos 2% no sangue periférico e nenhuma outra evidência de malignidade hematológica. A transição da hematopoiese clonal de significado indeterminado para doença hematológica propriamente dita envolve um complexo sistema de alterações epigenéticas na célula-tronco hematopoiética, microambiente disfuncional da medula óssea e aquisição de mutações de *drivers* adicionais. Esse clone de progenitor mieloide anômalo é mais susceptível à apoptose, causando hematopoiese ineficaz com citopenias em sangue periférico apesar da medula óssea estar em geral hipercelular. A progressão para LMA pode ocorrer em decorrência de instabilidade genética desse clone, ocasionando mutações secundárias, causadoras de resistência à apoptose e bloqueio na diferenciação celular.

Estudos com cariótipo convencional mostram que cerca de 50% dos casos de SMD e 90% de SMD-t apresentam alterações genéticas, incluindo ganho e perda de cromossomos. As alterações mais características da SMD incluem trissomia do 8 e deleção do braço longo dos cromossomos 5 e 7.

Métodos genômicos avançados permitiram a caracterização de muitos genes recorrentemente mutados na SMD, incluindo aqueles que codificam fatores de transcrição (*TP53*, *RUNX1* e *ETV6*), reguladores epigenéticos envolvidos na metilação (*DNMT3A*) ou hidroximetilação (*TET2, IDH1* e *IDH2*) de DNA, genes cujo produto proteico realiza modificações covalentes de histonas (*EZH2, UTX* e *ASXL1*) e genes que alteram o processo de *splicing* (remoção dos íntrons da molécula de RNAm; SF3B1, SRSF2 e U2AF1). Essas mutações parecem resultar em mudanças globais nos padrões de expressão dos genes ou afetar a estabilidade genômica.

As alterações epigenéticas desempenham uma função importante na patogênese da SMD, que inclui a metilação aberrante do DNA. A hipermetilação do DNA causa um silenciamento de genes supressores tumorais, sendo uma forma de inativação de genes que bloqueiam a progressão neoplásica.

Quadro clínico

O quadro clínico pode variar desde pacientes assintomáticos, com diagnóstico com base em achados de exames ou com sintomas decorrentes das citopenias. Os principais sintomas são fadiga, cansaço ou descompensação de quadro cardiovascular de base devido à anemia, petéquias, equimoses ou sangramentos em razão da plaquetopenia e/ou disfunção plaquetária que em geral está associada. Podem ocorrer sangramentos, mesmo com plaquetopenia não grave e infecções, sobretudo por bacilos gram-negativos, cocos gram-positivos e fungos decorrentes de leucopenia e alteração de função de neutrófilos. Diversas doenças autoimunes podem ter seu curso complicado com o desenvolvimento da SMD, como Síndrome de Sjogren, doença de Behçet e doença inflamatória intestinal.

Avaliação laboratorial

Na análise do sangue periférico, encontramos anemia em 90% dos pacientes, em geral macrocítica, com volume corpuscular médio de 100 a 105 fL, mas, em cerca de 35% dos casos, pode ser discreta. Neutropenia e plaquetopenia ocorrem em cerca de um terço dos pacientes, e raramente estão presentes na ausência de anemia.

Cerca de 40% dos pacientes apresentam plaquetopenia (< 100.000/mm^3), sendo plaquetopenia grave (< 30.000/mm^3) um fator indicativo de maior gravidade da doença. Pacientes com del(5q) ou com sideroblastos em anel (eritroblastos com localização anormal de ferro ao redor do núcleo) podem ter plaquetose (> 450.000/mm^3). A neutropenia é encontrada em 45% dos pacientes ao diagnóstico.

A análise morfológica do sangue periférico envolve a contagem de pelo menos 200 células e os principais achados na série vermelha são hemácias macrocíticas, dimorfismo eritrocitário, poiquilocitose, anisocromia, com ou sem presença de eritroblastos. Na série granulocítica, há neutrófilos hipogranulares e hiposegmentados (pseudo-Pelger-Huet) ou hipersegmentados, fragmentação de cromatina, sendo possível a presença de blastos mieloides circulantes, raramente acima de 5%. Na série megacariocítica, pode haver macroplaquetas ou plaquetas gigantes.

A análise da medula óssea é crucial para diagnóstico de SMD. Em geral, a medula apresenta-se hipercelular, com alterações displásicas em uma ou mais séries (eritroide, mieloide ou megacariocítica) em pelo menos 10% das células daquela linhagem. A quantificação de blastos na medula óssea deve ser feita pela contagem de 500 células, devendo também ser realizada a coloração de azul da Prússia (Perls) para identificação de sideroblastos em anel. A realização de biópsia de medula óssea não é indispensável ao diagnóstico, mas deve ser realizada para análise de fibrose, presente em 15% dos pacientes, quando deve ser diferenciada da doenças mieloproliferativas crônicas e é útil para diferenciação de anemia aplástica em caso de medula hipocelular ou leucemia mieloide aguda, caso haja dúvida. Além disso, pode identificar localização anormal de precursores imaturos (*Abnormal Localization of Hematopoietic Precursors – ALIP*), que na ausência de excesso de blastos, pode indicar pior prognóstico.

Outro exame importante a ser realizado no diagnóstico de SMD é a citogenética (cariótipo por banda G), com presença de alterações em 40-50% dos casos, com importante valor prognóstico, podendo também ter valor diagnóstico em casos difíceis, com poucas alterações displásicas, sendo comum a perda completa ou parcial ou ganho de cromossomos. Achados mais comuns são deleção do braço longo do cromossomo 5 ou 7, trissomia do 8, deleção do 20q e deleção do 17p. Cariótipo complexo é encontrado em pacientes com SMD-t ou naqueles com maior quantidade de blastos. As alterações relacionadas com melhor prognóstico são: –Y ou del(11q), presente em 4% dos pacientes; bom prognóstico: cariótipo normal, del(5q), del(12p) e del(20q); prognóstico intermediário: del(7q), +8, +19 e i(17q); e pior prognóstico: -1, inv(3), t(3q), del(3q), ou cariótipo complexo.

A análise da citometria de fluxo baseia-se na frequente expressão anormal de marcadores nas células mieloides nessa doença, e foram estabelecidos consensos com combinações de marcadores que sugerem fortemente SMD.

Casos ainda sem conclusão diagnóstica após a realização desses exames são em geral citopenias leves, nos quais intervenções terapêuticas precoces possivelmente não trarão benefício, sendo importante manter o seguimento desses pacientes.

Diagnóstico diferencial

Diversas causas podem mimetizar quadro de SMD. As causas que devem ser excluídas incluem deficiência de vitaminas (B12, B6 e ácido fólico), por dosagem sérica ou teste terapêutico, além de deficiência de cobre, com alterações em sangue periférico e medula óssea, que mimetizam SMD.

A diferenciação de anemia aplástica e SMD é feita pela análise de precursores CD34+, que estão reduzidos na anemia aplástica e aumentados na SMD na biópsia de medula óssea.

Outras causas incluem hemoglobinúria paroxística noturna, hiperesplenismo, doença hepática, doenças autoimunes, drogas, como antibióticos (sulfametoxazol-trimetoprim), quimioterápicos (metotrexato), antiepilépticos, além de infecções virais, como pelo vírus HIV e infiltração por neoplasias.

Classificação

A classificação da SMD visa diferenciar subgrupos com prognósticos diferentes, possibilitando tratamento adequado para cada subtipo. A classificação morfológica da SMD é embasada na WHO, atualizada em 2016. Essa classificação tem como ponto central o grau de citopenias e porcentagem de blastos, que a nomeação de citopenias específicas passou a ter menos importância nessa atualização, já que a linhagem manifestando displasia muitas vezes não correlaciona com a citopenia específica, assim foram removidas da classificação termos como anemia refratária ou citopenia refratária e substituído por SMD seguido por uni ou multilinhagem, com sideroblastos em anel, com excesso de blastos ou del(5q) (Tabela 11.1). A porcentagem de blastos continua crítica para classificação e prognóstico da SMD. A presença de 1% de blastos no sangue periférico ou de 5% de blastos na medula óssea define a SMD inclassificável com 1% de blastos.

Fatores prognósticos

A importância de fatores prognósticos na SMD reside na heterogeneidade dessa doença, em que há casos indolentes, com sobrevida prolongada, mesmo sem tratamento específico, e casos mais agressivos, com sobrevida reduzida, sendo indicado tratamento precoce.

Diversos fatores prognósticos foram identificados, como idade e comorbidades, e pacientes com comorbidades graves apresentam sobrevida 50% menor do que aqueles sem comorbidades, fibrose de medula óssea grau ≥ 2, tanto em baixo como em alto risco, ALIPs, valores elevados de ferritina e desidrogenase láctica, citopenias, presença de displasia em múltiplas linhagens de células hematopoéticas, porcentagem de blastos, alterações citogenéticas, dependência transfusional e algumas mutações somáticas, como *TP53*, *RUNX1*, *EZH2*, *ETV6*, *ASXL1* ou *SRSF2*.

Diversos estudos propuseram identificação de pequeno número de variáveis, com valor prognóstico independente, disponível em diversos centros que poderiam ser agrupados em sistemas de escore, e porcentagem de blastos na medula óssea, citopenias no hemograma ao diagnóstico e cariótipo

Tabela 11.1
Classificação da SMD

Subtipo	Definição
SMD com displasia unilinhagem	1 ou 2 citopenias com displasia de 1 linhagem Sem aumento de blastos na medula óssea (< 5%) Sem sideroblastos em anel
SMD com displasia multilinhagem	1 a 3 citopenias com displasia de 2 ou 3 linhagens Sem aumento de blastos na medula óssea (< 5%) Sem sideroblastos em anel
SMD com sideroblastos em anel SMD com sideroblastos em anel com displasia unilinhagem SMD com sideroblastos em anel com displasia multilinhagem	Sideroblastos ≥ 15% na MO ou ≥ 5% na presença de SF3B1 1 ou 2 citopenias com displasia de 1 linhagem Blastos na medula óssea (< 5%) 1 a 3 citopenias com displasia de 2 ou 3 linhagens Blastos na medula óssea (< 5%)
SMD com del(5q) isolada	1 ou 2 citopenias com displasia de 1-3 linhagens Sem aumento de blastos na medula óssea (< 5%) ou sideroblastos em anel Del(5q) isolada ou 1 anormalidade adicional exceto -7 ou del(7q)
SMD com excesso de blastos – 1	1 a 3 citopenias com displasia de 0-3 linhagens, sem sideroblastos em anel Presença de 5 a 9% de blastos na MO ou 2 a 4% de blastos no SP, sem *Auer rods*
SMD com excesso de blastos – 2	1 a 3 citopenias com displasia de 0-3 linhagens, sem sideroblastos em anel Presença de 10 a 19% de blastos na MO ou 5 a 19% de blastos no SP, ou *Auer rods*
SMD inclassificável	
Com 1% de blastos	1-3 citopenias com displasia de 1-3 linhagens, sem sideroblastos em anel Presença de 1% de blastos no SP (2 ocasiões), sem *Auer rods* e < 5% de blastos na MO
Com displasia unilinhagem e pancitopenia	3 citopenias com displasia de 1 linhagem, sem sideroblastos em anel e sem aumento de blastos
Com base em alteração citogenética definidora	1-3 citopenias, sem displasia, sem sideroblastos em anel e sem aumento de blastos, com alteração citogenética definidora
Citopenia refratária da infância	1-3 citopenias com displasia de 1-3 linhagens, sem sideroblastos em anel Presença de 1% de blastos no SP (2 ocasiões), sem *Auer rods* e < 5% de blastos na MO

são os mais importantes fatores prognósticos. O IPSS (*International Prognostic Scoring System*) é o escore mais utilizado, classificando pacientes em quatro grupos com diferentes riscos de progressão para LMA e sobrevida (Tabelas 11.2 e 11.3). Alguns outros modelos foram criados, como o *WHO-based Prognostic Scoring System* (WPSS), que leva em consideração a classificação da WHO e necessidade transfusional de hemácias e o IPSS revisado, que também utiliza alterações citogenéticas, citopenias e quantidade de blastos, porém com outros valores de corte (Tabelas 11.4 e 11.5).

Tabela 11.2
***International Prognostic Scoring System* (IPSS)**

	0 pontos	0,5 ponto	1 ponto	1,5 ponto	2 pontos
Blastos na MO	< 5%	5-10%	–	11-20%	21-30%
Citopenias*	0-1	2-3	–	–	–
Citogenética	Bom: normal,-Y, del(5q), del(20q)	Intermediário: outros	Ruim: ≥ 3 anormalidades, anormalidades no cromossomo 7	–	–

*(Hb < 10 g/dL, neutrófilos < 1.800/mm^3, plaquetas < 100.000/mm^3

Tabela 11.3
IPSS – categorias clínicas

Grupo de risco	Pontos	25% de evolução para LMA (em anos)	Sobrevida global (em anos)
Baixo	0	9,4	5,7
Intermediário 1	0,5-1,0	3,3	3,5
Intermediário 2	1,5-2,0	1,1	1,2
Alto	≥ 2,5	0,2	0,4

Tabela 11.4
***International Prognostic Scoring System Revisado* (R-IPSS)**

	Citogenética	Blastos na MO	Hemoglobina (g/L)	Contagem plaquetária (× 105/L)	Contagem neutrofílica (× 105/L)
0 pontos	Muito bom	≤ 2%	≥ 100	≥ 100	≥ 0,8
0,5 ponto	–	–	–	50-< 100	<0,8
1 ponto	Bom	2%-< 5%	80-< 100	< 50	–
1,5 ponto	–	–	< 80	–	–
2 pontos	Intermediário	5-10%	–	–	–
3 pontos	Ruim	>10%	–	–	–
4 pontos	Muito ruim	–	–	–	–

Tabela 11.5
R-IPSS – categorias clínicas

Grupo de risco	Pontos	25% de evolução para LMA (em anos)	Sobrevida global (em anos)
Muito baixo	≤ 1,5	NR	8,8
Baixo	> 1,5-3,0	10,8	5,3
Intermediário	> 3,0-4,5	3,2	3,5
Alto	> 4,5-6,0	1,4	1,6
Muito alto	> 6,0	0,73	0,8

Tratamento

SMD é uma doença heterogênea e muitos pacientes não precisarão de tratamento específico de forma imediata, já que grande parte sobrevive por longos períodos apenas com terapias de suporte. Não há evidência que tratamento em pacientes assintomáticos possa prolongar a sobrevida em longo prazo, apenas o transplante alogênico de medula óssea é considerado terapia curativa e o principal objetivo do tratamento é o controle de sintomas e a qualidade de vida.

A instituição de tratamento específico continua embasada no IPSS, não sendo indicado para risco baixo ou intermediário 1, já que nesses pacientes a sobrevida é prolongada, sendo indicado para aqueles classificados como intermediário 2 ou de alto risco, com sobrevida mediana, sem tratamento, de cerca de 12 meses, em que a terapia deve evitar progressão para LMA e estender a sobrevida. O R-IPSS, ao incorporar outros parâmetros relacionados com pior prognóstico, como gravidade da anemia ou da plaquetopenia e algumas mutações somáticas, pode ser mais fidedigno ao classificar a gravidade dos pacientes.

Tratamento de pacientes com SMD de baixo risco

Nesses pacientes, o tratamento é focado nas citopenias. Em pacientes com necessidade transfusional, devem ser utilizados hemocomponentes irradiados e filtrados, ou produtos CMV-negativos, naqueles pacientes com sorologia negativa para CMV. A anemia, principal manifestação desses pacientes, pode provocar redução da qualidade de vida em razão de cansaço, fadiga, além de poder levar a descompensações cardiovasculares e, em casos de necessidade transfusional recorrente, pode causar sobrecarga de ferro. Altas doses de eritropoietina recombinante (EPO 30.000 UI a 40.000 UI/semana), associado ou não ao fator estimulador de granulócitos (*granulocity colony-stimulating factor* – G-CSF) na dose de 300 mcg/dia, é a primeira escolha de tratamento, com 30 a 50% de resposta em dois anos, sendo maior naqueles com níveis séricos de eritropoietina inferiores a 200-500 U/L e com baixa necessidade transfusional. O G-CSF é sinérgico com a EPO *in vitro* e pode ser utilizado para tentar aumentar a eritropoiese. As respostas tendem a ser tardias, tendo início após dois a três meses de tratamento. O tratamento de SMD de baixo risco com EPO pode levar ao aumento de sobrevida.

Em pacientes de baixo risco que apresentam anemia, com deleção 5q, podem ser utilizadas drogas imunomoduladoras, como talidomida ou lenalidomida. A talidomida está disponível no Brasil e, na dose de 100 a 500 mg/dia, causa melhora da anemia em 20 a 30% dos pacientes com doença de baixo risco. A lenalidomida é um derivado da talidomida, com maior potência e relacionada com menor incidência de neuropatia. Na dose de 10 mg/dia, leva à independência transfusional em dois terços dos pacientes, com mediana de duração de dois a três anos e resposta citogenética em 50-70%. Em 20% dos pacientes com deleção 5q, também está presenta mutações do *TP53*, que podem ocasionar resistência à lenalidomida e maior risco de progressão para LMA. Em pacientes sem deleção de 5q, com anemia, a utilização de lenalidomida pode causar independência transfusional em 25-30% dos pacientes.

O tratamento da anemia, se não houver resposta com EPO (ou lenalidomida em caso de deleção 5q), é um desafio. Terapia imunossupressora com globulina antitimócito (ATG), com ou sem ciclosporina, pode levar ao aumento de hemoglobina em pacientes de baixo risco, sobretudo naqueles com baixa necessidade transfusional, cariótipo normal ou trissomia do 8, sem deleção 5q, SMD hipoplásica e portadores do gene HLA-DR15.

Em pacientes com alta necessidade transfusional, pode haver sobrecarga férrica (ferritina > 1.000 ng/mL) que teoricamente poderia levar a dano de órgãos-alvo, como coração e fígado, além de potenciais maiores riscos infecciosos. A utilização de quelantes de ferro, como desferroxamina e deferasirox, ainda é controversa na literatura, pela falta de ensaios clínicos prospectivos que demonstrem benefício do quelante de ferro na sobrevida desses pacientes. Com base em estudos retrospectivos, é sugerida a utilização de quelantes em pacientes com SMD de baixo risco que receberam mais de 20 a 40 bolsas de concentrados de hemácias ou com ferritina acima de 1.500 U/L ou naqueles com sobrecarga de ferro que serão submetidos a transplante alogênico, por piores resultados de transplante nesses pacientes.

Em pacientes com neutropenia, a utilização de G-CSF pode melhorar essa citopenia em 60-75% dos pacientes, sem benefício na sobrevida global em longo prazo desses pacientes. Em caso de plaquetopenia, a utilização de andrógenos em altas doses pode causar resposta, em geral transitória, em um terço dos pacientes.

Pacientes classificados como de baixo risco, porém com resistência à EPO ou lenalidomida (deleção 5q) têm pior sobrevida. Alguns estudos estão sendo realizados com a utilização de agentes hipometilantes nesses pacientes, com base na maior sobrevida com utilização desses agentes em pacientes com alto risco.

■ Tratamento em pacientes com SMD de alto risco

O transplante alogênico de medula óssea é a única opção curativa dessa doença, com sobrevida livre de doença em longo prazo de 35 a 50%, devendo ser considerado para todos os pacientes com doença de alto risco. Porém, como SMD ocorre sobretudo em pacientes idosos, a principal limitação é o *performance status* do paciente para a realização do procedimento, ficando limitado para uma pequena parcela dos doentes.

Nos últimos anos, em razão da melhoria dos cuidados de suporte do transplante alogênico de medula óssea, o mesmo passou a ser indicado a um maior número de pacientes, e aqueles mais novos e com *performance status* adequado, podem ser submetidos a regime mieloablativo de condicionamento e naqueles mais idosos (em geral com mais de 55-60 anos), ou com pior *performance status*, pode ser realizado o regime de condicionamento com intensidade reduzida. Diversos escores que predizem resultados pós-transplante em pacientes com SMD vêm sendo utilizados, não devendo ser adotado o critério idade isolado para indicação ou não do procedimento, porém a decisão final deve ser embasada no desejo pessoal do paciente, após extensa discussão com equipe e familiares, levando em consideração os riscos e benefícios associados ao procedimento.

A decisão com relação ao momento ideal para a realização do transplante baseia-se no balanço entre o risco de mortalidade relacionada com o transplante em pacientes que poderiam ter expectativa de vida prolongada, como aqueles com doença de baixo risco e maior risco de recaída de doença pós-transplante se o procedimento for realizado com doença avançada. Alta porcentagem de blastos na medula óssea (acima de 10%) está associada a maior incidência de recaída, sobretudo se for utilizado regime com intensidade reduzida, podendo ser realizada terapia citorredutora ou agentes hipometilantes nesses pacientes, antes do transplante.

A quimioterapia convencional com antracíclicos e citarabina, como usado na LMA, também pode ser utilizada em pacientes com SMD, porém com taxas de resposta inferiores àquelas encontradas na LMA de novo e com maior incidência de recaída pós-remissão, principalmente em pacientes com cariótipo complexo, sendo reservada para pacientes com idade < 65 anos, com citogenética favorável, como ponte ao transplante.

A citarabina em baixas doses (20 mg/m^2, diariamente por 14-21 dias, mensalmente) também pode ser utilizada, porém com taxas de resposta de 15 a 20% em SMD de alto risco, sem aumento de sobrevida global, com resposta mais importante em cariótipo desfavorável. Quando comparada com a 5-azacitidina, a citarabina em baixas doses foi associada a menores taxas de resposta e menor sobrevida.

A utilização de agentes hipometilantes [5-azacitidina e 5-aza-2'deoxicitidina (decitabina)] vem aumentando em pacientes com SMD de alto risco que não possuem doador para transplante alogênico ou sem *performance status* para o procedimento. Esses agentes agem revertendo a metilação aberrante do DNA, levando a uma reversão do fenótipo maligno.

A avaliação de resposta da 5-azacitidina é realizada seis meses após o início do tratamento e da decitabina quatro meses após o início do tratamento, devendo ser mantida por, no mínimo, esse período, a menos que haja clara progressão de doença ou toxicidades importantes. A terapia deve ser mantida posteriormente como manutenção naqueles pacientes que apresentam benefício clínico.

Um estudo fase III que comparou a decitabina com melhor terapia de suporte em pacientes de alto risco, inelegíveis a tratamento intensivo, demonstrou melhoria de sobrevida livre de evento e menor progressão para LMA naqueles que utilizaram decitabina, sem elevação estatística significativa de sobrevida global. Dois estudos fase III que compararam a 5-azacitidina com melhor tratamento, incluindo citarabina, quimioterapia intensiva ou melhor terapia de suporte, demonstraram maior sobrevida global e melhora hematológica, com diferença estatística significativa, nos pacientes que receberam azacitidina, inclusive em pacientes com mais de 75 anos, com bom *performance status*. Não há estudos comparando diretamente decitabina à azacitidina até o momento, assim tanto a 5-azacitina 75 mg/m^2 SC por sete dias como a decitabina 20 mg/m^2 IV por cinco dias estão disponíveis no Brasil e podem ser utilizadas em pacientes com SMD de alto risco.

Conclusão

A SMD é uma doença maligna, frequente na população idosa, com um impacto importante na qualidade de vida e sobrevida dos pacientes, mesmo com utilização de novas terapias de baixa intensidade (5-azacitidina, decitabina e lenalidomida). Tais terapias acarretam um grande impacto nos custos relacionados com a saúde, tanto em serviços públicos como privados. Estratégias para melhoria de tratamentos e formas de acesso dos pacientes à essas terapias ainda precisam ser aperfeiçoadas.

Referências

Adès L, Itzykson R, Fenaux P. Myelodysplastic syndromes. The Lancet. 2014 Jun;383(9936):2239-52.

Arber DA, Orazi A, Hasserjian R, Thiele J, Borowitz MJ, Le Beau MM, et al. The 2016 revision to the World Health Organization classification of myeloid neoplasms and acute leukemia. Blood. 2016 May19; 127(20):2391-405.

Bejar R, Stevenson K, Abdel-Wahab O, Galili N, Nilsson B, Garcia-Manero G et al. Clinical effect of point mutations in myelodysplastic syndromes. N Engl J Med. 2011 Jun 30;364(26):2496-506.

Bejar R, Stevenson KE, Caughey BA, Abdel-Wahab O, Steensma DP, Galili N, et al. Validation of a prognostic model and the impact of mutations in patients with lower-risk myelodysplastic syndromes. J Clin Oncol. 2012 Sep 20;30(27):3376-82.

Busque L, Patel JP, Figueroa ME, Vasanthakumar A, Provost S, Hamilou Z, et al. Recurrent somatic TET2 mutations in normal elderly individuals with clonal hematopoiesis. Nat Genet. 2012 Sep 23;44(11):1179-81.

Fenaux P, Gattermann N, Seymour JF, Hellström-Lindberg E, Mufti GJ, Duehrsen U et al. Prolonged survival with improved tolerability in higher-risk myelodysplastic syndromes: azacitidine compared with low dose ara-C. Br J Haematol. 2010 Apr;149(2):244-9.

Gore SD, Fenaux P, Santini V, Bennett JM, Silverman LR, Seymour JF, et al. A multivariate analysis of the relationship between response and survival among patients with higher-risk myelodysplastic syndromes treated within azacitidine or conventional care regimens in the randomized AZA-001 trial. Haematologica. 2013 Jul;98(7):1067-72.

Greenberg P, Cox C, LeBeau MM, Fenaux P, Morel P, Sanz G, et al. International scoring system for evaluating prognosis in myelodysplastic syndromes. Blood. 1997 Mar 15;89(6):2079-88.

Greenberg PL, Tuechler H, Schanz J, Sanz G, Garcia-Manero G, Solé F et al. Revised international prognostic scoring system for myelodysplastic syndromes. Blood. 2012 Sep 20;120(12):2454-65.

Iwanaga M, Hsu W-L, Soda M, Takasaki Y, Tawara M, Joh T et al. Risk of myelodysplastic syndromes in people exposed to ionizing radiation: a retrospective cohort study of Nagasaki atomic bomb survivors. J Clin Oncol. 2011 Feb;29(4):428-34.

Jädersten M, Malcovati L, Dybedal I, Della Porta MG, Invernizzi R, Montgomery SM, et al. Erythropoietin and granulocyte-colony stimulating factor treatment associated with improved survival in myelodysplastic syndrome. J Clin Oncol Off J Am Soc Clin Oncol. 2008 Jul 20;26(21):3607-13.

Jaiswal S, Fontanillas P, Flannick J, Manning A, Grauman PV, Mar BG et al. Age-related clonal hematopoiesis associated with adverse outcomes. N Engl J Med. 2014 Dec 25;371(26):2488-98.

Khan H, Vale C, Bhagat T, Verma A. Role of DNA methylation in the pathogenesis and treatment of myelodysplastic syndromes. Semin Hematol. 2013 Jan; 50(1): 16-37.

Lübbert M, Suciu S, Baila L, Rüter BH, Platzbecker U, Giagounidis A et al. Low-dose decitabine versus best supportive care in elderly patients with intermediate- or high-risk myelodysplastic syndrome (MDS) ineligible for intensive chemotherapy: final results of the randomized phase III study of the European Organisation for Research and Treatment of Cancer Leukemia Group and the German MDS Study Group. J Clin Oncol Off J Am Soc Clin Oncol. 2011 May 20;29(15):1987-96.

Malcovati L, Della Porta MG, Cazzola M. Predicting survival and leukemic evolution in patients with myelodysplastic syndrome. Haematologica. 2006 Dec; 91(12):1588-90.

Malcovati L, Germing U, Kuendgen A, Della Porta MG, Pascutto C, Invernizzi R, et al. Time-dependent prognostic scoring system for predicting survival and leukemic evolution in myelodysplastic syndromes. J Clin Oncol Off J Am Soc Clin Oncol. 2007 Aug 10;25(23):3503-10.

McLaughlin P, Estey E, Glassman A, Romaguera J, Samaniego F, Ayala A, et al. Myelodysplasia and acute myeloid leukemia following therapy for indolent lymphoma with fludarabine, mitoxantrone, and dexamethasone (FND) plus rituximab and interferon alpha. Blood. 2005 Jun 15;105(12):4573-5.

Morrison VA, Rai KR, Peterson BL, Kolitz JE, Elias L, Appelbaum FR et al. Therapy-related myeloid leukemias are observed in patients with chronic lymphocytic leukemia after treatment with fludarabine and chlorambucil: results of an intergroup study, cancer and leukemia group B 9011. J Clin Oncol Off J Am Soc Clin Oncol. 2002 Sep 15;20(18):3878-84.

Naqvi K, Garcia-Manero G, Sardesai S, Oh J, Vigil CE, Pierce S et al. Association of comorbidities with overall survival in myelodysplastic syndrome: development of a prognostic model. J Clin Oncol Off J Am Soc Clin Oncol. 2011 Jun 1;29(16):2240-6.

Neukirchen J, Schoonen WM, Strupp C, Gattermann N, Aul C, Haas R et al. Incidence and prevalence of myelodysplastic syndromes: Data from the Düsseldorf MDS-registry. Leuk Res. 2011 Dec;35(12):1591-6.

Niero-Melo L, Resende LSR, Gaiolla RD, Oliveira CT, Domingues MAC, Moraes Neto FA. Diretrizes para diagnóstico morfológico em síndromes mielodisplásicas. Rev Bras Hematol E Hemoter [Internet]. 2006 Sep [cited 2017 Aug 31];28(3). Available from: http://www.scielo.br/scielo.php?script=sci_arttext&pid=S1516-84842006000300003&lng=pt&nrm=iso&tlng=pt

Nisse C, Haguenoer JM, Grandbastien B, Preudhomme C, Fontaine B, Brillet JM, et al. Occupational and environmental risk factors of the myelodysplastic syndromes in the North of France. Br J Haematol. 2001 Mar;112(4):927-35.

Pedersen-Bjergaard J, Daugaard G, Hansen SW, Philip P, Larsen SO, Rørth M. Increased risk of myelodysplasia and leukaemia after etoposide, cisplatin, and bleomycin for germ-cell tumours. Lancet Lond Engl. 1991 Aug 10;338(8763):359-63.

Raza A, Reeves JA, Feldman EJ, Dewald GW, Bennett JM, Deeg HJ et al. Phase 2 study of lenalidomide in transfusion-dependent, low-risk, and intermediate-1 risk myelodysplastic syndromes with karyotypes other than deletion 5q. Blood. 2008 Jan 1;111(1):86-93.

Rigolin GM, Cuneo A, Roberti MG, Bardi A, Bigoni R, Piva N, et al. Exposure to myelotoxic agents and myelodysplasia: case-control study and correlation with clinicobiological findings. Br J Haematol. 1998 Oct;103(1):189-97.

Saunthararajah Y, Nakamura R, Wesley R, Wang QJ, Barrett AJ. A simple method to predict response to immunosuppressive therapy in patients with myelodysplastic syndrome. Blood. 2003 Oct 15;102(8): 3025-7.

Seymour JF, Fenaux P, Silverman LR, Mufti GJ, Hellström-Lindberg E, Santini V, et al. Effects of azacitidine compared with conventional care regimens in elderly (≥ 75 years) patients with higher-risk myelodysplastic syndromes. Crit Rev Oncol Hematol. 2010 Dec;76(3):218-27.

Seymour JF. Association between myelodysplastic syndromes and inflammatory bowel diseases. Report of seven new cases and review of the literature. Leukemia. 1998 Aug;12(8):1331-2.

Shen L, Kantarjian H, Guo Y, Lin E, Shan J, Huang X et al. DNA methylation predicts survival and response to therapy in patients with myelodysplastic syndromes. J Clin Oncol. 2010 Feb;28(4):605-13.

Sperling AS, Gibson CJ, Ebert BL. The genetics of myelodysplastic syndrome: from clonal haematopoiesis to secondary leukaemia. Nat Rev Cancer. 2017; 17(1):5-19.

Steensma DP, Bejar R, Jaiswal S, Lindsley RC, Sekeres MA, Hasserjian RP et al. Clonal hematopoiesis of indeterminate potential and its distinction from myelodysplastic syndromes. Blood. 2015 Jul 2;126(1):9-16.

Thol F, Friesen I, Damm F, Yun H, Weissinger EM, Krauter J et al. Prognostic Significance of ASXL1 mutations in patients with myelodysplastic syndromes. J Clin Oncol. 2011 Jun 20;29(18):2499-506.

Thol F, Kade S, Schlarmann C, Loffeld P, Morgan M, Krauter J et al. Frequency and prognostic impact of mutations in SRSF2, U2AF1, and ZRSR2 in patients

with myelodysplastic syndromes. Blood. 2012 Apr 12;119(15):3578-84.
Toma A, Fenaux P, Dreyfus F, Cordonnier C. Infections in myelodysplastic syndromes. Haematologica. 2012 Oct 1;97(10):1459-70.
Walter MJ, Shen D, Ding L, Shao J, Koboldt DC, Chen K et al. Clonal architecture of secondary acute myeloid leukemia. N Engl J Med. 2012 Mar 22;366(12):1090-8.
Will B, Zhou L, Vogler TO, Ben-Neriah S, Schinke C, Tamari R et al. Stem and progenitor cells in myelodysplastic syndromes show aberrant stage-specific expansion and harbor genetic and epigenetic alterations. Blood. 2012 Sep 6;120(10):2076-86.
Xie M, Lu C, Wang J, McLellan MD, Johnson KJ, Wendl MC et al. Age-related mutations associated with clonal hematopoietic expansion and malignancies. Nat Med. 2014 Oct 19;20(12):1472-8.

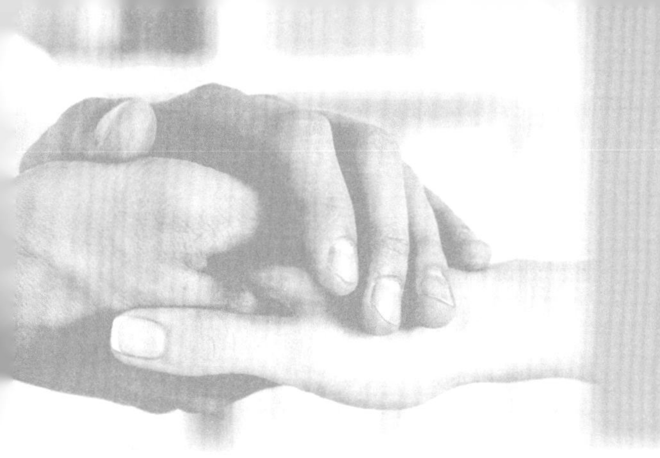

Capítulo 12

Juliana Todaro Pupo
Luis Jorge Santos Matos Filho

Leucemia na População Idosa

≡ Introdução

Leucemias são doenças de curso agudo ou crônico, caracterizadas pela proliferação medular de uma célula clonal da linhagem mieloide ou linfoide, que perdeu a sua capacidade de diferenciação.

A estimativa de incidencia do INCA (Instituto Nacional do Câncer) foi de 10.800 novos casos de leucemia diagnosticados em 2018, com uma maior prevalência entre os idosos, visto que com o envelhecimento observamos um aumento dos diferentes subtipos dessa neoplasia, à exceção da leucemia linfocítica aguda, a qual é mais prevalente na população pediátrica.[1]

Neste capítulo, enfatizaremos os dois subtipos de maior frequência entre os idosos: a leucemia mieloide aguda e a linfoide crônica.

≡ Leucemia mieloide aguda

A leucemia mieloide aguda (LMA) é uma neoplasia heterogênea, caracterizada pela proliferação clonal de uma célula de origem mieloide, a qual, em função de diversas alterações genéticas e epigenéticas na célula progenitora, perde a sua capacidade de se diferenciar em um elemento maduro. É a leucemia mais frequente do idoso, com uma mediana de idade de 70 anos ao diagnóstico.

Embora a etiologia exata dessa doença seja desconhecida, sabe-se, como previamente mencionado, da importância das anormalidades cromossômicas adquiridas, de modo que o conhecimento destas permite estabelecer o prognóstico e definir as condutas a esses pacientes. Nesse contexto, a atual classificação da WHO (Tabela 12.1) estratifica essa neoplasia mieloide de acordo com a sua predisposição germinativa em quatro grandes grupos:

- LMA com anormalidades genéticas recorrentes.
- LMA relacionada com mielodisplasia.
- LMA relacionada com terapia.
- LMA não especificada.

As anormalidades genéticas recorrentes envolvem aquelas neoplasias mieloides relacionadas com uma série de alterações cromossômicas bem estabelecidas, dentre as quais podemos citar as quatro mais importantes no contexto clínico:

- LMA com translocação do 8;21.
- LMA com inversão do cromossomo 16.
- LMA com translocação do 15;17.
- LMA com translocação do 9;11.

Tabela 12.1
Classificação das neoplasias mieloides, segundo a WHO 2016

LMA com anormalidades genéticas recorrentes
LMA com translocação (8;21)
LMA com inversão do cromossomo 16
LMA com translocação (15;17) ou leucemia promielocítica aguda
LMA com translocação (9;11)
LMA com translocação (6;9)
LMA com inversão do cromossomo 3
LMA com translocação (1;22) ou leucemia megacarioblástica
LMA com mutação do NMP1
LMA com mutação bialélica do CEBPA
LMA relacionada com mielodisplasia
Neoplasia mieloide relacionada com terapia
LMA não especificada
LMA com mínima diferenciação
LMA sem maturação
LMA com maturação
Leucemia mielomonocítica aguda
Leucemia monoblástica/monocítica aguda
Leucemia eritroide pura
Leucemia megacarioblástica aguda
Leucemia basofílica aguda
Panmielose aguda com mielofibrose

Referência da tabela: WHO 2016.

As atuais classificações determinam a estratificação do risco e do prognóstico dessas doenças com base nas anormalidades genéticas (Tabela 12.2).[3]

■ Manejo clínico

A ocupação da medula óssea por células blásticas resulta em um prejuízo da hematopoiese, com consequente citopenias. Portanto, as manifestações clínicas da LMA são decorrentes basicamente de alterações nas células precursoras mieloides: eritrócitos, granulócitos e megacariócitos, causando anemia, infecções e sangramentos menores (purpuras e petéquias) ou maiores.

Tabela 12.2
Estratificação de risco com base nas alterações citogenéticas

Categoria de risco	Anormalidades genéticas
Favorável	Translocação (8;21)
	Inversão do cromossomo 16
	Mutação do NPM1 sem FLT3-ITD ou com FLT3-ITD baixo
	CEBPA mutado bialélico
Intermediário	Mutação do NPM1 com FLT3-ITD alto
	NPM1 selvagem sem FLT3-ITD ou com FLT3-ITD baixo
	Translocação (9;21)
	Anormalidades citogenéticas não classificadas como favoráveis ou desfavoráveis
Desfavorável	Translocação (6;9)
	Translocação (9;22)
	Inversão do cromossomo 3
	Cariótipo complexo
	NPM1 selvagem com FLT3 alto
	Mutação do RUNX1, ASXL1 e TP53
	Deleção do 5q e do 17p

Referência da tabela: Diagnosis and management of AML in adults: 2017 ELN recommendations from an international expert panel. Blood 2017;129(4):424–47.

Apesar de relatado em baixa frequência, as células mieloblásticas podem também infiltrar órgãos e tecidos, como o baço (esplenomegalia), a mucosa gengival e a pele, além de, ainda mais raro, acometimentos da coluna vertebral e órbitas (cloroma).

Quando o número de mieloblastos circulantes ultrapassa 100.000/mm^3, verifica-se o fenômeno de leucoestase, caracterizado por isquemia de múltiplos órgãos, decorrente de hiperviscosidade e hipoperfusão tecidual, causando disfunção respiratória e alterações neurológicas, como cefaleia e vertigem.

Diferentemente dos jovens, a alta contagem leucocitária, assim como a alta porcentagem de blastos, é rara. Isso ocorre porque se trata de uma doença com menor potencial proliferativo. Além disso, nessa população, muitos dos casos podem ser oriundos da mielodisplasia, fazendo com que estes estejam mais adaptados aos sintomas decorrentes das citopenias, com destaque para a anemia.

Assim, o diagnóstico de LMA deve ser suspeitado em pacientes com o quadro clínico descrito antes, associado a citopenias no hemograma ou à presença de mieloblastos circulantes.

A LMA é uma urgência médica e tão logo tenha existido essa suspeita, deve ser realizada a avaliação medular para a confirmação diagnóstica e a estratificação de acordo com os critérios prognósticos oriundos da avaliação citogenética e marcadores moleculares, já citados (Tabelas 12.1 e 12.2), pois esses critérios, em associação à avaliação de sua *performance* e a morbidades prévias, serão fundamentais para a definição terapêutica.

Dentre os fatores prognósticos, destaca-se que a LMA do idoso é muitas vezes marcada por uma citogenética desfavorável, notadamente as deleções nos cromossomos 5 e 7 e os cariótipos complexos.

Tratamento

O tratamento padrão da leucemia se baseia em etapas: o tratamento de suporte, o tratamento para alcançar a remissão completa e o tratamento pós-remissão.

O tratamento de suporte engloba a redução dos riscos relacionados com as alterações de hemostasia, ao desequilíbrio metabólico, a hiperleucocitose e a infecções. Portanto, deve-se utilizar suporte transfusional e estar atento às infecções e situações de emergência a ela relacionadas, como a sepse e a neutropenia febril. A síndrome de lise tumoral não é tão frequente, mas deve ser sempre suspeitada em idosos, pelo risco iminente de insuficiência renal e distúrbios hidreletrolíticos, como a hipocalcemia, a hiperfosfatemia e a hipercalemia, que podem ser potencialmente fatais nesses pacientes,muitas vezes já portadores de comorbidades prévias.

O tratamento para alcançar a remissão inclui a indução. O primeiro objetivo é alcançar a remissão completa (RC). Define-se remissão morfológica completa quando há normalização da contagem de neutrófilos, hemoglobina e plaquetas, com a medula óssea apresentando celularidade acima de 20%, com blastos mieloides < 5%. Remissão imunofenotípica implica a ausência de doença residual mensurável (DRM) pela técnica de citometria de fluxo. Outras maneiras de se detectar doenças residuais podem ser por métodos moleculares.

O tratamento de indução envolve a utilização de duas drogas: citosina arabinoside (Ara-C) e antracícilos (Idarrubicina e Daunorrubicina). O tratamento conhecido como regime 3+7 alcança índices de remissão completa de 70-80% e envolve longo período de mielotoxicidade, em geral dc três semanas. Após a recuperação hematológica, deve-se proceder a novo estudo de medula óssea.

Dentre os pacientes idosos, deve ser avaliado quais serão os candidatos a essa terapêutica, frisando que idosos com boa condição clínica, determinada pela avaliação oncogeriátrica, devem ser tratados de maneira agressiva. Na impossibilidade da adoção desse tratamento, outra opção para pacientes com menor *performance status* pode ser a utilização de agentes hipometilantes do DNA, como a decitabina e a azacitidina, ou até mesmo drogas citotóxicas em baixas doses com finalidade paliativa, como, por exemplo, a citarabina.

O tratamento pós-remissão se inicia a partir do momento em que é comprovada a ausência de DRM e objetiva evitar a recidiva da doença. Atualmente, a proposta dessa terapia envolve a utilização de ciclos de quimioterapia e até a realização de transplante de células hematopoéticas autólogas e principalmente alogênicas, dependendo dos fatores prognósticos definidos ao diagnóstico.

Leucemia mieloide crônica

A leucemia mieloide crônica (LMC) é uma doença mieloproliferativa clonal, caracterizada pela presença do cromossomo Philadelphia (Ph). A mediana de idade do surgimento da LMC na população brasileira é de 45 anos, enquanto em países europeus essa mediana é de 65 anos.[5]

O cromossomo Philadelphia, presente em 95% dos pacientes com LMC, representa a translocação recíproca entre os braços longos do cromossomo 9 e 22, causando fusão clássica do gene BCR-ABL, uma proteína híbrida de peso molecular de 210 kd (p210), com atividade tirosina-quinase necessária à atividade oncogênica da doença.

Manejo clínico

A LMC é subdividida de acordo com os exames clínicos e laboratoriais em fase inicial crônica, fase acelerada duradoura e fase final aguda.

A fase crônica (mais comum ao diagnóstico) caracteriza-se pela presença da esplenomegalia ao exame físico (achado presente em 80% dos pacientes). Sintomas constitucionais, como a sudorese noturna e a perda de peso, não são raros. Nessa fase, o achado de leucocitose com o desvio escalonado é comum, em geral com contagem entre 100.000 e 300.000/mm^3.

A fase acelerada caracteriza-se por sinais de progressão da doença, contudo sem apresentar critérios para leucemia aguda. Nessa situação, ocorre perda da resposta ao tratamento e progressão da esplenomegalia, da leucocitose, assim como dos sintomas constitucionais. Pode haver ainda a presença de anormalidades citogenéticas adicionais.

Já a fase aguda, ou crise blástica, é caracterizada pela presença de elementos imaturos (mieloblastos) > 30% no sangue periférico ou na medula óssea, ou a presença de um sarcoma granulocítico. Devido a essas características, essa fase tem um prognóstico extremamente reservado e pouca resposta terapêutica.

A fase aguda, ou crise blástica, é caracterizada pela presença de elementos imaturos (mieloblastos) > 30% no sangue periférico ou na medula óssea, ou a presença de um sarcoma granulocítico. Devido a essas características, essa fase tem um prognóstico extremamente reservado e pouca resposta terapêutica.

Tratamento

O objetivo principal do tratamento dessa doença consiste em suprimir o clone Philadelphia, o que representa importante impacto na sobrevida desses pacientes. Os inibidores da tirosina-quinase agem inibindo a fosforilação das vias de tirosina-quinase, causando um bloqueio da atividade oncogênica.

Os principais inibidores de tirosino-quinases são: imatinibe, nilotinibe, dasatinibe e bosutinibe. No Brasil, por causa da facilidade de disponibilidade, é comum o uso do imatinibe – primeira droga desenvolvida com essa finalidade com alta taxas de resposta, apesar de ser sujeita a um número maior de pacientes resistentes, visto o desconhecimento inicial das mutações em tirosino-quinase.

O primeiro passo é alcançar a resposta hematológica completa (RHC), definida como a redução do número de leucócitos para menos de 10.000/mm^3, e de células jovens circulantes, além de ausência de esplenomegalia e de sintomas constitucionais. Essa resposta deve ser obtida em até três meses. O controle hematológico pode ser feito com outra droga, denominada hidroxiureia, enquanto os exames de confirmação diagnóstica, como citogenética e PCR, são aguardados. Confirmada a presença do cromossomo Philadelphia, dá-se início ao tratamento com inibidores da tirosina-quinase.

Alcançada a RHC, o próximo passo é obter a resposta citogenética completa (RCC), em que se detecta a porcentagem de células Ph positivas. Essa resposta deve ser alcançada em até 12 meses do diagnóstico. Para os pacientes que alcançaram a RCC (0% de células Ph positivas), as taxas de sobrevida em cinco anos são de 100%. O outro tipo de resposta a ser alcançada é a resposta molecular completa (RMC), na qual é feita a detecção do gene BCR-ABL por técnica molecular, como o PCR em *real time*.

Os pacientes idosos em geral toleram bem os inibidores de tirosina-quinase. Contudo, é preciso ficar atento aos sintomas, que, embora incomuns, podem exacerbar as doenças de base e piorar a qualidade de vida desses doentes. Os sintomas mais comuns relatados são edema, náuseas, diarreia, câimbras e *rash* cutâneo.

Leucemia linfoide aguda

A leucemia linfoide aguda (LLA) é definida como uma neoplasia maligna da célula progenitora linfoide, em que 80% dos casos ocorrem na infância, embora seja observado um segundo pico de incidência em indivíduos com mais de 50 anos. Enquanto o prognóstico da criança é extremamente favorável, o mesmo não se pode dizer dos idosos, muito pela impossibilidade de se realizar os protocolos quimioterapia de alta intensidade prevista para essa doença.

Na LLA do idoso, há um predomínio da célula de linhagem B e, assim como na LMA, é observado com mais frequência citogenéticas de prognóstico desfavorável. Nesse caso, há a presença de cromossomo Ph, assim como cariótipos complexos.

Manejo clínico

O quadro clínico da LLA no idoso será proveniente do rápido crescimento celular, seja pela manifestação no sangue periférico ou de tumores mediastinais. A infiltração de outros tecidos costuma ser rara.

O diagnóstico da LLA também será proveniente do estudo medular e da estratificação citogenética e molecular para a definição de suas estratégias terapêuticas. Os critérios clínicos, morfológicos e citogenéticos dessa doença foram acrescentados na revisão da WHO 2016 (Tabelas 12.3 e 12.4).

Tabela 12.3
Classificação da LLA, conforme os critérios da WHO 2016

Leucemia/linfoma linfoblástico de células B
Leucemia/linfoma linfoblástico B não caracterizada por outros critérios Leucemia/linfoma linfoblástico B com anormalidades genéticas recorrentes: Leucemia/linfoma linfoblástico B com t(9;22) (q34.1;q11.2), *BCR-ABL1+* Leucemia/linfoma linfoblástico B com t(v;11q23.3), rearranjo *KMT2A* Leucemia/linfoma linfoblástico B com t(12;21) (p13.2;q22.1), *ETV6-RUNX1* Leucemia/linfoma linfoblástico B com hiperdiploidia Leucemia/linfoma linfoblástico B com hipodiploidia Leucemia/linfoma linfoblástico B com t(5;14) (q31.1;q32.3), *IL3-IGH* Leucemia/linfoma linfoblástico B com t(1;19) (q23;p13.3), *TCF3-PBX1* Entidade provisória: leucemia/linfoma linfoblástico B *"BCR-ABL1-like"*; Leucemia/linfoma linfoblástico B com *iAMP2*
Leucemia/linfoma linfoblástico de células T
Entidade provisória: leucemia/linfoma linfoblástico de células T precoces (*early T cells*); leucemia/linfoma linfoblástico de células NK.

Tabela 12.4
Anormalidades cromossômicas da leucemia linfocítica crônica

Citogenética	Incidência (%)	Mediana de sobrevida (meses)
Deleção do 6q	6	–
Deleção do 17p	7	32
Trissomia do 12	16	114
Deleção do 11q	18	79
Deleção do 13q	55	133

Dohner H et al. Genomic aberrations and survival in chronic lymphocytic leukemia. N Engl J Med. 2000;343:1910-6.

São considerados como fatores de pior prognóstico: a idade, a alta contagem leucocitária (> 30.000/mm^3 – LLA de origem B e > 100.000/mm^3 – T), ser de linhagem B e citogenética desfavorável (cromossomo Ph, t(4;11), cariótipo complexo e hipoploidia).

■ Tratamento

A sobrevida dos pacientes com LLA está diretamente relacionada com o alcançar a resposta completa, durante a terapia de indução. Entretanto, os tratamentos com esse objetivo são extremamente tóxicos para a população geriátrica, visto que aqueles com melhores respostas são provenientes do conhecimento com a população pediátrica. Sendo assim, antes do início da terapêutica é de extrema importância a definição do idoso que será candidato a essa modalidade terapêutica.

A base da maioria dos protocolos da LLA consiste no uso de corticoide combinado com vincristina, ciclofosfamida, metotrexato, daunorrubicina asparaginase e citarabina. Nos pacientes em que se evidencia a presença do cromossomo Ph, se acrescenta o uso de inibidores de tirosino-quinase, assim como pacientes CD20 positivos podem se beneficiar do uso do rituximab (um anticorpo monoclonal anti-CD20).

Em associação ao uso dos marcadores citogenéticos para definição da terapia, também serão utilizadas a resposta à terapia de indução para a escolha do tratamento de consolidação, o que pode incluir o transplante alogênico.

Devido às limitações já descritas para a população idosa, seja pela agressividade da doença ou pelas limitações para a sua terapêutica, entre pacientes com mais de 65 anos é observado uma taxa de sobrevida de 10% em registros norte-americanos.

Leucemia linfocítica crônica

A leucemia linfocítica crônica (LLC) ocorre por proliferação clonal de um linfócito maduro (com mais frequência de origem B), causando um acúmulo destes na medula óssea e nos tecidos linfoides. É uma doença de curso crônico e indolente, necessitando em sua fase inicial apenas de seguimento clínico, pois apenas os pacientes sintomáticos serão candidatos a tratamento. A LLC é uma neoplasia de idosos, sendo rara antes da quarta década de vida.

■ Manejo clínico

Não há fatores etiológicos claros, assim como não foi identificada a associação dessa patologia com a exposição à radiação ionizante e substâncias químicas. O histórico familiar representa um dos mais importantes fatores de risco. A etiologia em relação à célula de origem da LLC ainda permanece não totalmente clara, mas existem dados que sugerem fortemente uma expressão aumentada da proteína Bcl-2 e um desequilíbrio entre as proteínas indutores de apoptose (Bax e Bk), antiapoptóticas (Bcl-2) e os inibidores antiapoptóticos (Bad, Bik e Hrk). Recentemente, foi demonstrado que 50% dos pacientes com LLC apresentam a mutação do gene da cadeia pesada de imunoglobulina (IgH), o que implica a presença de células B de memória neoplásicas no centro pós-germinativo.

Na LLC, também há anormalidades cromossômicas, que estão presentes em 80% dos pacientes (Tabela 12.3). A anormalidade mais comum é a deleção do 13q, seguida da deleção do 11q, trissomia do 12, deleção do 17p e deleção do 6q. Destas, a deleção do 13q e a trissomia do 12 representam melhor prognóstico, enquanto a deleção do 17p e a mutação p53 significam os piores prognósticos. Outros marcadores que denotam um pior prognóstico são a ausência da mutação da cadeia pesada da imunoglobulina (IGHV) e o aumento dos níveis de uma proteína tirosina-quinase denominada ZAP-70, determinada por citometria de fluxo, embora o papel desta última seja questionado.

Cerca de 25-50% dos pacientes são assintomáticos e são investigados após identificação e leucocitose com linfocitose em exames de rotina. Quando sintomáticos, os principais achados envolvem sintomas B (febre por duas semanas, perda de peso de > 10% nos últimos seis meses, sudorese noturna) em 5-10% dos pacientes. Os principais sinais são linfadenomegalia, esplenomegalia, hepatomegalia e infiltração cutânea.

As citopenias ocorrem ou por infiltração da medula óssea ou por fenômenos autoimunes, sendo estes presentes entre 20-30% dos pacientes. Dentre os principais fenômenos autoimunes, podemos citar a anemia hemolítica autoimune (AHAI), a púrpura trombocitopênica imune (PTI) e a aplasia pura de série vermelha, sendo esta última mais rara.

Durante a evolução da doença, uma menor proporção dos pacientes pode evoluir para uma doença linfoproliferativa mais agressiva, conhecida como Síndrome de Richter. Ela é caraterizada por linfonodomegalia de crescimento rápido, esplenomegalia e sintomas B. O diagnóstico dessa condição é estabelecido por meio da biópsia dos tecidos acometidos e análise imuno-histoquímica.

Infecções recorrentes podem ser secundárias a hipogamaglobulinemia, bastante comum na LLC. Cerca de 25-60% dos pacientes apresentam diminuição nas três classes: IgA, IgG e IgM.

O diagnóstico de LLC é embasado no aumento monoclonal de linfócitos (> 5.000/mm^3). Morfologicamente, essas células se apresentam de pequeno porte, com cromatina densa, maduras e com citoplasma basofílico. Um curso mais agressivo é estimado quando se evidencia a presença de prolinfócitos > 10%. O perfil imunofenotípico, determinado pela citometria de fluxo desses linfócitos, marca CD5, CD19, CD23 e CD200. Atualmente, com o emprego da imunofenotipagem de sangue periférico e o desenvolvimento de fatores prognósticos mais fidedignos (como a pesquisa da mutação da cadeia pesada da imunoglobulina), deixam de ser obrigatórios o aspirado e a biópsia de medula óssea.

Durante a investigação diagnóstica, é importante afastar outras condições que cursam também com linfocitose e que podem ser confundidas com LLC, como linfoma folicular, linfoma esplênico de zona marginal, linfoma de células do manto, leucemia prolinfocítica e linfoma linfoplasmocítico, Síndrome de Sézary e leucemia/linfoma indolente de células T do adulto. Outras condições benignas infecciosas podem cursar com linfocitose, contudo elas não são monoclonais e tendem a normalizar em até três meses, como mononucleose infecciosa, síndromes mono-*like*, toxoplasmose, infecção por pertússis e infecções virais.

Os dois sistemas mais utilizados para estadiamento da LLC são o de RAI (1975) e o BINET (1981). Esses sistemas baseiam-se nas características clínicas e na avaliação do sangue periférico e colocam os pacientes em grupos de risco distintos: baixo, intermediário e de alto risco (Tabelas 12.5 e 12.6).

■ Tratamento

Para pacientes com estágio inicial, assintomáticos e, portanto, sem indicações para o tratamento específico (Binet A ou baixo risco no sistema modificado de RAI), em geral a conduta é o seguimento clínico, com intervalo de três a seis meses, para definir se a doença é estável ou progressiva. Se o curso da

Tabela 12.5
Estadiamento de acordo com os critérios de RAI

Estádio	Áreas comprometidas	Hb (g/dl)	Plaquetas (mm^3)
0	Não	≥ 11	≥ 100.000
I	Linfonomegalias	≥ 11	≥ 100.000
II	Esplenomegalia/ Hepatomegalia	≥ 11	≥ 100.000
III	Indiferente	< 11	≥ 100.000
IV	Indiferente	Indiferente	< 100.000

Tabela 12.6
Estadiamento de acordo com os critérios de Binet

Estádio	Áreas comprometidas	Hb (g/dL)	Plaquetas (mm³)
A – Risco baixo	< 3 áreas	≥ 10	≥ 100.000
B – Risco intermediário	≥ 3 áreas	≥ 10	≥ 100.000
C – Risco alto	Indiferente	< 10	< 100.000

doença for estável, não existe benefício em iniciar tratamento específico, já que os estudos randomizados mostraram não haver mudança na curva de sobrevida.

Para os pacientes com estágio avançado e sintomáticos (Binet C ou alto risco no sistema modificado de RAI), o tratamento deve ser instituído rapidamente.

A indicação de tratar os pacientes idosos com LLC deve levar em conta o *performance status*, em associação ao conhecimento dos fatores prognósticos, em destaque a deleção do 17p e a não mutação do IGHV, isso porque os idosos com boa *performance* são candidatos iniciais à terapia com a combinação de rituximab ao esquema FC, que consiste em fludarabina associada à ciclofosfamida. Contudo, na presença dos fatores mencionados como limitantes do prognóstico, o uso do ibrutinibe (inibidor de tirosino-quinase de Bruton) pode ser considerado como de primeira linha. Outras terapias para *performance* intermediária e marcadores de alto risco incluem o uso da bendamustina associado ao rituximab, assim como o clorambucil associado ao obinituzumabe. O uso de clorambucil, mesmo em monodroga, é uma opção a pacientes com *performance* ruim.

Referências

Almeida Am, Ramos F. Acute myeloid in the older adults. Leukemia Research Reports. 2016;1-7.

Crespo M, Bosch F, Villamor N et al. Zap-70 expression as a surrogate for immunoglobulin-variable-region mutation in chronic lymphocytic leukemia. N Engl J Med 2003;348(18):1764-75.

Deninger MW, Goldman JM, Melo IV. The molecular biology of chronic myeloid leukemi. Blood 2000; 96:3343-56.

Dighiero G, Binet J-L. When and how to treat chronic lymphocytic leukemia. N Engl J Med 2000; 343:1799-801.

Döhner H, Estey E, Grimwade D, Amadori S, Appelbaum FR et al. Diagnosis and management of AML in adults: 2017 ELN recommendations from na international expert panel. Blood. 2017;129: 424-47.

Dohner H, Stilgenbauer S, Benner A, Leupolt E, Krober A, Bullinger L et al. Genomic aberrations and survival chronic lymphocytic leukemia. N Engl Med 2000; 343:1910-16.

García-Marco JA, Delgado J, Hernández-Rivas JA, Ramírez Payer Á, Loscertales Pueyo J, Jarque I, Abrisqueta P, Giraldo P, Martínez R, Yáñez L, Terol MJ, González M, Bosch F; en nombre del Grupo Español de Leucemia Linfocítica Crónica (GELLC). Update of the Grupo Español de Leucemia Linfocítica Crónica clinical guidelines of the management of chronic lymphocytic leukemia. Med Clin (Barc). 2017 Apr 21;148(8):381.e1-381.

Gökbuget N. How I treat older patients with ALL. Blood. 2013; 122:1366-1375.

Goldman JM, Melo IV. Chronic myelogeneous leucemia-advances in biology and new approaches to treatment. N Engl J Med 2003;349:1451-64.

http://www2.inca.gov.br/wps/wcm/connect/tiposdecancer/site/home/leucemia

Jabbour E, Kantarjian H. Chronic myeloid leukemia: 2018 update on diagnosis, therapy and monitoring. Am J Hematol. 2018;93(3):442-59.

Oscier DG. Cytogenetics and molecular genetics of CLL. Haematologica 1999;84:88-91.

Ossenkoppele G, Löwenberg B. How I treat the older patient with acute myeloid leuKemia. Blood. 2015;125: 767-74.

Terwilliger T, Abdul-Hay M. Acute lymphoblastic leukemia: a comprehensive review and 2017 update. Blood Cancer Journal. 2017;7,e577.

Todaro J, Ferreira E, Hamerschlak N, Simon SD, Kutner JM, Pietrocola M et al. Imatinib melhora a taxa de sobrevida de pacientes com LMC na fase acelerada: Acompanhamento de 48 meses. Einstein (São Paulo). 2006;4(1):16-21.

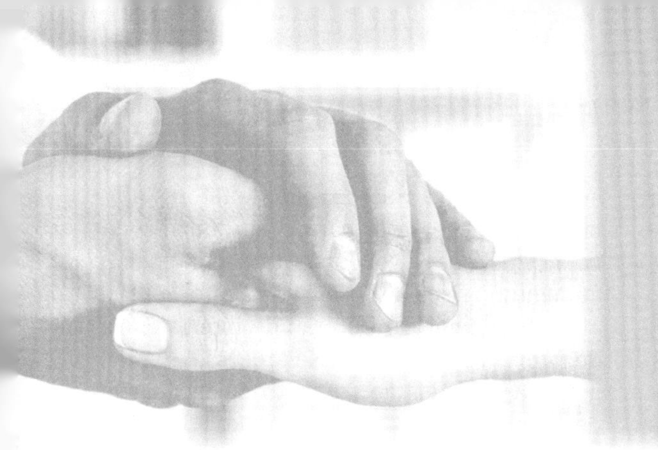

Capítulo 13

Kira Bucci
Larissa Lane Cardoso Teixeira
Luis Jorge Santos Matos Filho

Linfomas em Idosos

Introdução

Os linfomas são neoplasias hematológicas que se desenvolvem a partir de linfócitos B, T/NK ou plasmócitos. Em geral, as neoplasias linfoides são divididas em neoplasias derivadas de precursores linfoides (leucemia/linfoma linfoblástico agudo) e neoplasias de linfócitos maduros e plasmócitos.

Na população idosa, observa-se um aumento da frequência dessas doenças, em virtude de mutações genéticas que surgem com o avançar da idade e que contribuem para o desenvolvimento dessas neoplasias.

O diagnóstico precoce é fundamental, pois impacta diretamente a sobrevida desses doentes, que muitas vezes se apresentam com outras comorbidades associadas.

Neste capítulo, abordaremos os tipos de linfomas mais prevalentes na população idosa e algumas paticularidades em relação ao seu manejo clínico. Os pacientes idosos estão mais suscetíveis à toxicidade associada ao tratamento; portanto, apresentam mais sintomas emetogênicos (justificado pelo menor *clearance* de creatinina e pela diminuição do espaço intravascular em decorrência do envelhecimento), são mais queixosos em relação à neuropatia, pois muitos desses pacientes já apresentam vasculopatias e neuropatias associadas a doenças crônicas e são mais sucetíveis a infecções.

Sendo assim, o capítulo será dividido em linfoma de Hodgkin e linfomas não Hodgkin indolentes e agressivos.

Linfoma de Hodgkin

O linfoma de Hodgkin (LH), formalmente designado como doença de Hodgkin, é uma neoplasia hematológica linfoproliferativa, cuja célula característica é denominada célula de Reed-Sternberg (CRS). As CRS são células grandes, com aspecto de "olho de coruja" e são circundadas por células inflamatórias heterogêneas e não neoplásicas.

O LH é dividido em dois grandes grupos, conforme suas características imunofenotípicas e morfológicas:

1. LH clássico: 90% dos casos. É subdividido em:
   a) Esclerose nodular: 60-80%, predomina em adultos jovens.
   b) Celularidade mista: mais frequente em adultos mais velhos.
   c) Rico em linfócitos: 5%.
   d) Depleção linfocitária: < 1%, predomina em idosos, pior prognóstico.

2. LH predominância linfocitária nodular: mais comum em crianças e na quarta e na quinta década de vida, assim como no sexo masculino.

A incidência e a distribuição dos subtipos histológicos da doença estão relacionadas com fatores socioeconômicos, presença concomitante de imunodeficiência, fatores genéticos e geográficos. Pode acometer qualquer faixa etária, mas apresenta uma distribuição de incidência bimodal, com um pico em adultos jovens e outro em idosos, entre a sétima e a oitava década de vida. Apresenta distribuição semelhante entre os sexos, com uma discreta predominância do sexo masculino (1,2:1) em todos os subtipos, exceto na esclerose nodular, na qual há predomínio do sexo feminino. Em regiões onde há baixo desenvolvimento socioeconômico, os subtipos celularidade mista e depleção linfocitária são os mais encontrados, e estão mais associados à infecção pelo Vírus Epstein-Barr (EBV) e HIV. A infecção pelo EBV é responsável pela síndrome da mononucleose infecciosa e cerca de 90% da população mundial adulta foi exposta a esse vírus. Apontada como um fator relacionado com o desenvolvimento de outros linfomas, como linfoma de Burkitt e linfomas relacionados com imunodeficiências, a presença do EBV também possui relação com o LH, visto que a incidência desse linfoma também é aumentada em pacientes com histórico de infecção pelo EBV, um achado presente, sobretudo em crianças e idosos portadores de LH. Outros dados que sugerem a relação entre o EBV e o desenvolvimento do LH incluem fragmentos genômicos do EBV que foram encontrados por técnicas de biologia molecular, em 40% das CRS de pacientes com LH estudados (mais comumente no subtipo celularidade mista), assim como foi evidenciado que o DNA do EBV avaliado nessas células era monoclonal, estabelecendo que a exposição do EBV precedeu o desenvolvimento do LH. Entretanto, apenas uma minoria dos pacientes infectados pelo EBV desenvolve LH; sendo assim, acredita-se que a associação de fatores adicionais é necessária para o surgimento da doença. Fatores genéticos também podem aumentar o risco de desenvolvimento de LH e ainda não está claro o grau de interferência de fatores ambientais nesse processo. Alguns genes associados ao aumento da incidência de LH incluem GATA3, ERAP1 e TCF3. Parentes de pacientes portadores de LH podem apresentar um risco três a cinco vezes maior de desenvolver a doença comparado à taxa global, variando o risco conforme o subtipo. Outros fatores, como obesidade, dieta rica em gorduras e carboidratos, tabagismo e doenças autoimunes, também podem aumentar o risco de desenvolvimento do LH.

A apresentação clínica comum do paciente portador de LH é a adenopatia assintomática, sobretudo na região supradiafragmática (mais comum em região cervical e axilar). É frequente o achado de massa torácica em exames de imagem, principalmente nos casos em que o paciente evolui com tosse ou desconforto torácico. A presença de sintomatologia B (febre, perda ponderal acima de 10% do peso basal e sudorese noturna) é menos comum, mas pode chegar a 50% nos casos com estadiamento avançado. Outros sintomas, como prurido ou dor relacionada com a ingestão de bebida alcoólica (em geral, em local de envolvimento ósseo ou adenomegalia) são menos comuns (< 10%). Normalmente, o LH limita-se ao acometimento dos linfonodos e do baço, sendo a disseminação da doença de forma contígua a mais frequente. A infiltração de sítios extranodais, como medula óssea, pulmão, fígado e ossos, é menos comum (< 10%), com envolvimento do sistema nervoso central muito raro.

A avaliação do paciente com suspeita de LH inclui:

- Anamnese e exame físico detalhados: avaliar presença de sintomas B, intolerância ao álcool, prurido, presença de comorbidades prévias, antecedente familiar, hábitos de vida (tabagismo, sedentarismo). Detectar visceromegalias e adenomegalias.

- Estudo radiológico: tem o objetivo de mapear os locais acometidos pela doença, assim como é útil para acompanhar a resposta após iniciado tratamento. O PET-CT oncológico tem alta sensibilidade e especificidade, mostrando envolvimento de doença não apenas nos linfonodos, como também em sítios extranodais (como medula óssea, pulmão e fígado). Caso o PET-CT não esteja disponível, a realização de tomografia computadorizada em tórax, cervical, abdome e pelve, de preferência com contraste, é indicada. Ecocardiograma e provas de função pulmonar são necessários, visto que serão utilizados agentes quimioterápicos com potencial toxicidade cardíaca e pulmonar.
- Exames laboratoriais: hemograma completo, velocidade de hemossedimentação, desidrogenase lática, perfil hepático e renal, dosagem de albumina, perfil tireoideano, sorologias para HIV e hepatites C e B e teste de gravidez para mulheres em idade fértil.
- Mielograma e biópsia de medula óssea: indicados apenas na presença de citopenias. O PET CT pode substituir a necessidade de realização da biópsia de medula óssea na avaliação de infiltração medular.
- Biópsia de linfonodo ou tecido extranodal envolvido: a análise anatomopatológica e imuno-histoquímica é essencial para o diagnóstico. De preferência, deve ser realizada biópsia excisional. A biópsia por agulha grossa também pode ser feita, mas a punção aspirativa por agulha filha não é capaz de fornecer material suficiente para o diagnóstico.

A biópsia do LH é caracterizada pela presença de células de Reed-Sternberg, circundadas por células inflamatórias. Os marcadores imuno-histoquímicos são positivos para CD15 (85%) e CD30 (100%) e negativos para quase todos os marcadores de células B e T.

O diagnóstico diferencial inclui doenças que podem evoluir com linfoadenomegalia, febre, sudorese e perda ponderal, como quadros infecciosos (p. ex., síndromes mono-*like*), doenças autoimunes e outras neoplasias.

O correto estadiamento da doença é importante para estratificar o risco e definir o tratamento. Deve ser utilizada a classificação de Lugano, que considera os sítios linfonodais envolvidos e presença de sintomas B, massa *bulky* e doença extranodal.

Estádio I	Envolvimento de uma única cadeia linfonodal (I) ou de um único sítio extranodal (IE)
Estádio II	Envolvimento de duas ou mais cadeias linfonodais de um mesmo lado do diafragma (II) ou com envolvimento de um órgão extranodal contínuo (IIE)
Estádio III	Envolvimento de cadeia linfonodal em ambos os lados do diafragma
Estádio IV	Envolvimento disseminado e não contíguo para órgãos extranodais, independentemente do envolvimento de cadeias linfonodais
A ou B	A – Utilizado na ausência de sintomas B B – Utilizado na presença de sintomas B
Massa *bulky*	Este termo é usado para descrever massa tumoral localizada no tórax e que ocupa um terço da largura da caixa torácica ou massas localizadas em outras áreas, com pelo menos 10 cm de diâmetro

Os estádios I e II são considerados iniciais e devem ser classificados em favorável e desfavorável. Os critérios para classificação da doença como desfavorável de acordo com *German Hodgkin's Study Group* (GHSG) e com a *European Organization for the Research and Treatment of Cancer* (EORTC) incluem: Idade > 50 anos, VHS > 30 mm/h se presença de sintomas B ou > 50 mm/h na ausência de sintomas B, presença de sintomas B, massa *bulky*, mais de 3-4 cadeias linfonodais envolvidas.

Estádios III e IV são considerados doença avançada e devem ser classificados conforme o IPS Score, que leva em consideração: valor de albumina sérica < 4 g/dL, sexo masculino, valor de hemoglobina < 10,5 g/dL, idade > 45 anos, leucocitose ≥ 15.000/microL, linfopenia < 600/microL e/ou menos que 8% do total de leucócitos e estádio IV. Conforme pontuação do IPS Score, a sobrevida global e a sobrevida livre de progressão em cinco anos podem variar de 98 e 88%, respectivamente, quando nenhum fator estiver presente, de 67 e 62%, respectivamente, e quando cinco ou mais dos fatores estiverem presentes. Embora não utilizado como marcador prognóstico na prática clínica, a presença de EBV está associado a pior desfecho. Com o tratamento e acompanhamento adequados, o LH pode alcançar altos percentuais de cura. Entretanto, a toxicidade causada pela poliquimioterapia utilizada é causa importante de aumento da morbimortalidade tardia. Sendo assim, o objetivo do tratamento deve ser alcançar a remissão completa, com baixas taxas de recidiva, ao mesmo tempo em que a terapia de escolha minimize as complicações em longo prazo.

Terapias mais intensivas são elegíveis para pacientes com doença mais avançada, enquanto pacientes com doença em estádio inicial podem se beneficiar de esquemas menos intensivos e com menor toxicidade.

O protocolo ABVD (doxorrubicina, bleomicina, vimblastina e dacarbazina) associado à radioterapia ainda é considerado tratamento padrão para o LH, com melhores taxas de sobrevida global, sobrevida livre de progressão e menor toxicidade.

A abordagem do protocolo varia conforme a estratificação de risco do doente:

- Estádio I ou II favorável:
  a) ABVD por dois ciclos, seguidos de radioterapia 20 Gy no sítio acometido (menor toxicidade) OU
  b) ABVD por três ou quatro ciclos, seguidos de radioterapia 30 Gy no sítio acometido (maior taxa de sobrevida) OU
  c) ABVD por seis ciclos sem radioterapia associada (considerar em pacientes com risco aumentado de efeitos colaterais secundários à radioterapia, como mulheres jovens).
- Estádio I ou II desfavorável: dois ciclos de ABVD, seguidos de reavaliação com PET CT, onde:
  a) Se remissão completa: completar quatro ciclos associados a RT 30 Gy ou seis ciclos de ABVD.
  b) Se remissão parcial *ou* massa *bulky* ao diagnóstico: completar seis ciclos de ABVD, seguidos de radioterapia 36 Gy.
  c) No caso de progressão de doença: mudar protocolo (protocolo de resgate).
- Estádio avançado III e IV:
  a) ABVD por dois ciclos e, se PET CT negativo após, completar com mais quatro ciclos, podendo a bleomicina ser omitida.

  Outros protocolos como brentuximab + AVD, BEACOPP e Stanford V são aceitáveis. Os protocolos diferem em toxicidade e taxa de sobrevida global, e a escolha deve ser individualizada.

  b) A radioterapia como consolidação pode ser considerada nos casos com massa *bulky* inicial ou massa residual no PET CT de avaliação.

  Pacientes que apresentarem refratariedade primária ou que recaírem são candidatos a esquemas de resgate com quimioterapia em altas doses e consolidação com transplante autólogo de medula óssea.

Particularidades do linfoma de Hodgkin no idoso

Junto ao envelhecimento demográfico, a proporção de pacientes diagnosticados com LH acima da sexta década de vida tem aumentado. Estima-se que em torno de um terço dos pacientes com LH está entre a população idosa, e apenas 5-10% desses pacientes são tratados em ensaios clínicos.

O LH no idoso se comporta como uma doença mais agressiva. O diagnóstico costuma ser feito em um estádio mais avançado, a sintomatologia B e o EBV frequentemente estão presentes e representam fatores que conferem pior prognóstico. Além disso, em geral esses pacientes têm comorbidades preexistentes, que conferem baixa tolerabilidade aos esquemas terapêuticos, com redução e atrasos nas doses, assim como aumento na toxicidade ao tratamento.

As características histológicas encontradas na população idosa também são diferentes: é predominante o subtipo celularidade mista e menos prevalente o subtipo esclerose nodular.

Em virtude da fragilidade do paciente idoso, parte da avaliação inicial desses pacientes deve incluir o geriatra, para adequada triagem de fragilidade, avaliação multidimensional do idoso e orientação nas decisões terapêuticas.

Como modalidade terapêutica, em geral o ABVD tem tolerabilidade aceitável nos pacientes sem disfunção cardíaca, que impediria o uso de antraciclinas. Em contrapartida, a toxicidade pulmonar causada pela bleomicina é comum e confere baixa tolerabilidade se administrada por mais de dois ciclos (em pacientes com comprometimento da função pulmonar na avaliação inicial, a bleomicina deve ser excluída do protocolo de tratamento). Assim sendo, em pacientes idosos com LH em estádio inicial favorável, é razoável a realização de dois ciclos de ABVD, seguidos de radioterapia 20 Gy localizada e, em estádio inicial desfavorável, dois ciclos de ABVD seguidos de dois ciclos de AVD, e radioterapia 30 Gy também é praticável. Nos estádios avançados, está indicada a administração de dois ciclos de ABVD, seguidos de quatro ciclos de AVD, e radioterapia. Uma opção viável seria a substituição do AVD por PVAG (prednisona, vimblastina, doxorrubicina, gencitabina) que, embora apontado por um estudo pequeno, mostrou-se uma alternativa eficaz. Terapias utilizando brentuximab vedotina se mostraram eficazes em induzir a remissão nesses pacientes; entretanto, a sobrevida livre de progressão foi bastante inferior (< 12 meses). A associação de bendamustina e brentuximab também se mostrou eficaz em induzir a remissão, mas não se tornou uma terapêutica praticável em vigência de toxicidade grave, o que levou à descontinuidade do estudo.

Não há evidência específica de que a radioterapia como tratamento da doença residual após o término de quimioterapia seja eficaz. Entretanto, levando em consideração o prognóstico reservado dos pacientes idosos com LH avançado e da pobreza de alternativas para terapias de segunda linha, a radioterapia deve ser considerada nos casos de doença residual. Em casos de recidiva da doença, a utilização de um novo esquema quimioterápico com agentes não utilizados anteriormente e radioterapia localizada é uma opção. Pacientes muito frágeis que não toleram um esquema de tratamento mais agressivo podem se beneficiar da terapia isolada com brentuximab vedotina, uma droga bem tolerada e que induz à remissão, embora não sustentada. Recentemente, os anticorpos anti-PD1 (nivolumabe e pembrolizumabe) mostraram eficácia no tratamento do LH recidivado e refratário, embora haja poucos estudos na população idosa.

Sendo assim, o manejo do LH no idoso é desafiador. A presença de um geriatra para auxílio na avaliação e no acompanhamento desses pacientes é indispensável. São pacientes frágeis, com limitações e baixa tolerância aos esquemas terapêuticos. Além disso, o número de estudos que aborda esse grupo de pacientes é escasso e as estratégias tornam-se limitadas. Importante fomentar a reflexão do aspecto ético que garanta a avaliação individualizada do paciente, respeitando sua autonomia, seus desejos e suas expectativas, assim como a fragilidade e as limitações.

Linfomas indolentes

Os linfomas indolentes caracterizam-se pelo baixo índice de proliferação celular, com crescimento lento, cuja sintomatologia é pouco exuberante, podendo levar anos desde o início dos sintomas até a suspeita diagnóstica. São consideradas entidades incuráveis, nas quais nem sempre será necessário realizar tratamento, podendo o paciente permanecer apenas em observação clínica por um longo período.

O linfoma folicular, os linfomas da zona marginal e o linfoma linfoplasmocítico/macroglobulinemia de Waldenström são os principais linfomas indolentes e serão abordados neste capítulo.

O linfoma de células do manto quase sempre apresenta características clínicas de linfomas agressivos, mas pode apresentar curso mais insidioso e compartilha com os linfomas indolentes o fato de ser incurável. Sendo assim, também será abordado neste capítulo.

Linfoma folicular

Introdução

O linfoma folicular é o linfoma indolente mais comum e corresponde a 20-30% de todos os linfomas não Hodgkin (LNH). A mediana de acometimento de idade é em torno de 65 anos, sendo frequente o diagnóstico em pacientes com mais de 75 anos. Homens e mulheres são acometidos igualmente. É uma doença incurável, mas com elevada expectativa de vida e recidivas recorrentes, podendo em alguns casos haver transformação para LNH agressivos.

Morfologia e fisiopatologia

O LF é derivado das células B do centro germinativo, com sua histologia caracterizada pela presença de duas células típicas: centrócitos e centroblastos. Em geral, há um predomínio dos centrócitos, que são linfócitos de pequeno a médio tamanho, com núcleo clivado. Os centroblastos são células grandes, com tamanho até três vezes maior que o do linfócito, podendo haver a presença de nucléolo. A graduação histológica é feita de acordo com o número de centroblastos por campo de maior aumento na microscopia, conforme descrito na Tabela 13.1. Devido ao fato de não haver diferença no significado clínico entre os graus 1 e 2, a denominação combinada (grau 1-2) deve ser adotada. O grau 1-2 corresponde a grande maioria dos LF e apresenta um curso mais indolente, enquanto os LF Grau 3B apresentam biologia e comportamento mais agressivo, assemelhando-se ao LNH DGCB (linfoma não Hodgkin difuso de grandes células B). Com relação ao imunofenótipo, as células expressam CD19, CD20, CD22 e imunoglobulinas de superfície, em geral expressando também BCL2, BCL6 e CD10. São negativas para CD5 e CD43.

O LF é geneticamente caracterizado pela presença da t(14;18) em até 70-95% dos casos, que culmina com a expressão da proteína antiapoptótica BCL2.

Quadro clínico

A manifestação clínica mais comum é a presença de conglomerados linfonodais múltiplos, associada à esplenomegalia. Devido ao

Tabela 13.1
Graduação histológica do LF

Graduação	Definição
Grau 1-2	0-15 centroblastos por CMA
1	0-5 centroblastos por CMA
2	5-15 centroblastos por CMA
Grau 3	15 centroblastos por CMA
3A	Centrócitos presentes
3B	Predomínio de centroblastos

CMA: campo de maior aumento.

seu curso clínico indolente, os indivíduos podem permanecer assintomáticos por um longo período, a despeito do acometimento de diversas cadeias linfonodais.

O envolvimento extranodal não é incomum, sendo o trato gastrointestinal um dos órgãos mais acometidos.

A presença de sintomas B (febre, sudorese e emagrecimento) não é frequente, mas pode estar presente ao diagnóstico ou surgir durante o curso clínico da doença.

Estadiamento

O LF é estadiado do mesmo modo que os outros linfomas, pelos critérios de Ann Arbor modificado:

- *Estádio I:* envolvimento de uma única cadeia linfonodal ou de um único sítio extranodal, sem envolvimento nodal (IE).
- *Estádio II:* envolvimento de duas ou mais cadeias linfonodais no mesmo lado do diafragma ou envolvimento de um órgão nodal (baço, timo, anel de Waldeyer) e uma ou mais cadeias linfonodais no mesmo lado do diafragma (IIE).
- *Estádio III:* envolvimento de cadeias linfonodais em ambos os lados do diafragma.
- *Estádio IV:* envolvimento difuso com um ou mais sítios extranodais distantes (p. ex., medula óssea, fígado, pulmão).

O LF tem um índice prognóstico específico, denominado FLIPI (*Follicular Lymphoma International Prognostic Index*), que difere um pouco do IPI, utilizado para avaliação prognóstica dos LNH. No FLIPI, cinco variáveis são avaliadas, e o paciente recebe um ponto para cada variável presente:

- Idade > 60 anos.
- Número de cadeias nodais acometidas > 4.
- Hemoglobina < 12 g/dL.
- Estádio III ou IV.
- DHL elevado.

Esse escore clássico foi desenvolvido antes da introdução do rituximab. Por isso, em 2009, foi desenvolvido um novo escore prognóstico para o linfoma folicular, o FLIPI2, que também leva em consideração cinco variáveis, sendo duas iguais ao FLIPI:

- Hemoglobina < 12 g/dL.
- β2-microglobulina elevada.
- Idade > 60 anos.
- Infiltração de medula óssea.
- Maior diâmetro linfonodal > 6 cm.

O risco do paciente varia de acordo com o número de fatores que ele apresenta: 0-1 fator: risco baixo; 2 fatores: risco intermediário; 3-5 fatores: risco alto, apresentando uma sobrevida em três anos de 99%, 96% e 85%, respectivamente.

Tratamento

Os pacientes com LF, mesmo em estádios mais avançados, nem sempre precisarão ser tratados e podem permanecer durante longos períodos sem manifestação clínica da doença. A decisão de iniciar tratamento ou adotar a conduta *watch and wait* depende do julgamento clínico e seguimento longitudinal do paciente. Há alguns critérios (Tabela 13.2), como os do *Groupe d'Étude des Lymphomas Folliculaires* (GELF), que podem ajudar a mensurar a atividade da doença e assim auxiliar a tomada dessa decisão.

Tabela 13.2
Critérios GELF

Envolvimento de 1 ou mais sítios nodais
Massa com diâmetro ≥ 7 cm
Sintomas B
Esplenomegalia
Derrames cavitários (pleural ou pericárdico)
Leucócitos < 1.000/mm³ ou plaquetas < 100.000/mm³
Presença de > 5.000/mm³ de linfócitos anômalos em sangue periférico

■ Tratamento do estádio precoce (I e II)

Cerca de 20-30% dos pacientes se apresentarão com estádio precoce no momento do diagnóstico e a observação clínica pode ser considerada caso o paciente esteja assintomático. No entanto, ressalta-se que até 50% desses pacientes conseguem alcançar resposta duradoura com a realização de radioterapia em campo envolvido, muitas vezes sendo considerada terapia curativa.

O uso do rituximab, anticorpo monoclonal anti-CD20, administrado uma vez por semana durante quatro semanas, também é uma opção terapêutica descrita nesses casos, seja em monoterapia ou em associação a RT em campo envolvido.

No caso de doença localizada, mas com indícios de alta carga tumoral (p. ex., massa *bulky*, índice de proliferação elevado), pode ser realizada a combinação de imunoterapia com quimioterapia, sendo os esquemas mais empregados a associação do anticorpo monoclonal anti-CD20 à bendamustina ou aos esquemas CHOP (ciclosfosfamida, doxorrubicina, vincristina, prednisona) e CVP (ciclofosfamida, vincristina, prednisona).

■ Tratamento da doença avançada (estádios III e IV)

O linfoma folicular (LF) nos estágios mais avançados (apresentação mais comum) é incurável, mas a maioria dos pacientes sobrevive muitos anos após o diagnóstico. Nesses casos, a conduta inicial poder variar entre observação, monoterapia com rituximab ou imunoterapia combinada com agentes citotóxicos.

Em muitos casos, respostas são obtidas após o tratamento inicial, porém a recidiva é inevitável. A fim de aumentar o período de remissão e prolongar a sobrevida, estudos randomizados compararam a consolidação com TCTH autólogo com a terapia com QT convencional. Em geral, observou-se aumento da sobrevida livre de progressão (por volta de 30-40%) no grupo do TCTH autólogo em relação à QT convencional. No entanto, em nenhum estudo houve aumento da sobrevida global (SG). Em dois estudos de metanálise, maior sobrevida livre de evento foi demonstrada no grupo tratado com TCTH autólogo, embora não tenha havido aumento de SG. Portanto, a consolidação com TCTH autólogo em primeira linha não é recomendada após terapia de indução no LF.

O TCTH é mais utilizado como parte do tratamento de LF recidivado/refratário ou naqueles com transformação para histologia mais agressiva (linfoma de alto grau).

Todavia, não existe nenhum critério definido para escolha dos pacientes mais propensos a se beneficiar do transplante autólogo. Em geral, o TCTH é considerado para indivíduos jovens que apresentem resposta subótima ao tratamento inicial ou intervalo livre de progressão curto, com bom *performance status* e que, portanto, representam menor risco de complicações.

O benefício do transplante alogênico parece ser mais claro naqueles pacientes com LF não transformado que tenham recebido poucas linhas de terapia. As taxas reportadas da doença do enxerto contra o hospedeiro (DECH) aguda grau 3-4 em TCTH alogênico em geral são próximas a 15%, com alta frequência de DECH crônica e mortalidade relacionada com o tratamento chegando a 30% em um ano. O uso de regimes com condicionamento de intensidade reduzida parece diminuir o risco de complicações e mortalidade, permitindo o surgimento de curvas de mortalidade com platô que sugerem possível cura.

As complicações ainda são frequentes, com reportes de mortalidade relacionada com o transplante entre 10 e 20%.

A transformação em linfoma de alto grau está associada a prognóstico pobre em LF. Análises retrospectivas sugerem benefício para TCTH autólogo em pacientes com doença sensível à QT em primeira remissão. Em geral, séries pequenas de um único centro com menos de 50 pacientes demonstram sobrevida em cinco anos entre 40 e 60% para indivíduos com baixo volume de doença residual após terapia de salvamento. Por outro lado, pacientes idosos ou com doença resistente à QT apresentaram alta mortalidade relacionada com a doença e o transplante. Não existem dados definitivos na literatura sobre o uso de transplante alogênico em pacientes com transformação para linfoma de alto grau.

Os portadores de LF, em sua maioria, são idosos, podendo apresentar particularidades associadas ao tratamento em virtude da presença de múltiplas comorbidades e redução do *performance status*. Estudos adicionais, sobretudo no que tange aos pacientes muito idosos, são necessários para avaliar a melhor opção terapêutica respeitando os sinais de fragilidade.

Linfomas da zona marginal

Os linfomas da zona marginal são neoplasias raras e incluem três subtipos, que compartilham a mesma célula de origem, mas possuem características clínicas diferentes: linfoma da zona marginal nodal, linfoma da zona marginal esplênica e linfoma da zona marginal extranodal associado a tecido linfoide da mucosa (MALT). A maioria dos casos ocorre após os 60 anos de idade e não há diferença de acometimento entre os sexos.

A sua fisiopatologia está associada à estimulação antigênica prolongada a patógenos ou devido à presença de autoanticorpos. Sendo assim, a síndrome de Sjögren e a tireoidite de Hashimoto, assim como os agentes *H. pylori, Campylobacter jejuni* e *Chlamydia psittaci*, estão associadas ao linfoma MALT de parótida, tireoide, estômago, intestino delgado e órbita, respectivamente. O vírus da hepatite C também parece estar associado aos três subtipos.

Linfoma tipo MALT

É o mais comum dos três subtipos de linfomas da zona marginal, correspondendo a 7-8% de todos os LNH e a 50% dos linfomas primários gástricos.

Grande parte dos pacientes está na sétima década de vida no momento do diagnóstico. Mulheres e homens são acometidos com a mesma frequência, havendo apenas diferença no que diz respeito ao sítio de acometimento, com predominância dos casos de envolvimento de glândula salivar e tireoide em mulheres.

O linfoma tipo MALT gástrico é o mais frequente e a sua associação à infecção pelo *H. pylori* está bem estabelecida. Outros órgãos comumente afetados são órbita, pele, pulmão, glândula salivar, mamas e tireoide.

A maioria dos pacientes se apresenta com doença limitada (estádios I e II), com bom *performance status*, pouco sintomático, com sintomas que dependem da localização da doença, sendo o acometimento extranodal mais frequente nos casos de linfoma MALT não gástrico.

O estadiamento deve ser realizado com tomografias de região cervical, tórax, abdome e pelve, além de biópsia de medula óssea. Podem ser necessários exames complementares adicionais, dependendo da localização do linfoma, como broncoscopia, no caso de acometimento pulmonar, EDA/colonoscopia, no caso de envolvimento do TGI e RNM de órbita, se houver envolvimento ocular.

Os linfomas tipo MALT têm curso clínico muito indolente e mesmo o envolvimento de sítios extranodais e medula óssea não está associado a um prognóstico ruim. A transformação para LNH DGCB é descrita, mas incomum, podendo ocorrer em menos de 10% dos casos.

O tratamento depende do patógeno associado e do estadiamento da doença e pode ser realizado com antimicrobianos, radioterapia e imunoterapia associada ou não à quimioterapia. Os linfomas tipo MALT são muito sensíveis à radioterapia e o tratamento local pode propiciar longos períodos livre de doença.

Nos casos de linfoma MALT gástrico com presença de *H. pylori*, somente a erradicação desse microrganismo pode levar a uma remissão em até 75% dos casos. Há relatos de regressão do linfoma no caso de tratamento antimicrobiano, mesmo nos casos de negatividade para *H. pylori*, possivelmente devido a testes falso-negativos ou infecção por outras espécies de *Helicobacter*. Nos casos resistentes ao tratamento antimicrobiano, a radioterapia em campo envolvido também causa excelentes resultados. O uso de anticorpos monoclonais anti-CD20, associado ou não à quimioterapia, deve ser reservado para casos de doença disseminada e também apresenta altas taxas de resposta, com sobrevida global acima de 70% em cinco anos.

■ Linfoma da zona marginal nodal

Neoplasia rara, que corresponde a 1,5-1,8% das neoplasias linfoides, com igual acometimento em ambos os sexos e idade ao diagnóstico em torno dos 60 anos.

Em geral, os pacientes mostram-se assintomáticos, referindo surgimento de linfadenomegalias periféricas generalizadas, sendo os linfonodos da cabeça e pescoço os mais envolvidos. Pode haver acometimento da medula óssea em até um terço dos casos, acarretando a presença de citopenias.

A sobrevida global em cinco anos chega a 70%. O índice prognóstico utilizado para o LF (FLIPI) também pode ser empregado para esses pacientes, com boa correlação com sobrevida global.

Como em todos os linfomas indolentes, pode-se optar apenas pela observação clínica ou realizar tratamento com imunoterapia associada à poliquimioterapia.

■ Linfoma da zona marginal esplênico

O linfoma da zona marginal esplênico tem incidência semelhante ao LZMN, correspondendo a menos de 2% de todos os linfomas. A mediana de idade gira em torno de 67 anos, com acometimento semelhante entre ambos os sexos.

O quadro clínico típico envolve a presença de esplenomegalia de grande monta, muitas vezes acarretando sintomas compressivos. Com frequência, linfonodos periesplênicos e medula óssea estão envolvidos e pode-se observar a presença de células tumorais no sangue periférico, caracterizadas por linfócitos com vilosidades citoplasmáticas polares. Podem estar presentes fenômenos autoimunes, como anemia hemolítica e trombocitopenia imune.

Os pacientes podem ser acompanhados por longo período sem nenhuma intervenção. Caso necessitem de tratamento devido, por exemplo, a esplenomegalia sintomática ou citopenias graves, pode ser realizada esplenectomia ou imunoterapia, com boa resposta e elevada sobrevida global. Pode-se ainda combinar imunoterapia com quimioterapia nos pacientes muito sintomáticos, com carga tumoral elevada ou que apresentem sinais de transformação para linfomas de alto grau.

≡ Linfoma linfoplasmocítico/ Macroglobulinemia de Waldenström (MW)

O linfoma linfoplasmocítico (LLP) compreende menos de 2% dos linfomas, acomete prioritariamente indivíduos acima de 60 anos e tem discreta predominância do sexo masculino. Na maioria dos casos, cursa com acometimento da medula óssea e, por vezes, linfonodos e baço. A maioria dos pacientes se apresenta com astenia associada à anemia, sendo a presença de hepatoesplenomegalia e adenomegalias pouco frequente.

Em muitos casos, o LLP está associado à presença de paraproteína monoclonal, na grande maioria das vezes IgM. A macroglobulinemia de Waldenström é uma entidade clinicopatológica, em que há presença de LLP associado à gamopatia monoclonal IgM. Em virtude da presença de paraproteínas, há o risco de surgimento de sintomas associados à hiperviscosidade em 30% dos casos, podendo cursar com cefaleia, sonolência, alteração do nível de consciência, distúrbios visuais e hemorragia. O desenvolvimento desses sintomas está associado a níveis elevados de proteína M, quase sempre superiores a 3 g/dL.

O diagnóstico é feito pela biópsia do tecido envolvido, em geral medula óssea ou linfonodo. Deve-se sempre solicitar eletroforese de proteína para avaliação da presença e quantificação do pico monoclonal. O estadiamento pode ser realizado com tomografias de região cervical, tórax, abdômen e pelve. Pode haver associação ao vírus da hepatite C e o tratamento antiviral desses pacientes pode causar a regressão da proliferação linfoplasmocítica. A maioria dos pacientes (> 90%) apresenta mutação do MYD88, o que corrobora o diagnóstico que muitas vezes é difícil de ser diferenciado de outras neoplasias de pequenas células linfoides B, como o LZM.

O curso clínico do LLP é indolente, com elevada sobrevida em cinco a dez anos, e a decisão de tratamento deve ser embasada na presença de sintomas constitucionais, citopenias, pico monoclonal muito elevado ou linfonodomegalia importante. O tratamento é feito com combinação de imunoterapia (anti-CD20) com quimioterapia, com vários esquemas disponíveis, com a combinação das seguintes drogas: rituximab, bortezomibe, ciclofosfamida, prednisona ou dexametasona. Nos casos mais agressivos ou com risco de transformação, podem ser empregados esquemas mais agressivos, como R-CHOP, R-Bendamustina e FCR (fludarabina, ciclofosfamida e rituximab). Caso o paciente se apresente com síndrome de hiperviscosidade, a terapêutica com plasmaférese deve ser sempre realizada antes da administração de imunoterapia.

A transformação para LNH DGCB pode ocorrer em uma pequena parcela dos casos e está associada a prognóstico reservado.

Linfoma de células do manto

O linfoma de células do manto é uma neoplasia de células B maduras, que corresponde a cerca de 3-10% dos LNH, em geral composta de linfócitos de médio tamanho, monomórficos, com núcleo irregular. O linfoma de células do manto tradicionalmente é conhecido por ser uma neoplasia agressiva e incurável, mas algumas variantes indolentes também são reconhecidas. A maioria dos pacientes tem mais de 60 anos no momento do diagnóstico, com acometimento mais frequente do sexo masculino (2:1).

Os linfonodos são as regiões mais acometidas. O baço e a medula óssea, com ou sem acometimento do sangue periférico, também são importantes sítios de acometimento da doença. Uma grande parcela dos pacientes apresenta acometimento de sítios extranodais, e o TGI, anel de Waldeyer, pulmão e pleura também são os sítios mais acometidos. O envolvimento do sangue periférico é comum e pode ser identificado pela IF. A maioria dos pacientes se apresenta com estágio avançado ao diagnóstico (III ou IV). Cerca de 15% dos pacientes apresentam expressão clínica da forma indolente. No entanto, a rápida progressão da doença é a forma clínica mais frequente.

Em mais de 95% dos casos, há a translocação t(11;14)(q13;q32), que é considerada evento genético primário no LCM. A translocação vai resultar na superexpressão da proteína ciclina D1, que faz com que a célula progrida rapidamente da fase G1 para a fase S do ciclo celular, desregulando o ciclo celular e contribuindo para a gênese do tumor.

O LCM está associado a uma sobrevida médica de três a cinco anos, com a maioria dos pacientes não conseguindo ser curada, a despeito do surgimento de novas modalidades terapêuticas. O prognóstico desses pacientes pode ser aventado com a utilização do escore MIPI (*Mantle cell* IPI), que leva em consideração alguns fatores, como idade, ECOG, DHL, índice de proliferação (Ki67%) e número de leucócitos. Outros fatores que estão associados a pior prognóstico são: mutação TP53, presença da expressão da proteína SOX 11 e variante histológica blastoide.

Considerando o curso clínico agressivo da doença na maioria dos casos e a curta sobrevida global desses pacientes, a estratégia terapêutica ainda é tema de discussão. Uma pequena parcela dos pacientes que serão assintomáticos, com doença indolente, pode ser seguida somente com acompanhamento clínico, sem intervenção inicial, semelhante a estratégias adotadas para os linfomas folicular ou outros linfomas indolentes.

Recentes estudos advogam o uso de protocolos de quimioterapia mais intensificados (R-HyperCVAD, R-CHOP, R-CHOP alternando com R-DHAP, R-Bendamustina), seguidos de consolidação com transplante autólogo de medula óssea em primeira linha para pacientes elegíveis. O transplante alogênico de medula óssea também é opção para pacientes recaídos após TMO autólogo.

Nos pacientes idosos frágeis e sintomáticos, não candidatos a terapias intensivas e resgate com células-tronco hematopoéticas, os regimes mais utilizados são o R-CHOP e R-Bendamustina, com respostas globais semelhantes e menor toxicidade hematológica e alopecia com R-Bendamustina, podendo ser realizada ainda manutenção com rituximab a cada dois meses até progressão ou intolerância.

Diversas outras drogas têm sido estudadas como novas opções terapêuticas, como bortezomibe, talidomida, lenalidomida, ibrutinibe, acalabrutinibe e venetoclax, na tentativa de melhorar as taxas de resposta, sobretudo nos casos recaídos/refratários.

■ Linfoma não Hodgkin agressivo

Será abordado neste tópico o grupo de linfomas que apresentam pior prognóstico. Na população idosa, os mais comuns são o linfoma difuso de grandes células B e o linfoma anaplásico de grandes células, um subtipo histológico do linfoma periférico de linfócitos T.

■ Linfoma difuso de grandes células B (LDGCB)

LDGCB é o linfoma mais comum e é responsável por cerca de 25% de todos os LNH. A incidência aumenta com a idade, com idade mediana na apresentação de 64 anos.

Com relação aos achados morfológicos, em geral os linfonodos demonstram um completo apagamento da arquitetura normal por placas de células linfoides atípicas. As células tumorais são de tamanho grande (núcleos com pelo menos o dobro do tamanho de um linfócito pequeno e maiores que o núcleo de um macrófago tecidual) e com frequência se assemelham a centroblastos ou imunoblastos normais.

O imunofenótipo de LDGCB pode ser confirmado pela histoquímica ou citometria de fluxo. As células tumorais no LDGCB geralmente expressam antígenos de células B (CD19, CD20, CD22, CD79a), assim como CD45.

A maioria dos LDGCB tem anormalidades genéticas, mas não há uma única alteração citogenética típica ou diagnóstica. A maior parte dos tumores demonstra o rearranjo dos genes da cadeia pesada e leve da imunoglobulina e as mutações somáticas das regiões variáveis desses genes. O gene do linfoma de células B6 (BCL6), localizado no cromossomo 3, é rearranjado em 20 a 40% dos casos.

Os pacientes com LDGCB tipicamente apresentam uma massa sintomática, que aumenta rapidamente, em geral uma linfonodomegalia cervical ou abdominal, mas que pode se apresentar como uma lesão em massa em qualquer parte do corpo.

Os chamados sintomas B (febre, perda de peso, sudorese noturna intensa) são observados em cerca de 30% dos pacientes, e a desidrogenase lática sérica (DHL) está aumentada em mais da metade.

Em torno de 60% dos pacientes apresentarão LDGCB em estágio avançado (estágio III ou IV), enquanto 40% têm doença mais localizada, em geral definida como aquela que pode estar contida dentro de um campo de irradiação. A classificação de Lugano é utilizada para estadiamento (Tabela 13.3).

Vale ressaltar que as tonsilas, o anel de Waldeyer e o baço são considerados tecidos nodais.

Em até 40% dos casos, a doença acomete tecidos extranodais. O local mais comum de doença extranodal primária é o estômago, mas a doença pode surgir em praticamente qualquer tecido, incluindo testículos, ossos, tireoide, glândulas salivares, amígdalas, pele, fígado, mama, suprarrenais, rins, cavidade nasal, anexos oculares, seios paranasais, colo uterino, vagina e sistema nervoso central.

O LDGCB também pode ser altamente invasivo, levando à compressão de vasos (p. ex., síndrome da veia cava superior) ou vias aéreas (com compressão traqueobrônquica), envolvimento de nervos periféricos e destruição óssea.

O diagnóstico é feito pela biópsia de tecido excisional, mais comumente um linfonodo. Enquanto uma biópsia de linfonodo excisional é o teste de diagnóstico preferido, alguns pacientes não apresentam linfadenopatia evidente e requerem a avaliação patológica de outro tecido (pleural, baço) para o diagnóstico.

O diagnóstico patológico é embasado na morfologia e na imuno-histoquímica, que é essencial ao diagnóstico. A coloração de marcadores de células pan-B, como CD20 e CD79a, é suficiente para estabelecer o diagnóstico em muitos casos, mas um conjunto muito mais amplo de marcadores pode ser necessário em casos com características morfológicas atípicas.

O *International Prognostic Index* (IPI) e suas variantes são as principais ferramentas prognósticas utilizadas em pacientes com LDGCB. Os seguintes fatores correlacionaram-se significativamente com a menor sobrevida global (OS) ou sobrevida livre de recaída (RFS):

- Idade > 60 anos.
- Nível sérico de DHL maior que o normal.
- *Performance status* pelo *Eastern Cooperative Oncology Group* (ECOG) ≥ 2.
- Estádio clínico III ou IV (classificação de Lugano).
- Acometimento em sítio extranodal > 1.

Atribue-se 1 ponto para cada e, com base na soma final, estima-se o prognóstico e risco de recidiva.

- Risco baixo: pontuação IPI de 0 ou 1.
- Risco intermediário baixo: pontuação do IPI de 2.
- Risco intermediário alto: pontuação do IPI de 3.
- Risco alto: pontuação do IPI de 4 ou 5.

Para o início do tratamento, torna-se fundamental a avaliação da função cardíaca, já que pacientes idosos podem apresentar com mais frequência comprometimento ventricular decorrente de doenças crônicas, como hipertensão aterial e diabetes. É necessário avaliar ainda sorologias para o vírus da hepatite B, por causa da chance de reativação com o uso do rituximab (anticorpo monoclonal anti-CD20), além de sotologia para hepatite C e HIV.

O principal esquema de quimioterapia e imunoterapia utilizado hoje, com as melhores respostas e taxas de sobrevida livre de doença, é o R-CHOP, no qual associa-se o uso do rituximab com o esquema quimioterápico CHOP (Ciclofosfamida + Doxorrubicina + Vincristina + Prednisona).

Deve-se atentar para o uso da prednisona nesses pacientes. A alta dose exigida pelo protocolo pode piorar os níveis pressóricos – sobretudo em pacientes idosos já hipertensos – e causar disglicemias, que precisam muitas vezes de tratamento medicamentoso. É comum, ainda, a ocorrência de sintomas de abstinência após a retirada do corticoide. Sendo assim, deve-se atentar e alertar o paciente, cuidadores e familiares, sobre a identificação precoce desses sintomas (fadiga, adinamia e hipotensão arterial), para que sejam prontamente tratados.

Os antracícilos (doxorrubicina) são potencialmente cardiotóxicos e devem ser ajustados caso haja disfunção ventricular. É contraindicado o uso da droga em paciente com função inferior a 30% e a função ventricular entre 50-30% exige ajuste de dose.

É bem estabelecida a relação entre o uso da vincristina e a precipitação de neuropatia periférica e constipação. A queixa de dormência pelos idosos muitas vezes é desvalorizada e deve sempre ser pesquisada, com a finalidade de evitar piora das toxicidades durante o tratamento e irreversibilidade.

Lembrando que os pacientes idosos apresentam, muitas vezes, *clearance* de creatinina menor; portanto, deve-se fazer o ajuste das doses de algumas drogas com base na taxa de filtração glomerular, como é o caso da ciclofosfamida.

Linfomas de células T

As neoplasias de células T maduras representam em torno de 10-15% dos linfomas não Hodgkin e compreendem um grupo grande e heterogêneo de doenças, podendo cursar com apresentação primariamente cutânea ou sistêmica.

Os linfomas de apresentação sistêmica, predominantemente nodais, compreendem quatro entidades, responsáveis por até 60% dos casos de linfoma de células T periféricas. São elas:

1. Linfoma de células T periféricas sem outras especificações (LCTP/SOE).
2. Linfoma angioimunoblástico de células T (LTAI).
3. Linfoma anaplásico de grandes células ALK+ (LAGC ALK+).
4. Linfoma anaplásico de grandes células ALK- (LAGC ALK-).

Por serem os tipos mais comuns em idosos, serão abordados somente os LAGC e o LTAI.

Linfoma angioimunoblástico de células T

O linfoma angioimunoblástico de células T (LTAI) é um dos linfomas de células T periféricas mais comuns encontrados em países ocidentais. A incidência varia de acordo com a geografia. O LTAI costuma afetar adultos mais velhos; a idade mediana é em torno de 60 a 65 anos (faixa de 20 a 86 anos).

As manifestações clínicas mais usuais estão evidenciadas na Tabela 13.4.

O *rash* é geralmente pruriginoso e pode demonstrar uma vasculite linfo-histiocitária na biópsia. A grande maioria (90%) dos pacientes apresenta doença avançada (estádio III/IV). A medula óssea está envolvida em 30 a 60% dos casos. Embora o envolvimento extranodal esteja presente em cerca de um quarto

Tabela 13.4
Sintomas mais relacionados com o linfoma angioimunoblástico de células T

Sintomas
Linfadenomegalia 76-95%
Hepatomegalia 50-70%
Esplenomegalia 70%
Sintomas B 70-85%
Rash cutâneo 20-60%
Poliartrite 20%
Sintomas relacionados com anemia 20-50%

dos casos, é incomum que o LTAI se apresente em um único local extranodal isolado.

As alterações laboratoriais mais comuns estão evidenciadas a seguir:

- A elevação da desidrogenase lática (DHL) e das taxas de sedimentação de eritrócitos (VHS) são observadas em cerca de 70 e 45% dos casos, respectivamente.
- Hipergamaglobulinemia policlonal está presente em 30 a 80% dos casos.
- Teste de Coombs positivo, com ou sem hemólise, é visto em até 30% dos casos.
- Beta-2 microglobulina elevada (22 a 65% dos casos).
- As alterações hematológicas mais comuns envolvem: linfopenia, anemia e trombocitopenia. A hipereosinofilia é observada em até 40%.
- Cerca da metade dos pacientes demonstra hipoalbuminemia.

Sob o aspecto imunofenotípico, as células tumorais expressam antígenos de células T (CD3, CD2 e CD5) e quase sempre CD4. Muitas células T reativas que expressam CD8 estão quase sempre presentes. Uma rede de células dendríticas foliculares expandidas (CDF), expressando CD21, CD23 e CD35, costuma estar presente, muitas vezes em áreas onde células T malignas com abundante citoplasma pálido são vistas.

Muitas anormalidades genéticas foram relatadas, mas não há uma única alteração citogenética que seja típica ou diagnóstica de AITL. As anormalidades citogenéticas mais comuns são trissomia 3, trissomia 5 e/ou um cromossomo X adicional.

O diagnóstico de LTAI é mais bem feito por biópsia de tecido excisional. A avaliação do linfonodo inclui a avaliação da morfologia e imuno-histoquímica, essenciais ao diagnóstico.

Em geral, o LTAI é uma doença agressiva, embora remissões espontâneas ocasionais sejam observadas e seu curso não seja previsto de modo confiável pela aparência histológica. Além disso, os modelos prognósticos utilizados para outros tipos de linfoma não Hodgkin têm aplicabilidade limitada a pacientes com LTAI. A maioria dos pacientes com LTAI se enquadra na categoria de alto risco, quando avaliada com o Índice Internacional de Prognóstico (IPI).

Uma vez que o diagnóstico tenha sido estabelecido de modo definitivo, a avaliação pré-tratamento é fundamental tanto para a avaliação da doença quanto para as comorbidades do indivíduo, que provavelmente terão impacto nas opções de tratamento. Portanto, recomenda-se os seguintes estudos de pré-tratamento:

- Hemograma completo com bioquímica diferencial, com função hepática e renal, eletrólitos, desidrogenase lática (DHL), sorologias para hepatite B, C, HIV e ácido úrico.
- Mielograma e biópsia de medula óssea.
- Tomografia computadorizada (TC) com contraste de tórax, abdome e pelve ou PET CT oncológico, que fornecerá informações críticas sobre o estadiamento.
- Ecocardiograma para avaliação da função cardíaca.

A abordagem para a terapia de indução de AITL é estratificada com base na expressão tumoral de CD30. Se o perfil do tumor for positivo para o CD30, é sugerido tratamento inicial com um esquema de imunoterapia (brentuximab vedotina, um anticorpo monoclonal anti-CD30 ligado ao agente antitubulina monometil auristatina E) associado à quimioterapia com CHP (ciclofosfamida, doxorrubicina e prednisona).

Se o tumor não expressar o CD30, recomenda-se em idosos o esquema quimioterápico CHOP (ciclofosfamida, doxorrubicina, vincristina e prednisona), diferentemente de pacientes mais jovens, em que é acrescentado o etoposídeo (esquema CHOEP). Em idosos, o etoposídeo acrescenta muita toxicidade ao tratamento, devendo ser evitado.

A consolidação do tratamento vai depender da resposta alcançada após a indução. Se for satisfatória, apenas o seguimento clínico é recomendado. Caso contrário, e o paciente tiver uma *performance* satisfatória, opta-se por um novo protocolo de quimioterapia, seguido de transplante de medula óssea (HCT) autólogo.

Linfoma anaplásico de grandes células (ALCL)

O linfoma anaplásico de grandes células (ALCL) é uma das formas mais comuns dentro dos linfomas de células T periféricas.

A patogênese molecular do ALCL é um processo complexo, composto de várias etapas, que causa o crescimento de um clone maligno. Por definição, existem ALCL positivos para ALK, que têm um rearranjo envolvendo o gene *Anaplastic Lymphoma Kinase* (ALK), resultando na formação de genes de fusão de ALK patogênicos. Vários rearranjos cromossômicos podem criar genes de fusão ALK, todos codificando ALK quinases química e constitutivamente ativas.

A translocação mais descrita, t(2; 5), funde uma porção do gene da nucleofosmina (NPM) no cromossomo 5q35, com uma porção do gene ALK no cromossomo 2p23, que codifica o domínio citoplasmático ALK.

Os pacientes com ALCL em geral apresentam uma forma semelhante a outros linfomas agressivos com adenopatia rapidamente progressiva (periférica e/ou retroperitoneal) e sintomas sistêmicos, como febre, sudorese noturna e perda de peso. Cerca de dois terços dos pacientes apresentam doença em estádio III ou IV e envolvimento extranodal da pele, fígado, pulmão e osso é comum.

Enquanto o imunofenótipo é bastante heterogêneo, as células tumorais ALCL são universalmente positivas para CD30 e negativas para marcadores de superfície de células B (p. ex., CD19, CD20 e CD22). Por definição, o ALCL positivo para ALK expressa a proteína ALK. ALCL ocasional pode expressar fatores de transcrição, que são mais típicos de células B, como PAX5 e BCL6.

Um fator-chave no diagnóstico de ALCL é a expressão praticamente universal de CD30 (anteriormente Ki-1), com a maioria das células neoplásicas tendo forte expressão de CD30 em uma membrana e padrão de Golgi.

O diagnóstico patológico de ALCL é embasado em características morfológicas e padrões imuno-histoquímicos encontrados em amostras de biópsia em conjunto com as características clínicas

Embora o ALCL tenha sido historicamente agrupado como um linfoma agressivo não Hodgkin, o curso clínico varia consideravelmente entre os subtipos. Os principais preditores de sobrevida são o *status* de ALK e o Índice Internacional de Prognóstico (IPI). Outros preditores de pior prognóstico incluem idade avançada (≥ 40 anos) e aumento da concentração de beta-2 microglobulina (≥ 3 mg/L).

Pacientes com ALCL ALK-positivo costumam ter melhor sobrevida global do que aqueles com doença negativa para ALK, com base em estudos retrospectivos.

Referências

ABVD in older patients with early-stage Hodgkin lymphoma treated within the German Hodgkin Study Group HD10 and HD11 trials. B. Böll, H. Görgen, M. Fuchs, A. Pluetschow, H.T. Eich, M.J. Bargetzi, E. Weidmann, C. Junghan, R. Greil, A. Scherpe. Journal of Clinical Oncology, 2013a.

Advani RH, Hong F, Fisher RI et al. Randomized phase III trial comparing ABVD plus radiotherapy with the Stanford V regimen in patients with sages I or II locally extensive, bulky mediastinal Hodgkin lymphoma: A subset analysis of the North American Intergroup E2496 Trial. J Clin Oncol 2015; 33:1936.

Amin HM, Lai R. Pathobiology of ALK+ anaplastic large-cell lymphoma. Blood. 2007;110(7):2259. Epub 2007 May 22

Arcaini L, Paulli M, Rossi A et al. Primary nodal marginal zone B-cell lymphoma: clinical features and prognostic assessment of a rare disease. British

Journal of Haematology. 2007;136(2):301-4. doi:10.1111/j.1365-2141.2006.06437.

Armitage JO, Weisenburger DD. New approach to classifying non-Hodgkin's lymphomas: clinical features of the major histologic subtypes. Non-Hodgkin's Lymphoma Classification Project. J Clin Oncol. 1998; 16(8):2780.

Bonfante V, Santoro A, Viviani S et al. ABVD in the treatment of Hodgkin's disease. Semin Oncol 1992;19:38.

Böris Boll, Helen Görgen. German Hodgkin Study Group and Department I of Internal Medicine, University Hospital of Cologne, Cologne, Germany. The treatment of older Hodgkin lymphoma patients. British Journal of Haematology. Jan 2019.

Castellino A et al. Follicular lymphoma: The management of elderly patient. Mediterranean Journal of Hematology and Infectious Diseases vol. 9, 1 e2017009. 1 Jan. 2017.

Cerhan JR, Slager SL. Familial predisposition and genetic risk factors for lymphoma. Blood 2015; 126: 2265.

Clinical, biologic, and pathologic features in 157 patients with angioimmunoblastic T-cell lymphoma treated within the Groupe d'Étude des Lymphomes de l'Adulte (GELA) trials. Blood. 2008;111(9): 4463. Epub 2008 Feb 21.

Coupland SE. The challenge of the microenvironment in B-cell lymphomas. Histopathology. 2011; 58(1):69.

Dave SS, Wright G, Tan B et al. Prediction of survival in follicular lymphoma based on molecular features of tumor-infiltrating immune cells. N Engl J Med. 2004;351:2159-2169.

Engert A, Ballova V, Haverkamp H et al. Hodgkin's lymphoma in elderly patients: a comprehensive retrospective analysis from the German Hodgkin's Study Group. J Clin Oncol 2005; 23:5052-60.

Federico M, Bellei M, Marcheselli L et al. Follicular Lymphoma International Prognostic Index 2: A New Prognostic Index for Follicular Lymphoma Developed by the International Follicular Lymphoma Prognostic Factor Project. J Clin Oncol. 2009; 27(27):4555-62. doi:10.1200/JCO.2008.21.3991

Federico M, Bellei M, Marcheselli L et al. Follicular lymphoma international prognostic index 2: A new prognostic index for follicular lymphoma developed by the international follicular lymphoma prognostic factor project. J Clin Oncol. 2009; 27(27): 4555-62. doi:10.1200/JCO.2008.21.3991.

Federico M, Rudiger T, Bellei M, Nathwani BN, Luminari S, Coiffier B, Harris NL, Jaffe ES, Pileri SA, Savage KJ, Weisenburger DD, Armitage JO, Mounier N, Vose JM. Clinicopathologic characteristics of angioimmunoblastic T-cell lymphoma: analysis of the international peripheral T-cell lymphoma project. J Clin Oncol. 2013 Jan;31(2):240-6. Epub 2012 Aug 6.

Feller AC, Griesser H, Schilling CV, Wacker HH, Dallenbach F, Bartels H, Kuse R, Mak TW, Lennert K. Clonal gene rearrangement patterns correlate with immunophenotype and clinical parameters in patients with angioimmunoblastic lymphadenopathy. Am J Pathol. 1988;133(3):549.

Goldin LR, Björkholm M, Kristinsson SY et al. Highly increased familial risks for specific lymphoma subtypes. Br J Haematol 2009; 146:91.

Gribben JG. How I treat indolent lymphoma. Blood. 2007;109(11),4617-26. WHO, 4th edition.

Grufferman S, Delzell E. Epidemiology of Hodgkin's disease. Epidemiol Rev 1984;6:76-106.

Harris NL, Jaffe ES, Stein H, Banks PM, Chan JK, Cleary ML et al. A revised European-American classification of lymphoid neoplasms: a proposal from the International Lymphoma Study Group. Blood. 1994;84(5):1361.

Herrmann A, Hoster E, Zwingers T, Brittinger G, Engelhard M, Meusers P et al. Improvement of overall survival in advanced stage mantle cell lymphoma. Journal of Clinical Oncology. 2009; 27(4),511-8. doi:10.1200/jco.2008.16.8435.

Hjalgrim H, Askling J, Rostgaard K et al. Characteristics of Hodgkin's lymphoma after infectious mononucleosis. N Engl J Med 2003; 349:1324.

J Natl Cancer Inst 104:18, 2012. Cochrane Database Syst Rev 1:CD007678, 2012.

Jarrett RF, MacKenzie J. Epstein-Barr virus and other candidate viruses in the pathogenesis of Hodgkin's disease. Semin Hematol.1999; 36:260.

Kahl BS, Yang DT. Indolent B-cell lymphoma follicular lymphoma: evolving therapeutic strategies. Blood. 2016;127(17):2055-64. doi:10.1182/blood-2015.

Kanakry JA, Li H, Gellert LL et al. Plasma Epstein--Barr virus DNA predicts outcome in advanced Hodgkin's lymphoma: correlative analysis from a large North American cooperative group trial. Blood 2013; 121:3547.

Khouri IF, Lee M-S, Saliba RM, Jun G, Fayad L, Younes A, Champlin RE. Nonablative allogeneic stem-cell transplantation for advanced/recurrent mantle-cell lymphoma. Journal of Clinical Oncology. 2003; 21(23), 4407-12. doi:10.1200/jco.2003. 05.501.

Kramer MH, Hermans J, Wijburg E, Philippo K, Geelen E, van Krieken JH, de Jong D, Maartense E, Schuuring E, Kluin PM. Clinical relevance of BCL2, BCL6, and MYC rearrangements in diffuse large B-cell lymphoma. Blood. 1998;92(9):3152.

Laurent C, Do C, Gourraud PA et al. Prevalence of Common Non-Hodgkin Lymphomas and Subtypes of Hodgkin Lymphoma by Nodal Site of Involvement: A Systematic Retrospective Review of 938 Cases. Medicine (Baltimore) 2015; 94:e987.

Leuk Lymphoma 49:1893, 2008; Best Pract Res Clin Haematol. 31:31, 2018; Cancer 2018; Epub ahead of print, Feb 9.

Lin P, Mansoor A, Bueso-Ramos C et al. Diffuse large B-cell lymphoma occurring in patients with lymphoplasmacytic lymphoma/ Waldenström macroglobulinemia. Clinicopathologic features of 12 cases. Am J Clin Pathol. 2003;120:246-53. PMID: 12931555

Marcus R. Use of rituximab in patients with follicular lymphoma. Clin Oncol. 2007;19(1):38-49. doi:10.1016/j.clon.2006.11.009.

Mitelman F, Johansson B, Mertens F. The impact of translocations and gene fusions on cancer causation. Nat Rev Cancer. 2007;7(4):233.

Moccia AA, Donaldson J, Chhanabhai M et al. International prognostic score in advanced-stage Hodgkin's lymphoma: altered utility in the modern era. J Clin Oncol. 2012;30:3383.

Møller MB, Pedersen NT, Christensen BE. Diffuse large B-cell lymphoma: clinical implications of extranodal versus nodal presentation--a population-based study of 1575 cases. Br J Haematol. 2004; 124(2):151.

Morgan DS, Blum KA. Wintrobe's Clinical Hematology: Hodgkin's Lymphoma in Adults. Thirteen edition. Lippincott Williams & Wilkins, 2014. Part VII, Section 4, Hodgkin's Lymphoma in Adults, p. 1984-2004.

Morton LM, Wang SS, Devesa SS, Hartge P, Weisenburger DD, Linet MS. Lymphoma incidence patterns by WHO subtype in the United States, 1992-2001. Blood. 2006;107(1):265. Epub 2005 Sep 8.

Mourad N, Mounier N, Brière J, Raffoux E, Delmer A, Feller A, Meijer CJ, Emile JF, Bouabdallah R, Bosly A, Diebold J, Haioun C, Coiffier B, Gisselbrecht C, Gaulard P, Groupe d'Étude des Lymphomes de l'Adulte. 16. Iqbal J, Weisenburger DD, Greiner TC, Vose JM, McKeithan T, Kucuk C, Geng H, Deffenbacher K, Smith L, Dybkaer K, Nakamura S, Seto M, Delabie J, Berger F, Loong F, Au WY, Ko YH, Sng I, Armitage JO, Chan WC, International Peripheral T-Cell Lymphoma Project. Molecular signatures to improve diagnosis in peripheral T-cell lymphoma and prognostication in angioimmunoblastic T-cell lymphoma. Blood. 2010; 115(5):1026. Epub 2009 Nov 18.

Naderi N, Yang DT. Lymphoplasmacytic lymphoma and Waldenström's macroglobulinemia. Archives of Pathology & Laboratory Medicine. 2013;137(4), 580-5.doi:10.5858/arpa.2012-0034-rs.

Owen RG. Developing diagnostic criteria in Waldenström's macroglobulinemia. Seminars in Oncology. 2003;30(2), 196-200.doi:10.1053/sonc.2003. 50069. WHO.

Pata G, Bartoli M, Damiani E et al. Still a role for surgery as first-line therapy of splenic marginal zone lymphoma? Results of a prospective observational study. Int J Surg. 2017;41:143-49. doi: 10.1016/j.ijsu.2017.03.077.

Radford J. Treatment of Hodgkin's lymphoma in older patients. Blood 2015 126:2768-2769.

Rady JL, Binkley MS, Hajj C et al. Definitive radiotherapy for localized follicular lymphoma staged by 18 F-FDG PET-CT: A collaborative study by ILROG. Blood. 2019;133(3):237-45. doi:10.1182/blood-2018--04-843540.

Rudiger T, Weisenburger DD, Coiffier B et al. Angioimmunoblastic T-cell Lymphoma: A report from the international peripheral T-cell lymphoma Project. Ann Oncol. 2008;19(suppl 4):iv119.

Savage KJ, Harris NL, Vose JM, Ullrich F, Jaffe ES, Connors JM, Rimsza L, Pileri SA, Chhanabhai M, Gascoyne RD, Armitage JO, Weisenburger DD, International Peripheral T-Cell Lymphoma Project. ALK-anaplastic large-cell lymphoma is clinically and immunophenotypically different from both ALK+ ALCL and peripheral T-cell lymphoma, not otherwise specified: report from the International Peripheral T-Cell Lymphoma Project. Blood. 2008; 111(12):5496.

Sawhney R, Sehl M, Naeim A. Physiologic aspects of aging: impact on cancer management and decision making, part I. Cancer J. 2005;11(6):449.

Shenoy PJ, Malik N, Nooka A, Sinha R, Ward KC, Brawley OW, Lipscomb J, Flowers CR. Racial differences in the presentation and outcomes of diffuse large B-cell lymphoma in the United States. Cancer. 2011;117(11):2530.

Shirley MH, Sayeed S, Barnes I et al. Incidence of haematological malignancies by ethnic group in England, 2001-7. Br J Haematol. 2013;163:465-77.

Sibon D, Fournier M, Brière J, Lamant L, Haioun C, Coiffier B et al. Long-term outcome of adults with systemic anaplastic large-cell lymphoma treated within the Groupe d'Etude des Lymphomes de l'Adulte trials. J Clin Oncol. 2012;30(32): 3939. Epub 2012 Oct 8.

Siddon A, Lozovatsky L, Mohamed A, Hudnall SD. Human herpesvirus 6 positive Reed-Sternberg cells in nodular sclerosis Hodgkin lymphoma. Br J Haematol 2012;158:635.

Solalce P, Roy P, Colombat P et al. Follicular Lymphoma International Prognostic Index. Blood. 2004; 104(5):1258-66. doi:10.1182/blood-2003-12-4434.

Sorigue M, Tuset V, Sancho JM. Treatment of localized-stage follicular lymphoma. Eur J Haematol. 2018;101(2):245-56. doi:10.1111/ejh.13093.

Sven Borchmann, Andreas Engert, and Boris BolI. Hodgkin Lymphoma in Enderly Patients. Current Opinion in Oncology. 30(5):308–316, SEP 2018.
Swerdlow SH, Campo E, Harris NL et al. WHO Classification of Tumours of Haematopoietic and Lymphoid Tissues, revised 4th edition, International Agency for Research on Cancer (IARC), Lyon, 2017.
Swerdlow SH, Campo E, Harris NL et al. World Health Organization Classification of Tumours of Haematopoietic and Lymphoid Tissues. IARC Press, Lyon, 2008. WHO, 4th edition.
Zucca E, Bertoni F. The spectrum of MALT lymphoma at different sites: biological and therapeutic relevance. Blood. 2016 Apr 28;127(17):2082-92. doi:10.1182/blood-2015-12-624304.factor.
Zullo A, Hassan C, Ridola L et al. Eradication therapy in Helicobacter pylori-negative, gastric low-grade mucosa – associated lymphoid tissue lymphoma patients. Journal of Clinical Gastroenterology 2013; 47(10):824-7.

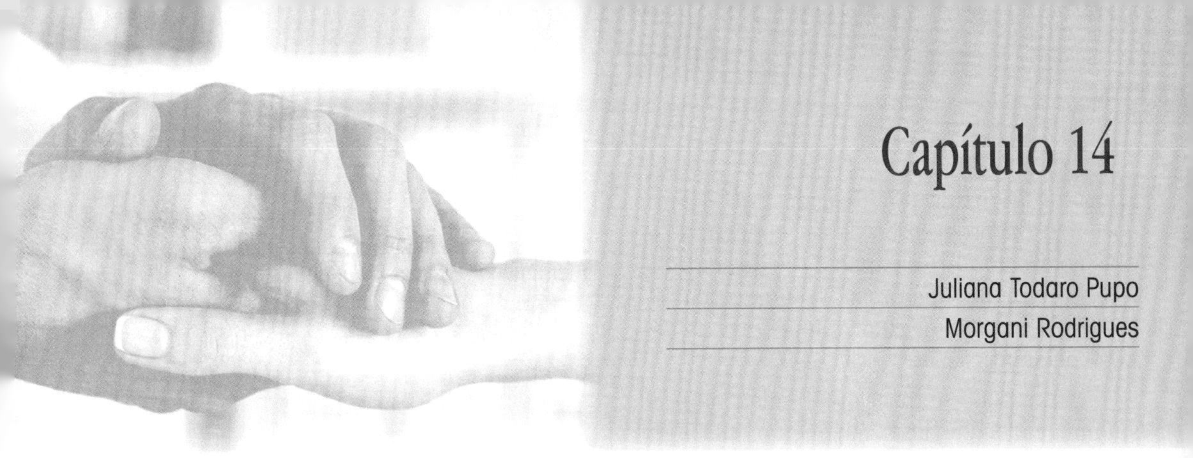

Capítulo 14

Juliana Todaro Pupo
Morgani Rodrigues

Mieloma Múltiplo

≡ Introdução

O mieloma múltiplo (MM) é definido como uma neoplasia hematológica da célula plasmocitária, em sua maioria caracterizada pela secreção de uma imunoglobulina clonal (proteína- M). Estima-se que sua incidência seja de 1% do total das neoplasias e 10% das neoplasias hematológicas.

Trata-se de uma doença de idosos, com uma mediana de idade ao diagnóstico de 70 anos, sendo 1% inferior a 40 anos e 50% superior a 65 anos. No Brasil, essa mediana é dez anos inferior à literatura.

Apesar de o MM ser observado em todas as raças, há uma maior incidência na população de origem africana. Contudo, sua distribuição geográfica mostra maior incidência entre os países desenvolvidos, explicado por fatores econômicos. Observa-se também uma discreta predominância do sexo masculino e há algumas descrições de casos familiares, demonstrando a possibilidade de associação genética.

Entre os fatores de risco para o desenvolvimento do MM, destaca-se a Gamopatia Monoclonal de Significado Indeterminado (*Monoclonal Gammopathy of Undetermined Significance* – MGUS), considerada condição pré-maligna ao mieloma. A MGUS possui uma prevalência de 3,2 e 5,3%, respectivamente, na população com idade de 50 a 70 anos, com taxa de progressão para MM de 1 a 1,5% ao ano.

Apesar de o MM ser uma doença incurável, importantes avanços foram realizados no seu tratamento, aumentando as taxas de resposta e sobrevida.

≡ Apresentação clínica e biologia da doença

Assim como sua apresentação clínica, a biologia da célula plasmocitária aberrante é heterogênea, não permitindo a determinação de um evento específico como gatilho do mieloma múltiplo, embora haja associação com a translocação cromossômica de genes da cadeia pesada da imunoglobulina (IgH) e hiperploidia, observadas desde a fase de MGUS e que irão se refletir em marcadores citogenéticos prognósticos.

Uma característica da célula do MM é a íntima relação com o microambiente medular, onde o plasmócito clonal, pelos processos de adesão, neoangiogênese e osteoclastogênese, forma nichos especializados, que lhe conferem maior sobrevida e proteção da apoptose induzida por drogas. Entretanto, ao longo da progressão dessa doença, esse plasmócito adquire a capacidade de se proliferar fora da medula óssea, podendo ocasionar doença extramedular e leucemia de células plasmáticas.

Assim, pode-se dizer que o mieloma possui uma cadeia de desenvolvimento, iniciando pela gamopatia monoclonal, intermediada pelo *smoldering mieloma* (mieloma assintomático), o qual, como sugerido pela sua denominação, apesar da presença de 10% de plasmócitos clonais e a evidência de uma proteína monoclonal (> 3 g/dL), não possui sintomas, para, então, a forma sintomática, a qual possui suas principais manifestações agrupadas pela sigla CRAB (C – elevação de cálcio, R – insuficiência renal, A – anemia, B – osso/*bone*).

Outras serão as manifestações decorrentes da produção anormal de imunoglobulina e incluem: imunossupressão e comprometimento da resposta primária a infecção com maior susceptibilidade a pneumonias e infecções urinárias; neuropatia; alteração da hemostasia, podendo ocasionar eventos hemorrágicos e tromboembólicos.

Avaliação diagnóstica e estratificação de risco

Indivíduos nas fases de MGUS e *smoldering* são em geral diagnosticados acidentalmente pela coleta de exames. Já os pacientes sintomáticos terão sua investigação norteada através destes.

Os critérios diagnósticos, mundialmente utilizados, são os propostos pela *International Myeloma Working Group* (IMWG), os quais foram atualmente revisados (Tabela 14.1). Entretanto, no atual cenário da onco-hematologia, há uma intensa preocupação em não apenas definir o diagnóstico, como também conhecer o comportamento biológico dessa doença, para que a terapêutica possa ser ajustada a ele e o risco ser mais bem estratificado. Sendo assim,

Tabela 14.1
Critérios diagnósticos revisados pelo International Myeloma Working Group

Definição
≥ 10% plasmócitos clonais na medula óssea ou plasmocitoma e um ou mais eventos definidores de MM
CRAB
Hipercalcemia: cálcio sérico > 1 mg/dL da referência ou > 11 mg/dL
Insuficiência renal: *clearance* de creatinina < 40 mL/min ou creatinina sérica > 2 mg/dL
Anemia: hemoglobina com queda > 2 g do nível normal ou < 10 g/dL
Lesões líticas: uma ou mais lesões detectadas por radiologia convencional, tomografia ou PET-CT
Biomarcadores de malignidade
Plamocitose ≥ 60%
Relação cadeia leve livre ≥ 100
Mais de uma lesão focal detectada por RNM
Anemia: hemoglobina com queda > 2 g do nível normal ou < 10 g/dL

Na ausência de lesão de órgão-alvo, a presença de mais de um biomarcador define o diagnóstico.

o estadiamento do MM passou dos sinais e sintomas (*Durie Salmon Stage System* – DSS) para os marcadores bioquímicos de atividade (*International Stagin System* – ISS), associados aos marcadores citogenéticos previstos pela revisão do ISS (Tabela 14.2).

Tratamento

Conceitualmente, o MM é tratado na forma sintomática; entretanto, isso é discutível em casos de pacientes em fase *smoldering*, estratificados como alto risco, dada a velocidade de progressão para a doença sintomática.

Em torno da metade dos pacientes com MM é considerada idosa, o que ressalta a importância do tratamento individualizado nessa população, sobretudo com foco nas comorbidades e no *status* funcional.

Tabela 14.2
Estratificação de risco

	DSS
Estádio 1	Hb >10 g/dL Cálcio normal Sem alterações ósseas ou osteopenia ou plasmocitoma isolado Níveis de paraproteína sérica < 5 g/dL se IgG ou < 3 g/dL se IgA, excreção de cadeia leve na urina < 4 g/24 h
Estádio 2	Não preenchem os critérios 1 e 3
Estádio 3	Hb < 8,5 g/dL Cálcio > 12 g/dL Três ou mais lesões ósseas Níveis de paraproteína sérica > 7 g/dL se IgG ou > 5 g/dL se IgA, excreção de cadeia leve na urina > 12 g/24 h
Subdivisão	A: creatinina ≥ 2 mg/dL B: creatinina < 2 mg/dL
	ISS
Estádio 1	Beta-2 microglobulina < 3,5 g/dL e albumina ≥ 3,5 g/dL
Estádio 2	Beta-2 microglobulina < 3,5 g/dL e albumina < 3,5 g/dL Beta-2 microglobulina ≥ 3,5 g/dL e < 5,5 g/dL
Estádio 3	Beta-2 microglobulina > 5,5 g/dL
	R-ISS
Estádio 1	ISS I, níveis normais de DHL e citogenética de risco *standard*, definida por FISH
Estádio 2	Não preenchem os critérios 1 e 3
Estádio 3	ISS III, níveis elevados de DHL e marcadores citogenéticos de alto risco

Marcadores citogenéticos de alto risco: t(4;14), t(14;16), t(14;20) e del(17/17p) em adição a um cariótipo não hiperploide

O modelo de tratamento do mieloma é derivado da importância até o final dos anos 90 do transplante autólogo da medula óssea para os pacientes jovens. Isso porque o uso de alquilantes era impeditivo, por prejudicar a mobilização de células hematopoiéticas na fase pré-transplante, e naquele momento o melfalano era um dos principais quimioterápicos. Assim, apesar de o papel do transplante por vezes ter sido questionado, ele segue utilizado como consolidação e os pacientes são ainda divididos pelo seu critério de elegibilidade ao transplante para a escolha da terapêutica.

Na tentativa de melhor avaliar os candidatos a transplante, o Grupo Internacional de Mieloma (*International Myeloma Working Group)* tentou estratificar os pacientes em um índice de fragilidade levando em conta a idade, ABVD, AIVD e escore de Charlson de comorbidade. Os pacientes eram classificados com *fit*, *unfit* e frágeis, de acordo com a pontuação recebida, as doses de tratamento ajustadas e a indicação para transplante (Tabela 14.3). Uma das críticas a esse escore é que ele não inclui a avaliação cognitiva.

Entre os principais esquemas utilizados em primeira linha nos elegíveis, está a combinação de um inibidor do proteassoma com uma droga imunomoduladora e corticosteroides. Embora a lenalidomida seja o principal agente modulador utilizado com o bortezomibe e a dexametasona (VRD), por refletir em ganhos de sobrevida livre de doença, essa droga recentemente foi aprovada em nosso país, para uso em segunda linha, apenas em casos refratários ou recidivados. Antes, ela era, muitas vezes, substituída pela talidomida (VTD).

Tabela 14.3
Escore de fragilidade, segundo Palumbo *et al.*

Variável		Escore
Idade	< 75 anos	0
	75-80 anos	1
	> 80 anos	2
Índice de Charlson	≤ 1	0
	≥ 2	1
ABVD	> 4	0
	≤ 4	1
AIVD	> 5	0
	≤ 5	1
Escore total	***Status* do paciente**	
0	*Fit*	
1	*Unfit*	
≥ 2	Frágil	

Destaca-se também em primeira linha, nos pacientes elegíveis, a associação do bortezomibe e da dexametasona com a ciclofosfamida (VCD), sobretudo pela sua tolerância. Contudo, esse esquema demonstrou inferioridade em taxas de resposta quando comparado com o VTD, reduzindo recentemente o seu uso.

Já nos pacientes não elegíveis, o melfalano em conjunto com a prednisona mantém sua importância; entretanto, drogas imunomoduladoras ou inibidor de proteassoma passaram a fazer parte dessa associação. Mas a efetividade da terapia tripla deve ser equilibrada nesse grupo com a sua toxicidade; assim, como a terapia dupla, sobretudo quando a lenalidomida estiver disponível, deve ser considerada.

Hoje, reservadas para a recaída, duas novas drogas ganham destaque: daratumumab (anti-CD38) e carfilzomib (inibidor do proteassoma). Essas drogas já estão mudando os esquemas descritos, e recentemente o daratumumabe já é uma opção ao lado do melfalano e da prednisona como tratamento em primeira linha.

Referências

Boyle EM, Davies FE, Leleu X, Morgan GJ. Understanding the multiple biological aspects leading to myeloma. Haematologica. 2014;99(4):605-12.

Durie BGM, Hoering A, Abidi MH, Rajkumar SV et al. Bortezomib with lenalidomide and dexamethasone versus lenalidomide and dexamethasone alone in patients with newly diagnosed myeloma without intent for immediate autologous stem-cell transplant (SWOG S0777): a randomised, open-label, phase 3 trial. Lancet. 2010;376:2075-85.

Hungria VTM, Maiolino A, Martinez G et al. Confirmation of the utility of the International Staging System and identification of a unique pattern of disease in Brazilian patients with multiple myeloma. Haematologica. 2008;93(5):791-2.

Kumar SK, Rajkumar V, Kyle RA et al. Multiple myeloma. Nature Review. 2017; 3(17046):1-19.

Kyle RA, Gertz MA, Witzig TE et al. Review of 1027 Patients With Newly Diagnosed Multiple Myeloma. Mayo Clin Proc. 2003;78:21-33.

Landgren O, Kyle RA, Pfeiffer RM et al. Monoclonal gammopathy of undetermined significance (MGUS) consistently precedes multiple myeloma: a prospective study. Blood. 2009;113:5412-7.

Mateos et al. Daratumumab plus Bortezomib, Melphalan, and Prednisone for Untreated Myeloma. N Engl J Med 2018;378:518-28.

Moreau P, Mary JY, Attal M. Bortezomib-Cyclophosphamide-Dexamethasone (VCD) versus Bortezomib--Thalidomide-Dexamethasone (VTD) – based regimens as induction therapies in newly diagnosed transplant eligible patients with multiple myeloma: a meta-analysis. Br. J. Haematol. 2015;168:702-10.

Palumbo A, Kenneth A. Multiple myeloma: Medical progress. N England J Medicine. 2011; 364(11):1046-60.

Palumbo et al. Geriatric assessment predicts survival and toxicities in elderly myeloma patients: an international Myeloma Working Group report. Blood. 2015 Mar 26;125(13):2068-74.

Rajkumar SV, Dimopoulos MA, Palumbo A, Blade J et al. International Myeloma Working Group updated criteria for the diagnosis of multiple myeloma. Lancet Oncol. 2014;15:e538-e548.

Todaro J, Bigonha J, Borducchi DMM, Matos LL, Trufelli DC et al. Multiple myeloma: five-year experience at a University Hospital. Einstein. 2011; 9(2 Pt 1):145-50.

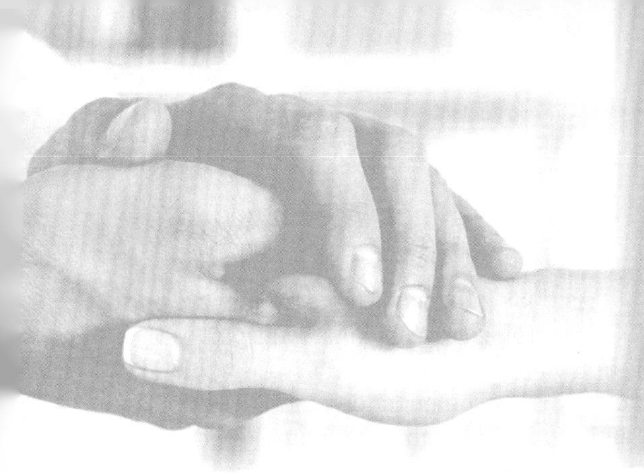

Capítulo 15

Fabio Rodrigues Kerbauy
Morgani Rodrigues

Transplante de Células-Tronco Hematopoiéticas no Idoso

O transplante de células-tronco hematopoiéticas alogênicas (alo-TCTH) é uma terapia eficaz para uma variedade de doenças malignas e não malignas, para as quais os tratamentos convencionais não conseguiram obter melhores taxas de sobrevida. Ele fornece uma opção de tratamento com aumento de sobrevida e cura para esses pacientes.

Vários fatores interferem no risco de mortalidade relacionada com o transplante, incluindo a idade do paciente, o tipo de doador e a intensidade do regime de condicionamento. Dada a alta morbidade associada ao transplante, essas estratégias de tratamento foram inicialmente restritas a pacientes mais jovens, mas estão sendo cada vez mais utilizadas em adultos mais velhos. O advento de condicionamentos de intensidade reduzida e não mieloablativa para o transplante, juntamente com melhorias substanciais no tratamento de suporte, como uso de novos antimicrobianos, curva de experiência dos centros transplantadores e melhores tratamentos para doença do enxerto contra o hospedeiro (DECH), resultou em um número crescente de adultos mais velhos encaminhados para o alo-TCTH. De fato, cerca de 40% dos receptores de transplante nas últimas décadas têm mais de 50 anos. No entanto, os efeitos sobre a sobrevida global (OS) em adultos mais velhos ainda não foram totalmente elucidados em relação a quem terá o melhor benefício para essa terapia, uma vez que nem todos os pacientes adultos mais velhos são encaminhados para avaliação de transplante. Apesar da idade média de 69 anos no diagnóstico de mieloma múltiplo, cerca de 1/10 dos adultos mais velhos com mieloma recebe tratamento com transplante autólogo. Pacientes com leucemia mieloide aguda com média de idade ao diagnóstico de 68 anos têm 77% menos chance de receber transplante alogênico que pacientes com idade entre 40-59 anos.

Os critérios para avaliar os desfechos de toxicidade atualmente utilizados baseiam-se em critérios de comorbidades, como o índice de comorbidade de transplante de células-tronco hematopoiéticas (HCT-CI: hematopoietic cell transplant: comorbidity index) de células-tronco hematopoiéticas, desenvolvido por Sorror *et al.* e o índice de comorbidade de Charlson. Devido às peculiaridades da população mais velha, a idade, por si só, não é o melhor preditor de toxicidade relacionada com o TCTH. Em vez disso, as comorbidades e o *status* funcional do paciente idoso são provavelmente os melhores preditores de toxicidade do que a idade cronológica. A idade dos pacientes candidatos a transplante sempre foi um limitante desse tipo de tratamento, sendo aceitável a indicação de pacientes com idade igual ou inferior a 70 anos para transplante autólogo, igual ou inferior a 60 anos para transplantes alogênicos com regime mieloablativo, e menor ou igual a 75 anos para regimes não mieloablativos. Muitos autores já aceitam que, exclusivamente, a limitação da idade não deve ser um empecilho para o tratamento com o transplante. No Brasil, de acordo a Portaria 2.600, de 2006, o Sistema Único de Saúde permite o transplante alogênico aparentado até 65 anos e não aparentado até 60 e, no ano de 2020, a portaria nº 1.813, de 22 de julho de 2020, estendeu o limite de idade para 75 anos.

Apesar de todas essas considerações, ainda são poucos os idosos que são submetidos ao transplante de medula óssea, e isso provavelmente ocorre devido à falta de dados confiáveis de avaliação de seu *status* de saúde clínica que consigam indicar quais pacientes realmente teriam benefício com o procedimento com menor risco, aliado ao pequeno número de pacientes idosos que são encaminhados a uma avaliação de realização de TCTH.

Os fatores que conduzem à elegibilidade de TCTH e o objetivo da terapia para o paciente podem mudar com a idade. Em pacientes mais jovens, as decisões sobre TCTH são principalmente governadas pelo risco de doença e disponibilidade dos doadores, e o TCTH visa adicionar muitos mais anos de vida. Em pacientes mais velhos, em que é maior a presença de comorbidades, a adequação dos regimes de condicionamento desempenha um papel central no processo de decisão e os pacientes podem optar por beneficiar a qualidade de vida (QV) durante o seu tempo restante de vida. Em qualquer dos casos, a QV pode ser significativamente prejudicada por complicações relacionadas com o transplante, em particular a DECH e o seu tratamento.

A seguir, há uma descrição de estudos que investigaram a tolerabilidade, toxicidade e efetividade do TCTH na população idosa.

Uso do TCTH autólogo no adulto mais velho

As duas indicações mais frequentes para TCTH autólogo são mieloma múltiplo (MM) e linfoma não Hodgkin (LNH). No MM, o TCTH autólogo é recomendado como parte do tratamento inicial com base em resultados que mostram melhora na sobrevida livre de progressão (SLP) comparado com quem transplanta mais tardiamente no desenvolver da doença. No caso do paciente com LNH, o TCTH autólogo é oferecido nos casos quimiossensíveis em primeira recidiva. O CIBMTR (*Center for International Blood and Marrow Transplant Research*) reportou o uso de TCTH autólogo em adultos mais velhos de 54% em pacientes com idade ≥ 60 anos em 2017, mas como a idade média dessas doenças é em torno de 65-70 anos, apenas 14% dos transplantes autólogos foram realizados em pacientes com idade ≥ 70 anos, o que reflete uma subutilização do transplante autologo em adultos mais velhos.

Os estudos sobre o uso do TCTH autólogo no pacientes idoso são limitados. Eles são, na maioria, retrospectivos e avaliam grupos pequenos e selecionados de pacientes. Um grande estudo com base na população da Suécia demonstrou um benefício com a utilização de altas de melfalano e TCTH autólogo em pacientes com MM com idade ≥ 80 anos. Foram observados benefícios de sobrevida global (SG) em um ano em pacientes de todas as faixas etárias; no entanto, o benefício de sobrevida em cinco anos só foi observado em pacientes com ≤ 70 anos. Outro estudo retrospectivo avaliou a sobrevida após TCTH autólogo em pacientes com MM acima de 70 anos. Eles receberam TCTH único e *tandem* (dois transplantes com intervalos de alguns meses). A mediana de SG foi de 13 meses nos que receberam um único TCTH e de 33 meses no grupo *tandem*. A mortalidade relacionada com o tratamento foi de 16% em pacientes que receberam dose de melfalano de 200

mg/m^2, de 2% em pacientes que receberam 140 mg/m^2 e 10% naqueles que realizaram TCTH *tandem*. Quando foram comparados adultos mais velhos *versus* jovens, o TCTH também mostrou benefício na população idosa semelhante à população mais jovem.

Um relatório do CIBMTR sugeriu que os pacientes mais idosos que são selecionados para receberem TCTH autólogo têm benefícios antimieloma semelhantes aos dos doentes mais jovens. Em um seguimento médio de três anos, a sobrevida mediana não havia sido alcançada em nenhuma coorte. O aumento da idade foi associado a maior mortalidade relacionada com o tratamento, enquanto os óbitos específicos por mieloma foram semelhantes em todas as faixas etárias. Esses achados são consistentes com um aumento nas mortes não relacionadas com o mieloma com o aumento da idade. Apesar de não ser estatisticamente significativa, houve uma tendência para a diminuição da sobrevida livre de progressão (SLP) aos três anos com o aumento da idade: faixa etária de 18 a 59 anos (n = 5.818), SLP de 42%. Na faixa etária de 60 a 69 anos (n = 4.666), SLP de 38%; e na faixa de mais de 70 anos (n = 946), SLP de 22%.

Recentemente, Dhakal *et al.* analisaram uma coorte de pacientes com MM que receberam TCTH autólogo de 2000-2015 em dois diferentes grupos: um grupo considerado adulto mais velho, com menos de 70 anos (105 pacientes) e outro grupo considerado jovem, com idade ≤ 50 anos (86 pacientes), comparando os resultados. O objetivo primário era avaliar a SG, a SLP e a mortalidade não relacionada com a recidiva (MNR) nos dois grupos. O grupo jovem tinha um *performance status* melhor e baixo índice de comorbidade. A maioria dos idosos recebeu dose de melfalano de 140-189 mg/m^2. A média de seguimento foi de 33 meses no grupo jovem comparado com 22,5 meses no grupo idoso (p = 0,02). A SLP em um ano foi de 60% no grupo jovem (interval de confiança de 95%, IC 95%, 46-72%) e de 58% (IC 95% 45-69%) no grupo idoso. A taxa de SG em um ano foi de 92% (IC 95%, 84%-96%) para o grupo jovem e de 85% (IC 95%, 76%-91%) para o grupo idoso. Na análise multivariada, a idade não teve efeito na sobrevida (p = 0,82). Mas os pacientes de alto risco pela citogenética tiveram pior taxa de mortalidade (*hazard ratio*, HR, 2,2; IC 95% 1,06-4,6; p = 0,04). Citogenética de alto risco e ausência de resposta ou doença progressiva no momento do transplante foram associadas a pior SLP (HR 5,0; IC 95% 1,8-13,5; p = 0,02).

Há menos estudos com resultados de adultos mais velhos submetidos a TCTH autólogo para neoplasias malignas hematológicas diferentes do mieloma. A maioria dos estudos é limitada a LNH. Não há dados comparativos entre tratamento convencional e TCTH. Um estudo retrospectivo de dados de registro descreveu o uso de auto-TCTH para o tratamento de linfoma em 21 pacientes com idade mediana de 71 anos (faixa de 69 a 86) e comorbidade limitada. Em geral, 76% obtiveram uma resposta completa após TCTH autólogo. Com mediana de seguimento de 20 meses, a mediana de SLP e SG foi de 10 e 18 meses, respectivamente. A mortalidade relacionada com o transplante nos primeiros 100 dias pós-TCTH foi de 9%. Uma análise retrospectiva avaliou os resultados de 75 adultos idosos (≥ 65 anos) que foram submetidos a TCTH com um regime de condicionamento BEAM (carmustina, etoposida, aracytin e melfalano) como tratamento para linfoma agressivo ou recidivado. A media da idade foi de 67 anos (65 a 74). A mortalidade relacionada com o transplante em < 100 dias foi de 2,7%. As taxas de SLP e SG em dois anos foram 67 e 79%, respectivamente. Uma outra análise retrospectiva, realizada no Japão em âmbito nacional, identificou 484 idosos (≥ 60 anos) submetidos a TCTH para linfoma difuso de células B grandes recidivados/refratários. A média de idade foi de 64 anos (60 a 78). A mortalidade não relacionada com recidiva não pareceu diferir entre as faixas etárias (60 a 64, 65 a 69 e

≥ 70 anos). Entre aqueles com ≥ 70 anos, a SG estimada em dois anos foi de 46%. Assim, a idade biológica, por si só, não deve ser o único critério utilizado para determinar a elegibilidade para TCTH autólogo, mas pode indicar uma necessidade de ajuste da dose do regime de condicionamento.

Uso do TCTH alogênico no adulto mais velho

Historicamente, pacientes adultos mais velhos (> 50-55 anos) com doenças hematológicas não eram elegíveis para receberem TCTH alogênico com regimes de condicionamento mieloablativos; portanto, os relatos de transplante nessa população são escassos. Com o desenvolvimento dos regimes de intensidade reduzida e tratamento de suporte, pacientes antes não elegíveis conseguiram realizar o tratamento. A maioria dos estudos compara os resultados de regimes mieloablativos *versus* intensidade reduzida em pacientes com leucemia mieloide aguda/mielodisplasia, e apenas a intensidade do regime de condicionamento não foi um fator preditor independente para os piores desfechos. Além disso, os resultados devem ser interpretados com cautela, porque representam coortes selecionadas de pacientes e a idade, por si só, não deve ser o único fator considerado.

Um estudo retrospectivo da *European Society for Blood and Marrow Transplantation* (EBMT) analisou o impacto da idade sobre os resultados de 1.333 adultos mais velhos (50-74 anos) submetidos a TCTH alogênico com condicionamento mieloablativo (38%) ou de intensidade reduzida de irmãos HLA idênticos (61%) ou doadores não relacionados para o tratamento de mielodisplasia ou LMA secundária. A sobrevida estimada de quatro anos para todos os pacientes foi de 31%. Não houve associação significativa entre idade e recaída ou mortalidade não relacionada com recidiva. A recidiva foi significativamente mais provável em pacientes com doença avançada e aqueles que sofreram condicionamento de intensidade reduzida. Em contraste, a mortalidade não relacionada com recidiva foi maior naqueles com doença em estágio avançado, com o uso de doadores não relacionados e com regime de condicionamento de intensidade reduzida. Em outra análise do CIBMTR, 1.080 adultos idosos (> 40 anos) foram submetidos a condicionamento de intensidade reduzida seguido de TCTH alogênico para síndrome mielodisplásica (SMD) ou LMA em primeira remissão, de 1995 a 2005. Entre os portadores de LMA, a SG estimada em dois anos foi de 44, 50, 34 e 36% entre as idades de 40 a 54, 55 a 59, 60 a 64 ou mais de 64 anos, respectivamente. A SG de dois anos foi correlacionada com o *performance status* pré-transplante. A idade cronológica não teve impacto nas taxas de mortalidade, recidiva ou DECH. Por fim, uma análise de 372 pacientes com idade entre 60 e 75 anos avaliados de modo prospectivo ao receber TCTH alogênico, com condicionamento não mieloablativo relatou incidências cumulativas de cinco anos de mortalidade sem recaída e com recaídas de 27 e 41%, respectivamente, e SG e SLP foi de 35 e 32%, respectivamente. Não houve diferença significativa do ponto de vista estatístico nesses desfechos quando os pacientes foram estratificados por idade. Idade mais avançada foi associada a aumento de infecções bacterianas e hospitalizações.

Além de idade, ferramentas tradicionais utilizadas para estabelecer o prognóstico do transplante incluem *status* da doença no momento do transplante (remissão, remissão parcial ou doença em atividade), tipo de doador (aparentado, não aparentado), fonte de celulas (medula óssea, sangue periférico, cordão) e *performance status* (escala de Karnofsky/ECOG-PS). Um grande avanço na avaliação do prognóstico após transplante foi alcançado quando Sorror *et al.* desenvolveram um índice de comorbidades específico para transplante de células hematopoiéticas, o HCT-CI (*Hematopoietic Cell Transplantation Comorbidity Index*), um sistema de pontuação de comorbidade que prediz a toxicidade relacionada com o transplante e a sobrevida global. Atualmente, o escore é utilizado na avaliação de cormorbidades pré-transplante.

Avaliação geriátrica ampla no transplante

Ferramentas de avaliação clínica geriátrica são cada vez mais utilizadas no campo da oncologia de tumores sólidos e, recentemente, em onco-hematologia. Nesse campo, as variáveis de avaliação geriátrica predizem de modo independente a toxicidade e mortalidade da quimioterapia e podem facilitar intervenções voltadas para pacientes idosos com câncer. A avaliação geriátrica abrangente (AGA) pode identificar problemas adicionais ou síndromes geriátricas em candidatos adultos mais velhos ao transplante. Alteração na função cognitiva, problemas de audição, quedas e incontinência urinária são raros em pacientes transplantados jovens, mas muito mais comuns em adultos mais velhos.

Muffly *et al.* relataram uma alta prevalência de vulnerabilidades pela AGA entre os receptores idosos de TCTH. Eles evidenciaram que deficiências estavam presentes em 40% de acordo com a avaliação do AIVD. As funções físicas e mentais autorreferidas foram muito piores do que o esperado na faixa etária; 58% eram pré-frágeis e 25%, frágeis. Lin *et al.* também encontraram alterações no ABVD e AIVD em quase metade dos pacientes, 81% tiveram mais do que um comprometimento e déficit de ABVD/AIVD e um terço teve alterações cognitivas.

A AGA pode identificar pacientes idosos com câncer que apresentam um risco aumentado de morbidade, mortalidade e os expostos a maior toxicidade à quimioterapia. O valor da AGA no cenário do transplante de medula óssea está ainda por ser definido. Um estudo avaliou prospectivamente, em uma única instituição, o papel prognóstico da AGA em 203 pacientes que receberam transplante alogênico, com idades entre 50-73 anos (média de 58 anos). Na análise multivariada, foram identificados alguns fatores associados a piora da sobrevida global: o escore de AIVD, a marcha lenta, os escores elevados do HCT-CI, e prejuízo na saúde mental, pelo questionário de qualidade de vida SF-36 (Short Form-36), além de exames laboratoriais da PCR (proteína C-reativa) elevada (valor > 10 mg/L). As limitações nas AIVD foram o maior preditivo para piora da SG (com HR de 2,28; p < 0,001). O impacto foi maior ainda nos pacientes com mais de 60 anos de idade (com HR 3,25; p < 0,001). Nesse estudo, foram também combinados AIVD com HCT-CI em um modelo único de 3 pontos: escore de HCT-CI maior ou igual a 3 ou AIVD com escore < 14 levariam a um escore combinado de 1. As duas anormalidades ganhariam um escore de 2. Pacientes com escore 0 (sem pontuar escore HCT-CI e AIVD) têm SG de 62%, e os com escore de 1 (um dos dois escores pontuando) e de 2 (os dois escores pontuando) têm SG de 44 e 13%, respectivamente. Nenhum dos pacientes com idade superior ou igual a 60 anos com o escore combinado de 2 sobreviveu mais de dois anos.

Outro estudo tentou avaliar outras ferramentas comparadas com a AGA, pois considerava a sua realização mais demorada. Por isso, procurou determinar a capacidade de predição de dois instrumentos de triagem: a Pesquisa de Vulnerabilidade nos Idosos (VES-13) e a ferramenta de *screening* G8, para AGA anormal ou critério de fragilidade. Foram incluídos 50 pacientes candidatos a transplante alogênico com idade maior ou igual a 60 anos. As variáveis da AGA incluíam: saúde médica, física, funcional e social. A fragilidade foi definida como três ou mais anormalidades no critério de força física, velocidade da marcha, perda de peso, cansaço e nível de atividade. Trinta e três pacientes (66%), com média de idade de 65,4 anos, tiveram AGA anormal, e 11 pacientes (22%) foram considerados frágeis. A ferramenta de triagem G8 apresentou sensibilidade maior na detecção de AGA anormal (69,7%), e o VES-13 tinha uma especificidade mais elevada (100%). Ambas as ferramentas tinham capacidade discriminatória similar. Os autores concluíram que pacientes idosos candidatos a transplante de medula tiveram um número significativo de déficits nos domínios da AGA e uma alta prevalência de fragilidade e que as ferramentas existentes de *screening* não podem ser capazes de substituir a realização completa da AGA. Em um outro estudo prospectivo, que avaliou 126 pacientes com diagnóstico de LMA que receberam transplante alogênico com média de idade de 74 anos (60-90), também foi avaliado o impacto da AGA na sobrevida global. Após ajustar para idade e risco citogenético na análise multivariada, somente o histórico cardíaco reportado por pacientes foi um fator prognóstico independente para piora da sobrevida (com HR = 2,290), enquanto os outros domínios da AGA não foram relacionados.

Por causa da falta de dados confirmatórios nas melhores ferramentas e como selecionar melhor os pacientes para transplantes, lembrando que estudos estão em andamento e o estudo norte-americano BMT CTN 1740 provavelmente irá trazer luz a essa questão; a sugestão, com base na literatura, é utilizar rotineiramente o recomendado para a avaliação de adultos mais velhos com câncer, como sugerido.

Na impossibilidade de realizar a AGA, o mínimo de ferramentas utilizadas deverá cobrir a funcionalidade física para complementar os escores de comorbidades. Nesse sentido, o uso da AIVD (junto com o HCT-CI, que já demonstrou ser um preditor de sobrevida global, conforme já discutido aqui: HCT-CI $\geq$ 3 ou AIVD com escore $<$ 14 levariam a um escore combinado de 1. As duas anormalidades ganhariam um escore de 2. Pacientes com escore 0 (sem pontuar escore HCT-CI e AIVD) têm SG de 62%, e os com escore de 1 (um dos dois escores pontuando) e de 2 (os dois escores pontuando), têm SG de 44 e 13%, respectivamente. Nenhum dos pacientes com idade superior ou igual a 60 anos com o escore combinado de 2 sobreviveu mais de dois anos. Outra possibilidade e campo de estudo é o uso de ferramentas de triagem, como a escala G8, VES-13 e a GHA (*Geriatric Hematology Assessment*) em situações que nao se tenha disponivel geriatra para a realização da avaliação. Alguns centros de transplantes já desenvolveram em seus serviços um time multidisciplinar de avaliação de todo paciente adulto mais velho candidato a transplante e já mostraram que a sua interferência diminui a morbidade e a mortalidade relacionadas com o transplante, com menos mortes em pacientes internados e reduz o número de internações. A sobrevida global de um ano aumentou de 43%, na época anterior à implantação da clínica, para 70% após. A mortalidade não relacionada com recidiva caiu de 43% para 18%.

A AGA e suas ferramentas derivadas devem fazer parte da avaliação de todo adulto mais velho candidato a transplante de células-tronco hematopoiéticas, tanto autólogas quanto alogênicas.

Referências

Alatrash G, de Lima M, Hamerschlak N, Pelosini M, Wang X, Xiao L et al.

Appelbaum FR. Hematopoietic-cell transplantation at 50. N Engl J Med. 2007;357(15):1472-5.

Armand P, Kim HT, Zhang M-J, Perez WS, Dal Cin PS, Klumpp TR et al. Classifying cytogenetics in patients with acute myelogenous leukemia in complete remission undergoing allogeneic transplantation: a Center for International Blood and Marrow Transplant Research study. Biol Blood Marrow Transplant 2012 Feb;18(2):280-8.

Armand P, Kim HT, Zhang MJ, Perez WS, Dal Cin PS, Klumpp TR et al.

Autologous stem cell transplantation in elderly multiple myeloma patients over

Badros A, Barlogie B, Siegel E et al. Autologous stem cell transplantation in elderly multiple patients over the age of 70 years. Br J Haematol. 2001;114(3):600-7.

Badros A, Barlogie B, Siegel E, Morris C, Desikan R, Zangari M et al. Results of autologus stem cells transplant in multiple myeloma patients with renal failure. Br J Haematol. 2001;114(4)822-9.

Center for International Blood & Marrow Transplantation Research. Summary Slides – HCT Trends and Survival Data [Internet]. [cited 2017 Apr 2]. Available from: https://www.cibmtr.org/referencecenter/slides-reports/summaryslides/Pages/index.aspx.

Charlson ME, Pompei P, Ales KL, MacKenzie CR. A new method of classifying prognostic comorbidity in longitudinal studies: development and validation. J Chronic Dis 1987;40(5):373-83.

D'Souza A, Frechmam C. Current uses and outcomes of hematopoietic cell transplantation (HCT): CIBM-TR summary slides. www.cibmtr.org;2018.

Derman BA, Kordas K, Ridgeway J, Chow S, Dale W, Lee SM et al. Result from a multidisciplinary clinic guided by geriatric assessment before stem cell transplantation in older adults. 26 november 2019, vol. 3, n 22. 3488-98.

Deschler B, Ihorst G, Schnitzler S, Bertz H, Finke J. Geriatric assessment and quality of life in older patients considered for allogeneic hematopoietic cell transplantation: a prospective risk factor and serial assessment analysis. Bone Marrow Transplant 2018 Jan 12. doi: 10.1038/s41409-017-0021-4. [Epub ahead of print]

Devine SM, Owzar K, Blum W, Mulkey F, Stone RM, Hsu JW, et al. Phase II study of allogeneic transplantation for older patients with acute myeloid leukemia in first complete remission using a reduced-intensity conditioning regimen: Results from cancer and leukemia group B 100103 (Alliance for Clinical Trials in Oncology)/Blood and Marrow Transplant Clinical Trial Network 0502.

Dhakal B, Nelson A, Guru Murthy GS, Fraser R, Eastwood D, Hamadani M et al. Autologous hematopoietic cell transplantation in patients with multiple myeloma: effect of age. Clin Lymphoma Myeloma Leuk. 2017;17(3):165-72.

Elsawy M, Sorror ML. Up-to-date tools for risk assessment before allogeneic hematopoietic cell transplantation. Bone Marrow Transplant. 2016;51(10):1283-300.

ElSawy M, Storer BE, Pulsipher MA, Maziarz RT, Bathia S, Maris MB et al. Multi-center validadion of the prognostic value of the hematopoietic cell transplantation – specific comorbidity index among recipient of allogeneic hematopoietic cell transplantation. Br J Haematol. 2015 Aug;170(4):574-83.

ElSawy M, Storer BE, Pulsipher MA, Maziarz RT, Bhatia S, Maris MB et al. Multi-centre validation of the prognostic value of the haematopoietic cell

Elstrom RL, Martin P, Hurtado Rua S, Shore TB, Furman RR, Ruan J et al. Autologous stem cell transplant is feasible in very elderly patients with lymphoma and limited comorbidity. Am J Hematol. 2012;87(4):433-5.

Estey E, de Lima M, Tibes R, Pierce S, Kantarjian H, Champlin R et al.

Estey E, de Lima M, Tibes R, Pierce S, Kantarjian H, Champlin R, Giralt S. Prospective feasibility analysis of reduced-intensity conditioning (RIC) regimens for hematopoietic stem cell transplantation (HSCT) in elderly patients with acute myeloid leukemia (AML) and high-risk myelodysplastic syndrome (MDS). Blood. 2007;109(4):1395-400.

Extermann M. Studies of comprehensive geriatric assessment in patients with cancer. Cancer Control. 2003;10(6):463-8.

Gooley TA, Chien JW, Pergam SA, Hingorani S, Sorror ML, Boeckh M et al. Reduced mortality after allogeneic hematopoietic-cell transplantation. N Engl J Med 2010;363(22):2091-101.

Hahn T, McCarthy PL Jr, Hassebroek A, Bredeson C, Gajewski JL, Hale GA, et al. Significant improvement in survival after allogeneic hematopoietic cell transplantation during a period of significantly increased use, older recipient age, and use of unrelated donors. J Clin Oncol. 2013;31(19):2437-49.

Holmes HM, Des Bordes JK, Kebriaei P el al. Optimal screening for geriatric assessment in older allogeneic hemaotpoietic cell transplantation candidates. J Geriatric Oncol. 2014;5(4):422-30.

Holmes HM, Des Bordes JK, Kebriaei P, Yennu S, Champlin RE, Giralt S et al. Optimal screening for geriatric assessment in older allogeneic hematopoietic cell transplantation candidates. J Geriatr Oncol. 2014;5(4): 422-30.

Horan JT, Logan BR, Agovi-Johnson MA, Lazarus HM, Bacigalupo AA, Ballen KK, et al. Reducing the risk for transplantation-related mortality after allogeneic hematopoietic cell transplantation: how much progress has been made? J Clin Oncol. 2011;29(7): 805-13.

Hultcrantz M, Kristinsson SY, Landgren O, Dickman PW, Derolf AR, Björkholm M. Patterns of survival among patients with myeloproliferative neoplasms diagnosed in Sweden from 1973 to 2008: A Population-Based Study. J Clin Oncol. 2012 Aug 20;30(24): 2995-3001.

Hurria A, Mohile S, Gajra A, Klepin H, Muss H, Chapman A et al. Validation of a prediction tool for chemotherapy toxicity in older adults with cancer. J Clin Oncol. 2016;34(20):2366-71.

Hurria A, Togawa K, Mohile SG, Owusu C, Klepin HD, Gross CP, et al. Predicting chemotherapy toxicity in older adults with cancer: a prospective multicenter study. J Clin Oncol 2011;29(25):3457-65.

Hurria A, Togawa K, Mohile SG, Owusu C, Klepin HD, Gross CP, et al. Predicting chemotherapy toxicity in older adults with cancer: a prospective multicenter study. J Clin Oncol. 2011;29(25):3457-65.

International Blood and Marrow Transplant Research Study. Biol Blood Marrow Transplant. 2012;18(2): 280-8.

Jayani R, Rosko A, Olin R et al. Use fo geriatric assessment in hematopoietic cell transplant. J Geriatric Oncol. 2019.

Klepin HD, Geiger AM, Tooze JA, Kritchevsky SB, Williamson JD, Pardee TS, et al. Geriatric assessment predicts survival for older adults receiving induction chemotherapy for acute myelogenous leukemia. Blood. 2013;121(21):4287-94.

Leukemia in First Complete Remission Using a Reduced-Intensity Conditioning Regimen: Results From Cancer and Leukemia Group B 100103 (Alliance for Clinical Trials in Oncology)/Blood and Marrow Transplant Clinical Trial Network 0502. J Clin Oncol. 2015;33(35):4167-75.

Lim Z, Brand R, Martino R, van Biezen A, Finke J, Bacigalupo A, et al. Allogeneic hematopoietic stem-cell transplantation for patients 50 years or older with myelodysplastic syndromes or secondary acute myeloid leukemia. J Clin Oncol. 2010;28(3):405-11.

Lin RJ, Shahrokni A, Dahi PB, Jakubowski AA, Devlin SM, Maloy MA, Robinson KS, Perales MA4, Shah GL4, Korc-Grodzicki B, Giralt SA. Pretransplant comprehensive geriatric assessment in hematopoietic cell transplantation: a single center experience. Bone Marrow Transplantation 2018; volume 53: 1184-7.

McClune BL, Weisdorf DJ, Pedersen TL, Tunes da Silva G, Tallman MS, Sierra J et al. Effect of age on outcome of reduced-intensity hematopoietic cell transplantation for older patients with acute myeloid leukemia in first complete remission or with myelodysplastic syndrome. J Clin Oncol. 2010;28(11): 1878-87.

Muffly L, Pasquini MC, Martens M, Brazauskas R, Zhu X, Adekola K et al. Increasing use of allogeneic hematopoietic cell transplantation in patients aged 70 years and older in the United States. Blood. 2017;130(9): 1156-64.

Muffly LS, Boulukos M, Swanson K, Kocherginsky M, Cerro PD, Schroeder L, et al. Pilot study of comprehensive geriatric assessment (CGA) in allogeneic transplant: CGA captures a high prevalence of vulnerabilities in older transplant recipients. Biol Blood Marrow Transplant 2013;19(3):429-34.

Muffly LS, Kocherginsky M, Stock W, Chu Q, Bishop MR, Godley LA et al. Geriatric assessment to predict survival in older allogeneic hematopoietic cell transplantation recipients. Haematologica 2014;99(8):1373-9.

Muffly LS, Kocherginsky M, Stock W, Chu Q, Bishop MR, Godley LA et al. Geriatric assessment to predict survival in older allogeneic hematopoietic cell transplantation recipients. Haematologica 2014;99(8):1373-9.

Myeloablative reduced-toxicity i.v. busulfan-fludarabine and allogeneic hematopoietic stem cell transplant for patients with acute myeloid leukemia or

myelodysplastic syndrome in the sixth through eighth decades of life. Biol Blood Marrow Transplant. 2011;17(10):1490-6.

Oran B, Weisdorf DJ. Survival for older patients with acute myeloid leukemia: a population-based study. Haematologica. 2012;97(12):1916-24.

Ritchie EK, Marshall DC, Greenberg MD, Curcio TJ, Giambrone AE, Christos P et al. Comprehensive geriatric assessment does not predict overall survival in older patients with acute myeloid leukemia (AML). Blood. 2014;124(21):3689.

Sharma M, Zhang MJ, Zhong X, Abidi MH, Akpek G, Bacher U et al. Older patients with myeloma derive similar benefit from autologous transplantation. Biol Blood Marrow Transplant. 2014;20(11):1796-803.

Sorror ML, Logan BR, Zhu X, Rizzo JD, Cooke KR, McCarthy PL et al. Prospective validation of the predictive power of the hematopoietic cell transplantation comorbidity index: A center for international blood and marrow transplant research study. Biol Blood Marrow Transplant 2015;21(8):1479-87.

Sorror ML, Maris MB, Storb R, Baron F, Sandmaier BM, Maloney DG, et al. Hematopoietic cell transplantation (HCT)-specific comorbidity index: a new tool for risk assessment before allogeneic HCT. Blood 2005;106(8):2912-9.

Sorror ML, Sandmaier BM, Storer BE, Franke GN, Laport GG, Chauncey TR, et al. Long-term outcomes among older patients following nonmyeloablative conditioning and allogeneic hematopoietic cell transplantation for advanced hematologic malignancies. JAMA 2011;306(17):1874-83.

Sorror ML, Storb RF, Sandmaier BM, Maziarz RT, Pulsipher MA, Maris MB, et al. Comorbidity-age index: a clinical measure of biologic age before allogeneic hematopoietic cell transplantation. J Clin Oncol. 2014;32(29):3249-56.

survival in multiple myeloma: a population-based study of patients diagnosed in Sweden from 1973 to 2003. J Clin Oncol. 2007;25(15):1993-9.

Wallen H, Gooley TA, Deeg HJ, Pagel JM, Press OW, Appelbaum FR, et al. Ablative allogeneic hematopoietic cell transplantation in adults 60 years of age and older. J Clin Oncol. 2005;23(15):3439-46.

World Health Organization. World report on disability. Geneva: World Health Organization; 2011. [cited 2017 Apr 11]. Available from:http://www.who.int/disabilities/world_report/2011/report.pdf

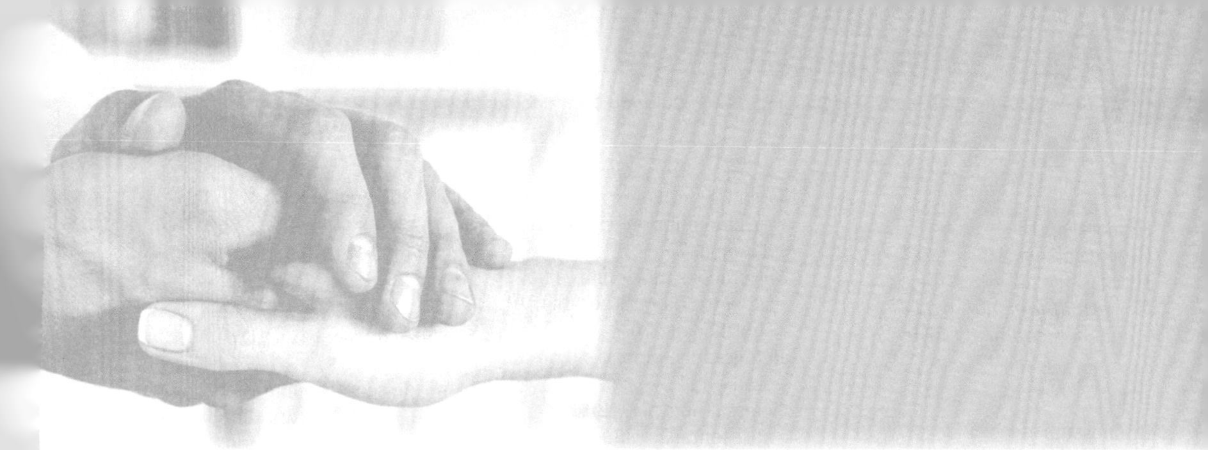

Índice Remissivo